의사가 필요 없어지는
자연건강법 2020

김재춘 지음

의사가 필요 없어지는
자연건강법 2020

처음 펴냄   2019년 11월 1일

지은이   김재춘
펴낸이   김재춘
펴낸곳   자연요법사랑지기
주소   충남 보령시 웅천읍 죽청로 228(황교리 608-22)
전화   041)932-1357/080-999-2080
팩스   041)931-1358
홈페이지   www.inh.or.kr
메일   mibia@hanmail.net
등록번호   114-09-33104

엮은이   맹경화
다듬은이   유용자
ISBN   978-89-98916-03-9

ⓒ김재춘 2019, Printed in Korea
● 지은이의 뜻에 따라 인지는 붙이지 않습니다.
● 책값은 뒤표지에 있습니다.
● 잘못 만들어진 책은 산 곳이나 펴낸 곳에서 바꾸어 드립니다.

의사가 필요 없어지는
자연건강법 2020

김재춘 지음

이 한 권의 책에 의사로부터 불치병이라는 꼬리표를 받은 사람들을 완치로 이끌 59가지 자연건강법이 실려 있다. 전문용어와 한자어 등을 쓰지 않아 누구나 읽기 쉽게 쓰여 있어서, 한글을 아는 사람이라면 누구나 완치의 길을 찾을 수 있다.

자연요법 사랑지기
080-999-2080

머리말

이 땅에는 병을 잘 고친다는 사람들이 많다. 그 가운데는 의사도 있고 한의사도 있고 민간요법으로 다스리는 사람도 있지만 그들 가운데 자연의학자로 인정할만한 사람은 거의 없다. 자연의학자는 병 고치는 사람이 아닌 병 안 걸리게 하는 사람이기 때문이다.

현대의학이 페니실린이라는 도우미의 도움을 받으면서 눈부신 발자취를 남겨오고 있지만 어찌된 일인지 그들의 눈부신 발자취에도 병은 수그러들 낌새를 보이지 않는다. 병과 싸워 이기려는 생각이 얼마나 어리석은 것인지를 보여주는 본보기가 아닐 수 없다. 병은 싸워서 이길 적이 아니라 걸리지 않도록 미리 막아야 할 도둑이기 때문이다.

아무리 뛰어난 의사나 한의사나 민간요법가라 할지라도 한 사람이 열 사람의 병을 완치하기가 힘들지만 자연의학자라면 다르다. 병을 고치기는 힘들어도 막기는 쉽기 때문이다. 다시 말해 조금씩 새는 둑은 호미로 막을 수 있지만 터져버린 둑은 가래로도 되돌리기 힘들다는 이야기다. 그래서 열 의사가 하기 힘든 일을 자연의학자는 혼자서도 얼마든지 해 낼 수 있는 것이다.

이 책은 병에 걸려 죽어가거나 시름하는 사람들을 되살리는데도 큰 도움이 되겠지만, 그보다는 처음부터 병에 걸리지 않고 튼튼하게 살아가게 하려고 쓴 책이다. 아름다운 나라는 병 잘 고치는 사람들이 많은 나라가 아니라 병든 사람들이 적거나 없는 나라이기 때문이다.

당신이 알고 있는 것들이 바른 것들일까, 돈이 꾸민 거짓일까? 어쩌면 당신이 참이라 알고 있는 것 가운데 많은 것들이 돈이 꾸민 거짓일 수 있다. 그만큼 돈의 힘은 이미 우리가 다스리기 힘들만큼 커져버렸다. 아니 어쩌면 우리 스스로가 돈의 힘 앞에 머리를 숙이고 있는 것은 아닐까? 당신이 그런 사람이라면 이 좋은 글들이 당신의 몸을 지키기 보다는 심심풀이 넋두리에 지나지 않을 것이다.

이 책은 돈보다는 몸을 먼저 생각할 수 있는 사람, 돈 앞에 머리를 숙이는 사람이 아닌 돈을 다스릴 수 있는 그런 사람들을 지켜주는 디딤돌로 쓰려고 쓴 책이다. 그러므로 이 글을 읽고 그대로만 한다면 우리 겨레 모두가 병 걸리지 않고 튼튼하게 살 수 있을 것이다. 병든 사람이 없는 아름다운 나라, 그런 나라야말로 의사가 필요 없어지는 나라인 것이다.

이 한 권의 책에 의사로부터 버림받은 사람들을 완치로 이끌 59가지 자연건강법을 실었다. 전문용어와 한자어 등을 쓰지 않아 누구나 읽기 쉽게 쓰여 있어서, 한글을 아는 사람이라면 누구나 완치의 길을 찾을 수 있게 하였다. 병이 없이 튼튼한 당신이라면 더욱 이 책을 읽어야 한다. 병을 낫는 것보다 막는 것이 훨씬 쉽기 때문이다. 쉬운 길을 두고 멀고 험한 길을 가기를 바라는 어리석은 사람이라면 이 책을 보지 않아도 된다.

이 책에서는 제도권의학으로 고칠 수 없는 병들을 완치할 수 있는 자연건강법 59가지를 실었다. 다음부터는 현대의학으로 낫을 수 없는 갖가지 병들을 하나하나 풀어보고자 한다. 이 책은 누구나 반드시 보아야 하며, 다음 책부터는 내가 앓고 있는 병이 실린 책만 보아도 된다.

이 책은 병을 앓고 있는 사람들을 도우려 쓴 책이기도 하지만 자연의학의 길을 가고자 하는 사람들을 위해 쓴 책이기도 하다. 그러나 더욱 이 책이 담아야 할 사람은 우리 겨레이다.

'소 잃고 외양간 고치는 것이 옳은가, 소 잃기 전에 외양간 단속하는 것이 옳은가?'라고 물으면 누구나 '소 잃기 전에 외양간 단속하는 것이 옳다.'고 말한다. 소 한 마리도 그러하거늘 목숨은 더 할 것이다. 그래서 나는 이 글에 겨레의 앞날을 담고자 한다.

 이 책이 '약이 필요 없는 아름다운 나라, 의사가 필요 없는 아름다운 나라'를 만들어 가는 디딤돌이 되리라 믿는다.

2019년 11월

글쓴이 김재춘

Contents

머리말 • 4

글을 마치며 • 354

Ⅰ. 알아야 고친다

1. 병이란 • 16

2. 서양의학과 자연의학 그리고 한의학 • 18

    1) 닮은 것 • 18
    2) 다른 것 • 18

3. 묵은찌꺼기와 병 • 24

    1) 묵은찌꺼기(숙변) • 24
    2) 변비와 묵은찌꺼기의 뿌리 • 25
    3) 묵은찌꺼기의 여러 모습 • 27
    4) 묵은찌꺼기와 병 • 27
    5) 묵은찌꺼기 없애기 • 28

커피와 건강 • 32

Ⅱ. 자연건강법의 원리

1. 몸을 지키는 네 가지 디딤돌 · 36

　　1) 살갗(들숨 날숨) · 36

2. 먹거리 · 38

　　1) 아침밥 안 먹기 · 38
　　2) 몸을 살리는 물 · 40
　　3) 밥 굶기(자연건강 식이요법) · 42
　　4) 푸성귀 날로 먹기 · 52
　　5) 아침밥을 먹지 말자 · 65
　　6) 비타민C · 68

3. 팔다리 · 71

4. 마음(정신) · 74

Ⅲ. 의사가 필요 없어지는 밥상

1. 몸에 나쁜 소금, 몸에 좋은 소금 · 76

　　1) 몸을 망가뜨리는 나쁜 소금 · 76
　　2) 몸을 되살리는 좋은 소금 · 78

2. 몸에 나쁜 미네랄, 몸에 좋은 미네랄 · 85

　　1) 병 주는 나쁜 미네랄 · 85
　　2) 몸을 되살리는 좋은 미네랄 · 90

3. 병 주는 발효음식, 병 고치는 발효음식 • 100

   1) 몸에 나쁜 젖산균 삭힌 먹거리 • 100
   2) 병 고치는 좋은 발효음식 • 102
   3) 몸에 해로운 나쁜 김치 • 104
   4) 몸을 튼튼하게 하는 좋은 김치 • 108
   5) 몸에 나쁜 발효액(효소) • 110
   6) 몸에 좋은 효소 • 112

4. 몸에 나쁜 비타민C, 몸에 좋은 비타민C • 115

   1) 몸에 나쁜 비타민C • 116
   2) 몸에 좋은 비타민C • 118

5. 몸에 나쁜 현미, 몸에 좋은 현미 • 120

   1) 몸에 나쁜 아침밥 • 120
   2) 몸에 좋은 현미 • 122

6. 몸에 나쁜 아침밥, 몸에 좋은 아침밥 • 125

   1) 병 주는 나쁜 아침밥 • 128
   2) 몸에 좋은 아침밥 • 130

7. 몸에 나쁜 냄새, 몸에 좋은 냄새 • 131

   1) 병 주는 나쁜 냄새 • 131
   2) 몸에 좋은 냄새 • 134

8. 몸에 나쁜 보습제, 몸에 좋은 보습제 • 139

   1) 나쁜 보습제 • 140

2) 몸에 좋은 보습제 • 145

9. 몸에 나쁜 콩, 몸에 좋은 콩 • 150

   1) 몸에 나쁜 콩 • 151
   2) 몸에 좋은 콩 • 156

10. 푸성귀즙 열매즙 바로알기 • 168

Ⅲ. 의사가 필요 없어지는 자연건강법

1. 의사가 필요 없어지는 운동법 • 172

   1) 붕어운동 • 172
   2) 무릎붕어운동 • 178
   3) 모관운동 • 180
   4) 합장합척운동과 약손요법 • 182
   5) 등배운동 • 186
   6) 발목펌프 건강법 • 190
   7) 손목펌프운동 • 193
   8) 8자로 기기 • 195
   9) 부채꼴(선형)운동, 상하운동 • 198
   10) 걷기(계단 오르기, 기립각력법) • 202

2. 의사가 필요 없어지는 자연건강 특수요법 • 204

   1) 병 주는 잠자리, 병 고치는 잠자리 • 204
   2) 목뼈를 바로잡아 모든 병을 고치는 목 베개(경침) • 207

3) 손발을 따뜻하게 하는 각탕 • 228

4) 기침, 감기, 폐렴을 고치는 겨자찜질 • 231

5) 변비와 묵은 찌꺼기를 없애는 자연의학 관장 • 234

6) 살갗을 튼튼하게 하고 체액을 중화시켜 난치병을 고치는 냉온욕 • 239

7) 25분 냉욕 • 243

8) 열을 내리고 변비, 묵은 찌꺼기를 없애는 된장 찜질 • 244

9) 눈과 뇌를 맑게 하는 목뼈 큰 돌기 두드리기 • 248

10) 배앓이에 참 좋은 배 약손 • 251

11) 아토피와 건선에 참 좋은 자연의학 보습제 엽록소요법 • 255

12) 암도 낫을 수 있는 신비의 특수요법 풍욕 • 258

13) 암도 이기는 갯벌황토찜질 • 263

14) 물찬 배(복수)에 참 좋은 푸성귀 죽 • 271

15) 배에 물이 찰 때 다리나 발까지 물이 차는 것을 막는 발목떨기 • 273

16) 콩팥을 튼튼하게 하는 특수요법 • 274

17) 심장을 튼튼하게 하는 특수요법 • 275

18) 핏줄을 튼튼하게 하는 특수요법 • 277

19) 치매를 막고 집중력을 높이는 손뼉 치기 • 282

20) 참을 수 없는 아픔을 덜어주는 냉온찜질 • 286

21) 삐거나 멍들었을 때 좋은 감자통밀반죽(첩약찜질) • 287

22) 간을 지키고 튼튼하게 하는 갯벌황토찜질 • 288

23) 창자를 튼튼하게 하는 배 쓸기 • 290

24) 아낙들을 지키는 아랫도리 냉온찜질 • 292

25) 발목을 부드럽고 튼튼하게 하는 발목 냉온욕 • 293

26) 들핏줄(정맥)을 지키는 다리 묶음 띠 • 294

27) 머리를 맑게 하고 막힌 코를 뚫는 뒤통수 차게 하기 • 296

28) 흔들림을 바로잡는 나막신 • 297

29) 갑상선과 부갑상선을 지키는 칠복향 • 298
30) 암을 이기는 푸성귀 달인 물(채소수프) • 300
31) 요실금과 습관성유산을 막는 사타구니 조이기 • 304
32) 면역력을 높이는 햇빛쪼이기 • 307
33) 몸을 바꾸는 생각하기 • 312
34) 천연항염 항생물질의 최고봉 벌침 • 313
35) 고름을 삭이는 프로폴리스 • 315
36) 뼈마디 굴림(AKA, 관절운동학적 접근법) • 316
37) 닫힌 가슴 새가슴을 열어주는 가슴 펴기 • 320
38) 굳은 목을 풀어주고 휜 목을 바로잡는 목 다스림 • 321
39) 마시고 바르고 먹는 수세미 • 325
40) 우리 몸을 두루 이롭게 하는 다섯 색깔의 풀 쇠비름 • 329
41) 우리 땅에 자라는 허브 곰보배추 • 332
42) 하늘이 내린 보약 산삼 • 336
43) 아토피와 암을 다스리는 꽃송이버섯 • 339

Ⅳ. 의사가 필요 없어지는 밥상을 차리는 슬기

1. 참살이 밥상 • 344

2. 밥상을 더럽히는 것들 • 345

3. 먹거리를 더럽히는 것들 • 347

    1) 남는 농약(잔류농약) • 347
    2) 먹거리에 넣는 것(식품첨가물) • 347

3) 포장 용기 속의 환경호르몬 • 347
  4) 밥상을 더럽히는 미생물 • 348

4. 낮아지는 성인병 • 349

5. 먹거리의 썩음(부패)과 산화 • 350

6. 전자레인지와 전자파 • 352

7. 잠자리와 땅의 기운(지기) • 353

Ⅰ. 알아야 고친다

1. 병이란

서양의학에서는 병을 여러 가지로 나누지만 자연의학에서는 병이란 없다고 보거나 한두 가지로 본다.

병의 뿌리도 서양의학에서는 셀 수 없을 만큼 많다고 보지만 자연의학에서는 두 가지 뿌리만 뽑으면 된다고 본다. 뼈 기둥(척주)의 뒤틀림과 창자에 탈이 난 것이다. 뼈 기둥이 틀어지면 뼈와 뼈 사이의 구멍(추간공)에서 나오는 신경이 짓눌리게 되어, 그 신경이 다스리는 틀(장기, 조직)이나 세포들이 병들게 된다.

창자에 탈이 난 것이야말로 모든 병의 뿌리이다. 창자에 탈이 나면 먹은 것을 소화할 때부터 말썽을 피우기 때문에 모든 것이 꼬이게 된다. 소화 되지 못한 영양소는 큰창자로 넘어가 나쁜 세균을 늘리고, 나쁜 가스와 암을 일으키는 것들을 만들어 창자를 상하게 함은 물론 창자벽으로 파고들어 피를 더럽힌다. 더럽혀진 피는 몸 구석구석을 돌며 조직과 장기, 세포들을 병들게 한다.

병의 뿌리를 두 가지로 보기 때문에 자연의학은 병을 쉽게 다스린다. 다시 말해 창자와 뼈 기둥만 바르게 하면 거의 모든 병을 고칠 수 있다고 본다.

 현대의학은 겉으로 드러나는 증상을 없애려는 대증요법을 쓴다. 증상이 열 가지면 열 가지 약을 쓰고 열 가지 치료법을 쓴다. 치료법 또한 병의 가지 수 만큼이나 많지만 크게 나누면 약, 수술, 방사선, 물리치료, 식이요법을 들 수 있다. 병의 뿌리는 그대로 두고 드러나는 증상만 쫓다보니 증상을 없애려 먹는 약이 다른 병을 부르는 악순환이 되풀이되기 쉽다. 그래서 현대의학에서는 병의 가지 수 만큼이나 불치병도 많다. 다시 말해 현대의학으로 완치할 수 있는 병은 거의 없다고 보아도 지나침이 없으며, 거의 모든 병에게 현대의학은 불치병이라는 꼬리표를 달아 두었다.

2. 서양의학과 자연의학 그리고 한의학

서양의학과 자연의학 및 한의학은 이름만큼이나 서로 다르다. 하지만 우리가 생각하는 것과는 달리 비슷한 점도 있고 다른 점도 많다.

1) 닮은 것

서양의학과 자연의학은 과학적이며 논리적이라는 것에서 서로 닮았다.

자연의학과 한의학을 비슷하게 보는 사람들이 많다. 아니다. 닮은 점이라면 몸을 하나로 보는 것밖에 없다. 그 밖의 모든 것은 이름보다도 더 다르다.

자연의학을 민간요법과 같거나 비슷한 것으로 보는 사람들이 많지만 서로 닮은 것은 약을 쓰지 않는다는 것 밖에 없다. 그 밖의 것은 모두 다르다.

2) 다른 것

민간요법과 자연의학을 비슷하게 생각하거나 같다고 생각하는 사람들이 많다. 아니다. 민간요법과 자연의학은 전혀 다르다. 자연의학은 과학적이고 논리적이지만 민간요법은 비과학적이고 비논리적 이며, 신비주의적이고 형이상학적이며 경험만을 따른다. 따라서 몸 바탕이 다르고 사는 곳도 다르며, 나이나 성별이나 생활버릇이 다를 때 민간요법은 다른 효과가 나거나 효과가 나타나지 않기도 하고 때론 돌이킬 수 없는 길로 빠지기도 한다.

서양의학과 자연의학은 과학적이고 논리적이지만 찾아가는 길은 서로 다르다. 서양의학이 과학에서 길을 찾는 반면 자연의학은 자연에서 길을 찾는다. 과학은 기술을 담을 수 있어도 건강과 목숨을 담기에는 그 그릇이 너무 작다. 그래서 현대의학으로 몸을 지키거나 되찾기는 힘들다.

서양의학은 눈이 아프면 눈을, 배가 아프면 배를 치료하는 해부학적 치료를 한다. 자연의학은 몸을 하나로 보고 그 뿌리를 찾아 바로잡는다. 예를 들어 머리가 아플 때 서양의학은 진통제를 써서 증상을 없애려 하지만 자연의학에서는 창자를 다스리거나 목을 다스려 머리를 맑게 한다. 진통제를 쓰면 뿌리는 그대로 두고 신경의 흐름만 막아버려 더 큰 문제를 불러들일 수 있지만, 배나 목을 다스려 머리를 맑게 하면 머리만 맑아지는 것이 아니라 피의 흐름이나 신경의 흐름까지 좋아지게 되어 몸 전체가 좋아진다.

서양의학은 적을 죽이는 때는 큰 힘을 쓰지만 살려야 할 때는 힘을 쓰지 못한다. 자연의학은 죽이는 것보다는 살리는 일을 할 때 제대로 힘을 쓴다. 고혈압이나 당뇨, 심장병, 아토피, 알레르기비염, 천식, 크론병, 건선, 디스크, 관절염, 지방간, 고지혈증과 같은 우리가 앓고 있는 거의 모든 병들은 그 무엇을 죽여서 고칠 병들이 아니라 염통(심장)이나, 살갗, 핏줄과 같은 우리 몸의 장기나 조직, 세포를 살려야 고칠 수 있는 병들이다. 우리가 앓고 있는 거의 모든 병들에게 현대의학이 불치병이라는 꼬리표를 달수밖에 없는 까닭이 여기에 있다. 자연의학에서는 불치병이란 없다고 본다. 다만 우리가 아직 덜 깨어있어 그 길을 다 알지 못할 뿐이다.

서양의학이나 한의학, 민간요법은 증상을 병으로 보고 증상을 없애려는 대증요법을 따른다. 자연의학에서는 증상을 병으로 보지 않고 오히려 우리 몸이 병드는 것을 막으려고 알려주는 경고로 보거나 그 자체를 자연치유력 또는 자연방어본능으로 본다.

당뇨를 본보기로 들어보자. 당뇨가 병이라고 보면 당분이 오줌과 함께 몸 밖으로 빠져나오는 것을 막아야 한다. 그러나 이것이 병이 아니라 우리 몸이 병드는 것을 막기 위한 경고이거나, 그 자체가 자연치유력이라면 우리는 이것을 막을 것이 아니라 도와야 한다. 자연의학에서는 이를 병으로 보지 않고 자연치유력으로 본다. 그래서 이를 도우려고 물을 많이 마시게 하고 고기나 소젖를 먹지 못하게 하며, 푸성귀와 발효식품(김치, 된장, 고추장, 청국장, 간장…)을 많이 먹도록 한다. 서양의학에서는 불치병으로 보는 당뇨를 자연의학에서는 감기처럼 쉽게 완치할 수 있다고 보는 까닭이 여기에 있다. 나는 내가 하라는 대로 하여 당뇨를 낫지 못하는 사람을 본적이 없다.

설탕에 딸기를 넣어두면 물러지는데 이것이 바로 쨈이다. 우리 몸도 이와 같아서 단 것이 남아돌면 장기와 조직과 세포를 녹이기 때문에 우리 몸에서는 이를 재빨리 몸밖으로 내보내 몸이 상하는 것을 막으려 한다. 땀이나 똥으로는 늦다고 보고 가장 빠른 길이 오줌이라 생각하여 남아도는 당분을 오줌이라는 수레에 실어 몸밖으로 빼내니 이것을 우리는 당뇨라 한다. 서양의학이나 한의학, 민간요법에서는 이것을 병으로 보고 이를 막으려하니 어찌 불치병이 아닐 수 있겠는가? 역사에서 만일이라는 말을 해서는 안 되지만 그래도 만일 어의 전순의가 자연의학을 알았더라면 세종대왕은 튼튼한 몸으로 세계사를 새로 쓸 수도 있었을 것이다. 이것이 자연의학의 힘이다.

설사가 그렇고 고혈압이 그러하며, 아토피가 그렇고 류머티즘을 비롯한 거의 모든 막힘병(순환기계질환)이 그러하다.

서양의학에서는 의사가 환자를 치료한다. 이를 위해 약이나 수술, 방사선, 물리치료 같은 것들을 쓴다. 한의학도 마찬가지여서 한의사가 환자를 치료한다. 이를 위해 약이나 침, 뜸 같은 것들을 쓴다. 이것을 의료행위라 하여 의료법으로 이러한 것을 할 수 있는 사람을 따로 두고 자격 및 자격증을 준다. 자연의학에서는 의사와 환자가 따로 나뉘지 않는다. 의사가 곧 환자고, 환자가 곧 의사이다. 그래서 환자라는 말을 쓰지 않고 환우라는 말을 쓴다. 아픈 벗이라는 뜻이다. 자연의학은 의료행위라는 것이 없기 때문에 의료법의 적용을 받지 않는다.

언젠가 내가 하는 일을 못하게 하려고 보건소에서 열 사람 남짓이 몰려온 때가 있었다. 그러나 나에게 아무런 말도 못하고 갔다. 내가 하는 일들은 그들이 생각하는 의료행위가 아무 것도 없었기 때문이다. 침을 놓거나 뜸을 뜨거나 지압을 하거나 경락마사지를 하는 것은 자연의학이 아니라 민간요법이다. 민간요법 가운데는 의사 흉내를 내는 것들이 많아 의료법의 멍에를 쓸 수밖에 없다. 우리나라 의료법은 악법이다. 의료선택권을 빼앗고 있기 때문이다. 그런 악법으로도 구속을 받지 않는 것이 자연의학이다. 나는 그래서 내가 가는 이 길이 너무 좋다.

많은 민간요법가들이 'OO으로 병을 고칠 수 있다.'는 말을 한다. 'OO'에는 침이나 뜸, 경락마사지, 사혈, 지압과 같이 민간요법가들이 환자의 몸에 손을 대는 것들이 많다. 이와 함께 복어독이나 상황버섯과 같은 것으로 치료하는 것도 그 테두리에 들어간다. 이것이 그들의 발목을 잡는다. 의료행위의 멍에를 쓴 것이기 때문이다. 그러면서도 거의 모든 민간요법은 비과학적이고 비논리적이어서 병을 완치하는 것과는 거리가 멀다.

나는 '자연의학으로 고치지 못하는 병은 없다.'고 말한다. 그런데 나는 전혀 의료법의 구속을 받지 않는다. 내가 고치는 것이 아니라 자연의학이 고치기 때문이다. 자연의학은 입는 것, 먹는 것, 잠자리(의식주) 모두를 아우른다. 병을 앓고 있는 내가 아니고는 이것들을 바르게 할 수 없다. 자연의학자는 그들이 바른 길로 가도록 이끄는 길잡이일 뿐이다. 그래서 자연의학으로 고칠 수 없는 병은 없는 것이다.

　다른 대학이나 대학원에서 '대체의학사'라는 자격증을 주는 곳이 있다. 나는 대학원 석·박사과정을 마친 학생들에게 '자연치유사'라는 자격증을 주고 있다. 비슷해 보일지 몰라도 다르다. '스스로 낫게 하는 사람'이라는 뜻이다. 세계에서 자연의학자들에게 국가에서 자격증(인증서)을 주는 곳은 독일밖에 없다. 독일도 우리 대학원과 같이 '자연치유사' 자격증을 준다. 그것이 맞다.

3. 묵은찌꺼기와 병

1) 묵은찌꺼기(숙변)

① 똥: 먹은 것이 소화되고 똥으로 되려면 12~14시간이 걸린다. 작은창자에서 영양을 빨아들이고 똥이 되어 큰창자로 넘어오더라도 처음에는 죽처럼 묽다. 이것이 큰창자에서 물을 빨아들인 다음 똥구멍을 통해 밖으로 빠져 나가는 데는 하루가 걸린다. 창자가 굳은 사람은 무려 몇 주 동안이나 창자 속에 머무르는 때도 있다.

② 오줌: 물과 같은 것은 먹은 지 두세 시간이 지나면, 오줌이 되어 나온다. 똥은 때에 따라서는 한 주 동안 창자 속에 머물러도 살아갈 수 있지만, 오줌은 하루만 머물러도 살기 힘들어진다.

③ 가스: 창자 속에서 소화되지 못하고 남은 찌꺼기는 메탄가스, 황화수소, 질소산화물, 일산화탄소와 같은 여러 가지 나쁜 가스들을 만든다.
　가스는 오줌보다도 더 나빠서 몸밖으로 빠져나가지 못하고 몸속에 5분만 머물러도 목숨을 잃을 수 있다. 숨을 쉰다 하더라도 숨길로 모든 가스가 빠져나가지는 못하고 나머지는 방귀나 살갗으로 빠져나가야 한다. 살갗을 모두 감싸버리면 숨을 쉬더라도 나머지 가스가 머무르게 되어 일곱 시간이 넘으면 목숨을 잃을 수 있다.

2) 변비와 묵은찌꺼기의 뿌리

① 효소의 모자람: 효소는 잘 먹고(소화흡수) 잘 싸게(분해배설) 한다. 효소가 모자라면 소화를 제대로 할 수 없어, 소화가 안 된 것들은 창자 속에서 나쁜 가스를 만들고, 뿐만 아니라 부숴서 내보내는 것도 안 되어 묵은찌꺼기로 남아 암을 비롯한 여러 가지 고치기 힘든 병의 뿌리가 된다.

② 서서걸음(직립): 기어 다니는 짐승은 등뼈와 창자가 출렁거리기 때문에, 창자 속에 찌꺼기가 달라붙지 않는다. 그러나 사람은 서서 다니기 때문에 창자가 아래로 처져서 변비가 생기기 쉽다.

③ 먹보: 짐승은 배가 부르면 더는 먹지 않는다. 그러나 사람만큼은 배가 불러도 먹는다. 너무 많은 먹거리가 들어오면 밥통에 먹거리가 가득 차서 움직이지 못한다. 밥통이 움직이지 못하면 먹거리와 위산이 섞이지 않아 소화가 어려워진다. 소화되지 못한 먹거리는 썩으면서 창자를 굳어지게 하여 변비나 묵은찌꺼기가 된다.

④ 부드러운 먹거리, 가공식품: 보푸라기(식이섬유)는 사람의 소화효소로는 소화가 안 되는 다당류로서, 창자를 거쳐 몸밖으로 빠져나가면서 창자 속의 독이나 찌꺼기들을 끌어안고 같이 빠져나간다. 보푸라기를 빼내버린 부드러운 먹거리나 가공식품을 먹게 되면 보푸라기가 모자라서 변비가 생긴다. 더욱이 가공식품에 들어가는 식품첨가물은 소화되지도, 몸밖으로 빠져나가지도 않고 차곡차곡 몸

속에 쌓여 만병의 뿌리가 된다.

⑤ 물의 모자람: 창자의 끈끈막은 미꾸라지의 껍질에 있는 미끈거리는 것과 같아서 물기가 넉넉하면 찌꺼기가 달라붙지 못한다. 하지만 물기가 모자라면 끈적이면서 찌꺼기를 달라붙게 한다. 따라서 물을 적게 마시면 변비나 묵은찌꺼기를 쌓이게 한다.

⑥ 소금모자람: 소금이 모자라면 소화불량을 일으킨다. 뿐만 아니라 미네랄 모자람까지 불러들여 신진대사장애를 일으켜 창자를 비롯한 몸의 여러 조직이 힘을 잃는다. 창자가 힘을 잃으면 변비나 묵은찌꺼기가 생긴다.

⑦ 적게 움직임: 사람은 서서 다니기 때문에 변비나 묵은찌꺼기가 생길 수 있다. 그렇지만 알맞게 움직여주면 이러한 걸림돌을 없앨 수 있다. 움직이지 않으면 배가 힘을 잃으면서 처지기 때문에 똥이 머무르게 되어 변비나 묵은찌꺼기가 생긴다.

⑧ 몸가짐 흐트러짐(자세불량): 몸가짐이 흐트러지면 창자가 한쪽으로 쏠려 변비나 묵은찌꺼기가 생기기 쉬워진다.

⑨ 좌변기: 좌변기는 엉거주춤한 자세가 되기 때문에, 똥구멍이 덜 벌어져서 변비나 묵은찌꺼기를 만든다.

⑩ 문명생활: 문명인은 자연과 멀어지면서 반 자연적인 삶을 살게

되고, 반 자연적인 삶은 어울림을 깨뜨려 변비나 묵은찌꺼기를 생기게 한다.

3) 묵은찌꺼기의 여러 모습

묵은찌꺼기라고 하면, 흔히 끈적끈적하고 새까만 똥이라고 생각하는 사람들이 많다. 밥 굶기(단식)나 날푸성귀(생채식)를 먹으면서 '나는 왜 묵은찌꺼기가 나오지 않을까'하고 걱정하는 사람이 참 많다. 묵은찌꺼기는 끈적끈적하고 새까만 똥도 있지만, 똑똑 끊어져서 나오는 토끼 똥 같은 것도 있고, 무르고 질펀한 똥도 있고, 튀밥처럼 하얀 덩어리도 있다.

4) 묵은찌꺼기와 병

묵은찌꺼기가 어디에 쌓였느냐에 따라 병이 다르게 나타난다. 따라서 병을 보아가면서 묵은찌꺼기의 자리를 알아볼 수도 있고, 거꾸로 묵은찌꺼기가 쌓인 곳을 알아서 무슨 병이 올 수 있으며, 무슨 병을 앓고 있는지 미리 알 수도 있다.

① 위 창자(상행결장) 묵은찌꺼기: 맹장염, 눈과 귀의 병, 갑상선, 밥길암.
② 오른 쪽 굽은 곳: 간염, 지방간, 간경화, 간, 쓸개길 암
③ 옆 창자(횡행결장) 묵은찌꺼기: 입속, 위염, 위궤양, 밥통암, 쓸개암, 허파암

④ 왼쪽 굽은 곳: 췌장염, 당뇨, 췌장암, 비장 병

⑤ 아래 창자(하행결장), 굽은 창자(S자결장) 묵은찌꺼기: 콩팥, 오줌보, 전립선, 자궁내막염, 자궁암, 전립선암, 난소암

⑥ 곧은창자(직장) 묵은찌꺼기: 큰창자암, 곧은창자암, 치질, 탈항

⑦ 변비→묵은찌꺼기→피 더럽힘→고혈압, 심장, 간, 콩팥병…

⑧ 변비→묵은찌꺼기→피 더럽힘→뇌압 오름→뇌출혈, 뇌경색, 치매, 정신병, 기억력저하, 머리아픔…

5) 묵은찌꺼기 없애기

① 날푸성귀 먹기(생채식): 날푸성귀는 보푸라기가 많아서 변비와 묵은찌꺼기를 없앤다. 5가지 남짓의 뿌리푸성귀, 잎푸성귀, 들풀을 골고루 먹어야 한다.

② 발효된 먹거리: '잘 먹고 잘 싸면 건강하다'는 말이 있다. 발효란 미생물의 도움으로 큰 덩어리(고분자 유기화합물)를 작은 덩어리(저분자 유기화합물)로 만드는 것을 말한다. 소화란 우리가 먹은 먹거리 속의 큰 덩어리를 효소의 도움으로 작게 쪼개서 우리 몸속으로 들어오기 쉽게 만드는 것을 말한다. 다시 말해 발효된 먹거리는 소화되기 쉬운 먹거리인 셈이다. 그러므로 발효된 먹거리를 먹게 되면 소화가 잘 되어 소화 효소를 아낄 수 있게 된다. 소화효소를 많이 만들지 않아도 되면 우리 몸은 남은 효소로 대사효소를 만들어 곪는 것을 막고 독을 없애며, 피를 맑게 하고 탈이 난 세포를 되살리는 일을 하게 되므로 몸이 튼튼해진다. 몸이 튼튼해지므로 창자도 튼튼해

져서 묵은 찌꺼기를 잘 내보내게 되는 것이다.

그러므로 잘 만든 김치, 된장, 청국장, 고추장, 간장은 그 어떤 약보다도 몸에 좋은 약이 될 수 있다. 발효액은 더욱 그렇다. 엉터리로 만든 발효액은 설탕물일 뿐이므로 뼈를 녹이고 몸을 망치지만, 내가 알려준 세 가지 바탕을 어기지 않고 제대로 만든 발효액은 그 어떤 약초보다도 몸에 좋은 발효먹거리가 될 수 있는 것이다.

③ 밥 굶기(단식): 변비나 묵은찌꺼기를 다스리는 데 가장 좋은 것은 밥 굶기다. 이때 관장과 된장찜질을 하면 더 좋다. 관장과 된장찜질은 밥을 굶을 때 가장 큰 보람을 얻는다.

④ 관장: 약국이나 병원에서 쓰는 관장 물은 창자의 끈끈막을 망가뜨려 자칫 목숨을 잃을 수도 있다. 반드시 자연건강법에 의한 관장을 해야 한다. 관장은 묵은찌꺼기를 없앨 뿐만 아니라 창자 속의 독을 없애고 모자란 물을 채워주며, 창자 속의 상처를 낫게 하고 고름을 삭이는 아주 좋은 건강법이다.

⑤ 된장찜질: 된장찜질은 살갗 및 기름(피하지방)을 삭이고, 배에 찬 물을 빠지게 하며, 뱃살을 빼주지만, 무엇보다도 창자의 움직임을 도와서 변비나 묵은찌꺼기를 빼내는데 좋다.

⑥ 미네랄식이섬유: 보푸라기는 창자 속의 찌꺼기와 독을 빨아들여 몸밖으로 밀어낸다. 발효액과 함께 먹으면 창자의 소화흡수력을

도우면서 암을 일으켰던 독과 찌꺼기들을 내보내므로 더욱 좋다.

⑦ 많이 씹음: 오래 씹으면 침이 많이 나온다. 하루에 1.5 l 남짓 나오면 소화가 잘 되어 묵은찌꺼기나 변비가 생기지 않는다.

⑧ 물: 사람은 땀이나 오줌 따위로 하루 3 l 남짓의 물을 내보내면 몸 구석구석에 찌꺼기가 쌓이지 않는다. 이렇게 내보낸 만큼 채워준다면 몸이 튼튼해진다. 하루 3 l 남짓의 물을 마시면 변비나 묵은찌꺼기가 생기지 않는다. 물도 지장약수와 같은 좋은 물을 마셔야지, 끓이면 물속의 효소가 모조리 죽어버려 변비가 생길 수 있다.

⑨ 바다풀소금: 정제소금은 혈압을 올리고 콩팥을 상하게 하므로, 반드시 바다풀소금을 먹어야 한다. 바다풀소금에는 살아있는 미네랄과 플라보노이드가 엄청나게 들어있어서 신진대사를 돕기 때문에 변비나 묵은찌꺼기가 생기지 않는다.

⑩ 많이 움직임: 붕어운동 5분은 만 보 걷는 것보다 좋다. 붕어운동이나 합장합척 운동, 발목펌프운동 따위를 꾸준히 하면 변비나 묵은찌꺼기 걱정을 하지 않아도 된다.

⑪ 적게 먹음: 적게 먹으면 밥통이 넉넉히 쉴 수 있어 튼튼해진다. 튼튼한 밥통은 제구실을 하므로 변비와 묵은찌꺼기가 생기지 않는다.

⑫ 아침밥 안 먹기: 아침에는 콩팥과 큰창자가 부지런히 움직여 잠든 사이에 창자 속에 쌓였던 찌꺼기를 밀어내야 한다. 찌꺼기를 밀어내야 할 때에 먹게 되면 찌꺼기도 밀어내지 못하고, 먹은 것도 제대로 소화시키지 못해 변비나 묵은찌꺼기가 더 쌓인다.

옛날에는 배고파서 병들고 죽는 사람이 많았다. 그러나 이제는 배고파서 병들거나 죽는 사람보다는 너무 먹어서 병들고 죽는 사람이 더 많다. 따라서 무엇을 먹느냐를 걱정하기보다 어떻게 빼낼 것인가를 걱정해야 한다. 더욱이 목숨을 걸고 싸워야 하는 암 환우가 몸속의 독과 찌꺼기들을 빼내지 않고 특효약이나 특효처방만 찾는다면, 결코 건강을 되찾기는 힘들 것이다.

커피와 건강

요즘 들어 갑자기 커피가 몸에 좋은 것처럼 말하는 사람들이 늘고 있다.
돈이면 거짓도 참으로 꾸밀 수 있는 세상이다.

사람들은 오랫동안 커피가 몸에 좋지 않다는 것을 알고 있었다. 그런데 언제부터인가 이를 뒤집는 말들이 여기저기서 나오고 있다. 커피가 달라진 것이 아니라 돈의 힘이다.

카페인은 신경을 건드리는 것으로서 좋은 말로는 각성제라 하지만 나쁜 말로는 스트레스 물질이다. 각성제는 좋은 뜻으로 보면 일의 집중력을 높이지만 나쁜 뜻에서 보면 신경을 건드려 쉴 수 없게 하고 잠을 못 이루게 한다.

오랫동안 각성되어 있으면 칼로리를 많이 써서 찌꺼기(대사산물)가 늘어난다. 대사산물은 찌꺼기를 돌려 말한 것으로 찌꺼기가 늘어난다는 것은 좋을 리 없다. 이것을 요즘에는 다이어트효과가 있다고 말한다.
말장난에 지나지 않는다.
칼로리 소모가 많아진다는 것은 에너지효율이 떨어진다는 뜻이다. 이것을 요즘에는 혈당 소모가 많아 당뇨에 좋단다. 이 또한 말장난에 지나지 않는다. 밥 한 술에 목숨을 구걸하는 사람들이 10억이 넘는데 영양소모가 많은 것이 좋다니 이 어인 망발인가?

커피에 피토에스트로겐이 들어있어 젖암을 막는단다.
말장난이다.
피토에스트로겐은 에스트로겐이 제구실을 못하도록 막으니 젖암을 일으키는 것을 막는다는 억지도 맞는 말처럼 보인다.

아니다.
피토에스트로겐은 에스트로겐이 지나칠 때는 일을 못하게 하여 젖암을 막는데 도움이 되지만, 그렇지 않을 때는 에스트로겐 모자람을 불러 골다공증이나 불임을 부를 수 있다.
이와 함께 커피에 들어있는 카페인은 칼슘과 같은 미네랄이 몸속으로 들어오는 것을 막아 골밀도를 떨어뜨리거나 골다공증을 부를 수 있다.

우리 속담에 '구더기 무서워 장 못 담그냐?'는 말이 있다. 에스트로겐이 지나쳐 젖암이 되는 사람이 얼마나 될까? 우리나라 쉰 살이 넘는 아낙 두 사람 가운데 한 사람이 골다공증에 걸릴 수 있지만 젖암은 드물다. 젖암을 막는다며 커피를 마셔야 할까, 커피를 멀리하여 골다공증이나 불임을 막아야 할까?
바보가 아닌 이상 답은 하나다.
커피를 마시면 속이 쓰린 것을 누구나 겪었을 것이다. 커피가 밥통 벽을 건드려 위산을 많이 나오게 하기 때문이다. 이런 일이 이어지면 위궤양이나 역류성식도염을 일으킬 수 있다.

빈속에 커피를 마시면 창자의 움직임이 지나쳐 과민성큰창자염을 일으킬 수 있다.
  이 밖에 커피는 오줌을 많이 누게 하여 탈수를 일으키고 심근경색, 부정맥 같은 것을 일으킬 수 있다.
  그래도 커피가 좋다는 말에 놀아날 것인가?

Ⅱ. 자연건강법의 원리

1. 몸을 지키는 네 가지 디딤돌

1) 살갗(들숨 날숨)

허파는 산소를 받아들이고 탄산가스를 내보내 목숨을 지키므로 5분만 숨을 쉬지 않아도 죽는다. 다시 말해 좋은 산소를 넉넉히 마셔서 모든 세포에 보내주면 세포가 늙고 병드는 것을 막고 찌꺼기를 빨리 몸 밖으로 내보낸다.

들숨 날숨이 잘되려면 허파와 살갗이 튼튼해야 한다. 살갗은 사람이 태어나면서부터 밖과 만나는 곳이며 사람과 밖의 갈림길이라고 할 수 있다. 또한 우리 몸의 안과 밖의 길목이고 물질을 주고받는 곳이기도 하다.

뱃속에 있을 때는 밖의 공기를 마시지 않으므로 허파로의 흐름이 없다. 아이의 우심방과 좌심방사이에는 난원공이라는 구멍이 있다. 아이가 태어나 들숨 날숨을 쉬면 이 난원공이 막힐 때까지는 피가 제대로 흐르지 못하므로 살갗이 이를 도와야한다. 태어나서 100분 동안은 씻기지 말고 그대로 두면 난원공이 바르게 막혀서 신생아황달을 일으키지 않을 뿐만 아니라 여러 가지 심장병을 막을 수 있다.

태어나자마자 씻기거나 옷으로 살갗을 감싸는 사람들이 많다. 지나치게 살갗을 감싸면 간이 약해지고 담즙이 줄어들면서 창자의 움직임이 약해져 변비를 일으키게 된다. 변비는 창자를 굳어지게 하여 배내똥(태변)이 빠져나가지 못해 묵은찌꺼기가 된다. 배내똥이 남게 되면 뇌가 나빠져 손발의 신경의 흐름과 피의 흐름이 나빠진다. 피의 흐름이 나빠지면 손발이 차가워지고 발이 상한다. 발이 상하면 콩팥이 상하고 심장·허파·핏줄이 나빠지면서 여러 가지 병으로 이어진다. 이는 살갗을 너무 지나치게 옷으로 감싸기 때문이다.

더운 여름에 살갗을 햇빛에 오랫동안 쏘이면 살갗이 타게 되며, 겨울에 찬물로 부비거나 수건으로 부비면 살갗이나 점막을 상하게 한다. 또 목욕을 할 때 비누를 쓰게 되면 비타민D와 보호막을 잃게 되어 콩팥에 탈이 난다. 화상으로 3분의 2의 살갗이 망가지거나 페인트나 콜탈·금박 같은 것을 발라서 살갗의 숨 쉬는 것을 막아 찌꺼기를 내보내지 못하게 되면 사람은 서서히 죽어간다.

살갗은 우리가 흔히 '살갗'이라고 부르는 바깥 살갗이 있고, 이 살갗이 입으로 이어져 인후·밥길·밥통·창자로 가서 곧은창자에서 똥구멍으로 나와 다시 살갗으로 이어지는 속 살갗이 있다. 속 살갗은 비뇨기관·생식기관을 거쳐 다시 살갗으로 이어지는 것도 있다. 이러한 속 살갗와 바깥 살갗를 아울러 살갗이라고 한다. 이 살갗이 튼튼해야 우리 몸 모든 곳이 튼튼해진다. 살갗을 튼튼하게 하는 데는 냉온욕과 풍욕이 가장 좋다.

2. 먹거리

먹는 것이 몸을 만든다. 몸에 들어온 먹거리는 온몸에 보내져 피가 되고 살이 되어 몸을 튼튼하게 한다. 그런데 현대영양학에서는 칼로리에 치우치다보니 요즘에는 영양의 어울림이 깨지고 너무 지나친 영양 때문에 몸이 망가지고 있다.

너무 많이 먹으면 찌꺼기가 많아지며, 영양의 어울림이 흐트러져도 찌꺼기가 많아진다. 이런 찌꺼기들이 피와 같이 떠다니면 피를 더럽혀 여러 가지 병을 불러들인다. 밥과 같은 끼니 속에는 탄수화물·단백질·지방이 많으나 비타민이나 미네랄, 보푸라기, 효소, 폴리페놀 같은 것들은 모자란다. 이러한 것들은 푸성귀나 바다풀에 많다. 나무를 태울 때 산소가 모자라면 잘 타지 않고 그을음이 많이 생기듯이 사람도 비타민과 미네랄 및 효소가 모자라면 영양소가 제대로 타지 않아 찌꺼기가 많이 생긴다.

1) 아침밥 안 먹기

튼튼하게 사는 길의 첫걸음은 아침밥을 먹지 않는 것이다. 그 까닭은 아침에는 찌꺼기를 내보내는 콩팥과 큰창자가 일을 하고 밥통이나 작은창자는 쉬어야 하기 때문이다. 그런데 아침을 먹게 되면 밥통은 쉬지를 못하고 콩팥과 큰창자 또한 밥통 때문에 제구실을 못하게 되므로 찌꺼기가 쌓이는 잘못이 되풀이 된다. 이러한 일들이 오랫동안 이어지면 당뇨·위장병·신경통·류머티즘·고혈압·심장병 같은 여러 가지 병을 일으킨다.

그래도 잘 모르겠으면 밥을 먹고 바로 뛰어보라. 그러면 밥통이 당신에게 말할 것이다. '나 일해야 하니 그만 뛰어!'라고. 그래도 밥통이 들려주는 이야기를 듣지 않으면 창자를 뒤틀리게 만들어 배가 아파 뛰지 못하게 한다. 그렇다. 우리 몸은 일을 해야 할 때에 일을 하지 않으면 탈이 난다. 그래서 밥 먹고 바로 뛰면 배를 아프게 하여 뛰지 못하게 하는 것이다.

다른 사람들의 말은 잘 들으면서 우리 몸이 들려주는 이야기를 듣지 못하는 바보가 많아지면 그 나라는 아픈 나라가 될 수밖에 없다. 의사가 필요 없어지는 아름다운 나라가 되려면 의사의 말보다는 우리 몸이 들려주는 이야기에 귀를 기울여야 한다.

하루에 오줌과 요산으로 빠져나가는 찌꺼기를 살펴보면 아침, 저녁 두 끼 먹는 사람은 66%, 세끼 먹는 사람은 75%, 점심저녁 두 끼 먹는 사람은 100%, 하루에 한 끼 먹는 사람은 127%가 나왔다. 이것으로 보아 하루 한 끼 먹는 것이 가장 바람직하지만 먹는 재미도 생각해야 하므로 하루 두 끼가 좋다고 본다. 아침밥만 안 먹어도 여러 가지 병이 낫거나 좋아진다. 특히 위장병은 아침밥 안 먹기와 물마시기로 거의 다 낫을 수 있다.

아침밥을 먹지 않는 것을 바로 해도 되지만 그것이 어렵다면 차츰차츰 줄여가도 된다. 처음에는 힘도 떨어지고 어지럽기도 하지만 들풀발효액(효소)을 물에 타서 먹으면서 열심히하다보면 어느새 익숙해져 아무리 멋지게 차려놓은 밥상을 보아도 먹고 싶은 생각이 들지 않게 된다.

일어나서 네 시간 동안 우리 몸은 찌꺼기를 모두 내보내고 새로운 하루를 맞이하게 된다. 따라서 일찍 일어나는 사람은 아침이라도 여기서 말하는 아침밥이 아닐 수 있다. 다시 말해 일어나서 네 시간이 지난 뒤에는 언제든 밥을 먹어도 된다. 아침을 안 먹었다고 점심·저녁을 많이 먹는 것은 좋지 않다.

먹는 것이 줄어들면 모든 창자와 내장의 짐이 덜어져 제구실을 할 수 있게 된다. 자라나는 아이들도 아침밥을 안 먹이면 튼튼해지고 머리도 좋아진다. 젖먹이도 되도록 일어나서 네 시간 동안을 먹이지 않는 것이 좋다. 아침밥 안 먹기는 갓난아이를 빼고는 누구든 좋다. 아이를 낳은 어머니도 아침을 안 먹고 푸성귀를 많이 먹으면 젖이 잘 나오게 된다.

2) 몸을 살리는 물

우리 몸의 65%는 산소이며, 산소는 목숨을 지키는 구실을 한다. 그런데 물을 끓이면 물속의 산소가 크게 줄어서 거의 쓸모없는 물이 된다. 끓여서 식힌 물을 어항에 넣으면 물고기가 며칠 안에 죽고 만다. 또 화분에 물을 줄 때에 끓인 물을 쓰면 며칠 못 가서 꽃은 시들고 만다. 끓이지 않는 물은 살아있는 물이요, 끓인 물은 죽은 물이라고 할 수 있다.

물은 피와 임파를 깨끗하게 · 산염기의 어울림 · 체온 다스림 · 포도당 다스림 · 세포의 신진대사 · 실핏줄 튼튼하게 · 창자를 깨끗하게 · 중독되지 않게 · 똥이 잘 나가게 · 설사와 토하는 것을 막음 · 미네랄을 줌 · 냄새 없앰 · 살갗을 탱글탱글하게 · 술독풀기 · 궤양막음 · 땀내기 · 지치지 않게 하는 것을 비롯해 여러 가지 구실을 한다.

물은 아침에 일어나서 한 그릇, 점심과 저녁밥 먹기 30분 전에 한 그릇, 밥 먹고 나서 한두 모금, 잠자리에 들 때 한 그릇, 그 밖에는 10분마다 한 모금씩 마시도록 한다. 이렇게 한 달만 마시면 버릇이 되어 그 뒤는 저절로 마시게 된다.한 모금씩 마시도록 한다. 이렇게 한 달만 마시면 버릇이 되어 그 뒤는 저절로 마시게 된다.

물 마신 뒤에 바로 따뜻한 물에 들어가면 뇌의 핏줄이 갑자기 늘어나거나 터질 수 있으므로 조심해야 한다. 그러나 따뜻한 물에서 나와서 물을 마시면 독을 내보내므로 아주 좋다. 머리가 어지럽거나 무거울 때는 수만 개의 실핏줄이 붓거나 끊어져 있으므로 이때도 물 마시는 것을 조심해야한다.

자기 전에 물을 마시고 자주 오줌을 누는 사람은 콩팥이나 간에 탈이 난 것이므로 풍욕 또는 냉온욕을 해서 살갗을 튼튼하게 하여야 한다. 물을 많이 마시고 싶은 사람은 마셔도 되지만, 이런 사람은 췌장에 탈이 나 인슐린(insulin)이 모자라므로 자연건강 6대요법을 바르게 배워 생활화해야한다.

　길을 가면서 물을 마시면 위벽에 탈이 나기 쉽다. 한 번에 물을 많이 마시면 물은 작은창자에서 간으로 가지 않고 콩팥에서 오줌이 되어 버리므로 마신 뒤 1시간도 못되어 오줌을 누게 된다. 자연 건강법에서는 물을 조금씩 자주 마시라고 한다. 다시 말해 10분에 한 모금씩 마시면 물을 간에서 깨끗이 하여 온몸으로 돌릴 수 있게 된다. 잠들기 전이나 일어난 뒤 물을 마시는 것은 백약의 으뜸으로서 밤에 오줌을 누러 일어나는 일이 없게 된다.

　물은 깊은 산 속의 약수나 샘물을 받아먹으면 더없이 좋겠지만, 도시나 농약을 쓰는 농촌과 같이 깨끗한 약수나 샘물을 받아먹기 어려울 때는 수돗물을 지장약수기로 걸러먹는 것이 좋다.

　그리고 물은 사람마다 다른데, 어른은 하루에 3리터 남짓 마시면 된다. 몸속의 찌꺼기를 씻어내려면 하루에 허파로 500~700cc, 살갗으로 500~700cc, 똥으로 100cc, 오줌으로 1500cc 남짓 빠져 나가야 한다. 이를 더하면 2,500~3,000cc에 이른다. 먹거리와 함께 들어오는 물이 500~1,000cc가 되므로 물은 2~2.5리터를 마시면 된다.

3) 밥 굶기(자연건강 식이요법)

　제도권의학으로 고치기 힘든 여러 가지 병에서 벗어나기를 바란다면 밥 굶기와 날푸성귀 먹기를 하는 것이 좋다. 밥 굶기와 날푸성귀 먹기야말로 여러 가지 병을 이기는 자연건강법의 든든한 디딤돌이기 때문이다.

(1) 쓰임새

밥 굶기는 몸속에 남아돌아 병이 되는 넘치는 영양을 덜고, 모자라서 병이 되는 신진대사의 다섯 가지 기둥인 미네랄, 비타민, 효소, 보푸라기, 물을 더하여 영양의 어울림을 바르게 하는데 있다. 만병의 뿌리가 되는 묵은찌꺼기도 밥 굶기를 할 때 가장 잘 빠진다.

밥을 굶는 동안은 우리 몸의 모든 것들이 쉬면서 스스로 낫는 힘(자연치유력)을 기르는 때이기도 하다. 스스로 낫는 힘이 좋아지면 흉터나 군더더기와 같은 병의 뿌리를 뽑으려고 탈이 났던 곳을 덧나게 하는데, 이것을 '명현반응'이라 한다.

덧나면 피가 났던 곳이나 흉터, 군더더기가 있었던 것들이 떨어져 나가면서 피를 흘린다. 이 때 비타민C가 모자라면 교원질이 모자라 되살림이 더디게 되며, 이 때문에 피를 많이 흘리거나 세균이 몸속으로 들어갈 수 있다. 그래서 밥 굶기를 할 때는 반드시 비타민C가 많이 들어있는 질 좋은 감잎을 먹어야 한다. 소금과 미네랄이 모자라면 신진대사가 나빠지고, 세균이 제멋대로 움직일 수 있기 때문에 바다풀소금(해초소금)을 먹어주는 것이 좋다. 바다풀소금은 유기미네랄과 폴리페놀, 효소가 많이 들어있는 가장 값진 소금이다.

(2) 여러 가지 밥 굶기

밥 굶기는 물 단식, 포도단식, 요구르트단식, 고기단식과 같은 많은 밥 굶기가 있다. 그 가운데 자연의학에서 쓸모가 있다고 생각되는 것은 한천단식과 장국단식, 효소단식이다. 가장 쉽고 탈이 없는 밥 굶기는 '사랑지기 밥 굶기'를 들 수 있다.

① 물 단식

하루 2,500cc 남짓의 물을 마시는 것으로 가장 탈이 많은 단식 가운데 하나이다. 반드시 예비단식과 본단식, 그리고 마무리 밥 굶기를 빠짐없이 하지 않으면 안 된다.

② 한천 단식

한천 단식이란 수용성 보푸라기인 한천을 먹는 밥 굶기다. 한천단식은 창자 막힘이나 창자 꼬임이 생기는 것을 막을 수 있고 배고픔을 그다지 느끼지 않을 만큼 든든하기 때문에 밥 굶기에 대해 두려움을 느끼는 사람들에게 좋다.

③ 장국 단식

맛도 좋고 배고픔이 덜하며 묵은찌꺼기를 없애는 데도 좋다. 조금의 수고로움을 참아낸다면 이 밥 굶기도 할만하다.

(3) 가장 쉽고 탈이 없는 밥 굶기

사랑지기 밥 굶기는 비타민과 미네랄, 효소, 보푸라기가 많이 들어있는 미네랄식이섬유와 발효액 및 감잎을 먹으면서 하는 밥 굶기이다. 몸속에 남아돌아 병을 일으켰던 지방, 단백질, 탄수화물은 줄이면서도, 모자라 병을 일으켰던 비타민, 미네랄, 효소, 보푸라기, 물을 많이 먹어 영양어울림을 바로잡으며, 밥 굶기로 이루고자 하였던 것들을 가장 쉽고 탈이 없이 이룰 수 있는 새로운 밥 굶기이다.

 이 밥 굶기가 가장 좋은 것은 밥을 굶는 동안 보푸라기와 물을 많이 먹어주기 때문에 배고픔을 그다지 느끼지 않는다는 것이다. 또한 창자가 비어있지 않고 창자를 깨끗하게 해줄 보푸라기와 물이 늘 넉넉하게 창자 속을 들락거리기 때문에, 창자가 늘 움직이고 있어서 창자가 힘을 잃어 나타나는 창자 막힘이나 창자 붙음을 걱정하지 않아도 된다.

 밥 굶기의 가장 걸림돌은 밥을 굶는 동안에 힘을 잃은 창자 속에 먹거리가 갑자기 들어가면, 창자가 막히거나 달라붙거나 뚫릴 수 있어, 자칫 스스로를 벼랑 끝으로 몰고 가는 꼴이 될 수 있다는 것이다. 밥 굶기는 만병을 다스리는 놀라운 힘을 지니고 있지만, 이처럼 때에 따라서는 목숨까지 잃을 수 있는 양날을 가진 칼이 될 수 있다. 한 마디로 밥 굶기를 잘못하면 빈대 잡으려다 초가삼간 다 태우는 꼴이 될 수도 있는 것이다. 그러나 사랑지기 밥 굶기는 밥을 굶는 동안에도 창자가 비어있지 않고 늘 보푸라기와 물이 얼마만큼은 차있어서, 창자가 힘을 잃을 걱정을 하지 않아도 된다.

 변비나 묵은찌꺼기가 없는 사람은 거의 없는데도 사람들은 거의 '나는 변비도 아니고 묵은찌꺼기도 없다'는 잘못된 생각을 가지고 살아간다. 바로 이것이 암이나 고치기 힘든 병으로부터 벗어나지 못하도록 발목을 잡는 걸림돌이 된다. 이는 변비와 묵은찌꺼기에 대한 잘못된 생각 때문이다.

사람이건 짐승이건 먹는 횟수만큼 똥이 생긴다. 다시 말해 '세 번 먹게 되면 세 번 똥이 만들어 진다'는 뜻이다. 똥은 세 번 만들어지는데 한번만 싼다면 먼저 만들어진 똥들은 몸밖으로 빠져나가지 못하고 큰창자 속에 남아있게 된다. 그러므로 이 땅에 살아가는 거의 모든 사람들은 몸속에 똥을 담고 걸어 다닌다고 볼 수 있다.

똥은 우리 몸밖으로 내보내려고 만들어 진 것이지, 담고 다니라고 만들어진 것은 아니다. 바로 여기에 묵은찌꺼기와 변비라는 걸림돌이 도사리고 있다. 변비를 사전에서 찾아보면 '똥이 나오지 않는 병'이라고 되어 있다. 누구나 하루에 세 번 먹고 한두 번밖에 똥을 누지 않는다면 변비인 것이다.

이렇게 똥이 몸밖으로 나가지 못하고 쌓여있게 되면, 창자 속에서 썩으면서 나쁜 가스를 비롯한 독을 만들어 내게 된다. 이러한 독이 창자벽을 파고들어 피를 더럽힌다. 그렇게 되면 더러워진 피를 받아먹고 사는 오장육부가 탈이 나면서, 고혈압·당뇨·심장병 같은 여러 가지 신진대사장애를 불러일으킨다. 따라서 사랑지기 밥 굶기로 변비와 묵은찌꺼기를 없애 영양의 어울림을 바로잡는다면, 여러 가지 고치기 힘든 병에서 벗어나 건강을 되찾을 수 있다.

밥 굶는 곳(단식원)이나 상업적 다이어트카페에 빠지지 않고 나오는, 포도, 요구르트, 식초, 토마토, 곤약과 같은 한 가지 먹거리만 먹고 하는 밥 굶기나 다이어트에 마음을 빼앗긴 사람은 아직도 밥 굶기에 대해 잘 모르거나 생각이 짧은 사람이다.

말로는 '편식을 하면 영양의 어울림이 깨져 갖가지 병이 생기니 편식을 해서는 안 된다'고 하면서도, 영양의 어울림이 크게 치우치는 '편식 밥 굶기'나 '편식 다이어트'를 하려는 것은 큰 잘못이다. 이는 몸의 생리를 무시한 매우 비과학적이고 비합리적인 생각이 아닐 수 없다. 이 같은 밥 굶기, 다이어트 후유증은 편식의 후유증과 다르지 않다는 것을 알아야 한다.

① 따라 하기
물 단식이나 효소 단식들과는 달리 사랑지기 밥 굶기는 먹는 것을 줄이지 않고, 곧바로 밥 굶기에 들어가면 된다.

• 미네랄식이섬유, 발효액: 미네랄식이섬유 한 숟가락과 발효액 30cc를 300cc 남짓의 물에 넣어 잘 흔들어 마신다. 이렇게 아침점심저녁을 먹는다. 보푸라기(식이섬유)는 물을 많이 끌어들이므로, 하루 3리터 남짓의 물을 마셔야 한다. 물을 적게 마시면 오히려 보푸라기에게 물을 빼앗겨 변비나 묵은찌꺼기가 생길 수 있다.

• 붕어운동, 된장찜질, 마그밀관장: 만병의 뿌리인 묵은찌꺼기를 빼내는 것은 밥 굶기를 할 때가 가장 좋다. 밥 굶기를 할 때 붕어운

동과 된장찜질, 마그밀 관장 같은 것들을 함께 하면 묵은찌꺼기가 더 잘 빠진다.

붕어운동은 한 번에 2~3분씩 하루 3~5차례를 하고, 된장찜질은 자기 나이만큼 한다. 다만 관장은 지나치면 창자가 힘을 잃으므로, 열흘 동안은 날마다 하고, 그 뒤에는 이레에 한두 번만 하면 된다.

• 감잎, 바다풀소금, 아우름밥상: 병의 뿌리가 되는 활성산소를 없애려면 천연비타민C가 많이 들어있는 감잎을 밥 굶기 하는 동안 하루 5g 안팎 먹어야 한다. 소금과 미네랄이 모자라면 신진대사가 떨어져 기운이 없고 메스꺼워진다. 이것을 막는다며 죽염을 먹기도 하지만 죽염은 먹기도 힘든데다가 먹고 난 다음 30분 동안 물을 마시면 안 된다. 바다풀소금은 보푸라기가 들어있어 바로 물을 마셔도 되며, 미네랄도 죽염보다 훨씬 많다. 밥 굶기 하는 동안 하루 10~20g의 바다풀소금을 먹도록 한다.

암이나 고혈압, 당뇨, 심장병, 아토피와 같은 신진대사가 안 되어 생긴 병들은 넘치는 영양도 걸림돌이지만 더 큰 걸림돌은 영양의 어울림이 깨진 것이다. '미, 비, 아, 식 아우름밥상'은 미네랄, 비타민, 아미노산, 보푸라기(식이섬유)가 많이 들어있는 것들로만 만든 순수 자연식품이다. 영양 어울림이 깨져 생긴 신진대사장애를 바로잡는 데 큰 도움이 된다.

더욱이 암에 걸린 사람은 암에게 단백질을 많이 빼앗기고 있으므로, 꼭 아우름밥상을 하루 10~20g을 먹도록 한다. 밥 굶기 할 때는 발효액(효소)에 타서 먹고 밥 굶기가 끝나면 국물에 타서 먹으면 된다. 가루가 싫다면 알맹이(환)로 된 것을 먹으면 된다.

② 되돌아가기(회복식)

물단식이나 효소단식, 장국단식과 같은 것들은 밥 굶는 동안에 창자가 힘을 잃기 때문에 밥 굶기의 두세 배 남짓의 되돌아가기를 해주어야 한다. 그러나 사랑지기 밥 굶기는 창자가 튼튼한 그대로이기 때문에 밥 굶기의 반만 해주어도 된다. 뿐만 아니라 물단식이나 효소단식과 같은 것들은 미음으로부터 시작하여야 하지만, 사랑지기 밥 굶기는 죽으로 바로 들어가도 된다. 사랑지기 밥 굶기는 다른 밥 굶기와 달리 조금만 참아낼 수 있다면 누구나 이레 남짓은 할 수 있다.

이레 밥 굶기를 할 때:

- 첫날

쌀 한 숟가락을 300cc의 물에 넣어 죽을 쑤어 점심과 저녁에 나누어 먹는다. 반찬은 먹지 않아야 하며, 미네랄식이섬유나 아우름밥상, 바다풀소금도 먹지 않는 소금 안 먹는 날을 갖는다. 곧, 이날은 짠맛이 들어간 것은 아무 것도 먹어서는 안 된다.

효소와 같은 단맛이 나는 것도 먹지 않는 설탕 안 먹는 날을 같이 하는 것이 더 좋다. 죽을 끓일 때는 센 불로 끓이다가 끓기 시작하면 약한 불로 오래 끓여서 잘 퍼지게 하여야 한다.

- 이틀째

쌀 두 숟가락을 350cc의 물에 넣어 죽을 쑤어 점심과 저녁에 나누어 먹는다. 반찬은 된장과 묵과 같은 아주 부드러운 반찬만 먹는다. 미네랄식이섬유나 아우름밥상, 바다풀소금, 발효액과 같은 밥 굶기 동안에 먹었던 것들은 늘 먹던 것만큼 먹는다. 다시 말해, 아침에 일어나 아침밥 대신에 미네랄식이섬유 한 차 숟가락과 발효액 30cc를 300cc의 물에 타서 잘 흔들어 먹고, 밤에 잠들기 한 시간 전에도 그렇게 먹는다.

• 사흘째

쌀 세 숟가락을 400cc의 물에 넣어 죽을 쑤어 점심과 저녁에 나누어 먹는다. 반찬은 된장과 묵과 같은 아주 부드러운 반찬과 무생채나 두부, 흰살 물고기와 같은 되도록 부드러운 반찬을 먹도록 하며, 된장과 청국장 섞은 것에 오이를 찍어 먹도록 한다. 된장이나 청국장과 같은 것들에 건더기를 넣지 않고 국을 끓여, 여기에 납두(청국장)가루나 아우름밥상을 한 숟가락 풀어서 먹어도 좋다. 국을 끓일 때 넣으면 안 된다. 반드시 먹기 좋게 식은 다음 넣어야 효소나 미생물이 살아있는 채로 먹을 수 있다. 미네랄식이섬유나 아우름밥상, 바다풀소금, 발효액들은 늘 먹듯이 먹는다.

• 나흘째

쌀 네 숟가락을 400cc의 물에 넣어 진밥을 지어 점심과 저녁에 나누어 먹는다. 반찬은 사흘째 날 먹던 것에 좀 더 질긴 반찬을 먹는다. 아직은 김치와 같은 질긴 반찬과 고등어와 같은 기름기가 많은 물고기는 먹지 않는 것이 좋다. 미네랄식이섬유나 아우름밥상, 바다풀소금, 발효액들은 늘 먹듯이 먹는다.

• 닷새째

되돌아가기가 끝나고 늘 먹던 끼니로 되돌아오는 때이지만, 이때까지도 되돌아가기와 같다고 생각하는 것이 좋다. 쌀 다섯 숟가락을 400cc의 물에 넣어 진밥을 지어 점심과 저녁에 나누어 먹는다.

반찬은 오징어 같은 아주 질긴 것을 빼고는 김치와 같은 조금 질긴 반찬을 먹어도 되며, 고등어와 같은 기름기가 많은 물고기도 조금씩 먹는다. 국을 끓일 때도 시래기 국과 같은 보푸라기가 많은 국을 끓여 먹어도 된다. 국이 먹을 만큼 넉넉히 식었을 때, 납두(청국장)가루나 아우름밥상을 한 숟가락 넣어 먹도록 한다. 미네랄식이섬유나 아우름밥상, 바다풀소금, 발효액들은 늘 먹듯이 먹는다.

• 엿새째

늘 먹던 끼니로 돌아가는 때이다. 이때가 되면 오징어채와 같은 질긴 반찬을 먹어도 되며, 고등어, 정어리, 꽁치와 같은 기름기 많은 등 푸른 물고기도 괜찮다. 밥은 늘 먹던 것의 $\frac{3}{5}$만 먹는 버릇을 들여간다. 백 살 남짓 오래사신 분들을 보면 '골골 백 살'이 아니라 병 없이 오래 사신 것을 볼 수 있다. 이 분들은 한결같이 적게 드셨으며 몸무게 또한 우리가 생각하는 것보다 적게 나갔음을 잊어서는 안 된다.

열흘 밥 굶기는, 되돌아가기 첫째 날은 이레 밥 굶기의 되돌아가기 첫째 날을 따르고, 이틀째엔 쌀 한 숟가락 반을 300cc의 물에 넣어 죽을 쑤어 점심과 저녁에 나누어 먹고, 반찬은 된장과 묵 같은 아주 부드러운 반찬만 먹는다. 그리고 사흘째부터는 이레 밥 굶기의 되돌아가기 날짜를 하루씩 미뤄서 생각하면 된다. 곧, 열흘 밥 굶기의 사흘째 되돌아가기는 이레 밥 굶기의 이틀째 되돌아가기를 따르고, 열흘째 밥 굶기의 나흘째는 이레 밥 굶기의 사흘째를 따르면 된다.

암이나 아토피, 간경화와 같은 고치기 힘든 병에 걸린 사람이라면, 혼자서 함부로 하기보다는 '자연건강캠프'에 함께하여 지도를 받으면서 하는 것이 좋다.

4) 푸성귀 날로 먹기

날로 먹기란 익히지 않고 그대로 먹는 것을 말한다. 날로 먹는 것(생식)은 날푸성귀는 물론 열매나 물고기, 고기, 소젖, 달걀을 날로 먹는 것도 들어가지만, '푸성귀 날로 먹기'(생채식)는 물고기, 고기, 소젖, 달걀과 같은 것들이 들어가지 않음은 물론 열매도 적게 먹는 것이 좋다.

널리 알려진 푸성귀 날로 먹기는 열매가 들어가는 것은 물론, 어떤 사람들은 제독요법이라고 해서 열매소스까지 만들어 먹는 것과 같이 열매를 많이 먹으라고 부추기고 있으니 안타깝다. 그것도 모자라 여기에 마요네즈 따위를 찍어먹기까지 한다.

(1) 푸성귀 날로 먹기

서양의 날푸성귀 먹기
• 그리스의 피타고라스 · 플라톤 · 아포로니오과 같은 사람들이 고기를 먹지 말라고 하였다.

• 중세의 '그레고리오'나 '성아우구스틴'와 같은 사람들이 〈구약성서〉의 창세기에 나온 '하나님께서 말씀 하시되, 내가 온 지상의 씨 맺는 모든 푸성귀와 씨가진 열매 맺는 모든 나무를 너희에게 주노니, 너희 먹거리가 되리라'(1:29)는 글귀를 들어 고기를 먹지 말자고 하였다.

• 근세에 와서는 루소 · 실러 · 뉴턴 · 프랭클린 · 톨스토이 · 에디슨과 같은 온 누리에 널리 알려진 큰사람(위인)들이 고기를 먹지 않았다.

• 유럽에서는 이러한 흐름에 힘입어 1848년 맨체스터에 〈풀 먹는 사람들 모임(채식주의 협회)〉이 만들어져, 1868년 독일의 〈자연생활 동우회〉로 열매를 맺게 되었다.

• 그 뒤 프랑스 · 미국 · 오스트리아 · 덴마크 · 이탈리아 · 러시아에도 연이어 풀 먹는 사람들 모임이 만들어 졌다.

• 중국의 〈견문록〉엔 '사람이 푸성귀와 뿌리를 먹으면 곧 모든 일

을 이루리라'는 글귀가 있다.

(2) 푸성귀를 날로 먹으면 좋은 까닭

① 햇빛의 기운을 넉넉히 받아들인다.

날푸성귀 먹기로 널리 알려진 빌헤르벤너는 먹거리에 들어있는 햇빛의 에너지에 따라 제1 · 제2 · 제3 등급으로 나누고, 날푸성귀와 열매가 제1급이고 치유효과도 가장 좋다고 하였다. 푸성귀를 날로 먹으면 삶의 힘이 되는 햇빛의 기운을 넉넉히 받아들일 수 있다.

② 땅의 영양분을 받아들인다.

사람은 흙에 있는 칼슘이나 철분과 같은 미네랄을 바로 받아들일 수 없다. 또 받아들인다 해도 몸에 탈이 날 수 있다. 나무나 풀이 흙으로부터 영양분을 빨아들여 햇빛의 도움으로 살아있는 미네랄(유기미네랄)과 비타민, 효소, 당분, 기름, 단백질과 같은 것들을 만든다. 이런 것을 날 것으로 먹으면 나무나 풀이 만든 살아있는 미네랄과 같은 영양소 들이 푸성귀를 거쳐서 들어오게 된다.

③ 비타민을 넉넉히 먹을 수 있다.

비타민이 많이 들어있는 것은 살아있는 푸성귀와 열매다. 그러나 이것을 익히면 비타민은 없어지고 만다. 기름에 녹는 비타민인 비타민A와 D, E는 익혀도 괜찮지만, 물에 녹는 비타민인 비타민B와 C는 익히면 거의 모두 사라진다. 비타민을 넉넉히 먹고자 한다면 반드시 푸성귀와 열매를 날것으로 먹어야 한다. 우리 몸은 비타민C만 넉넉히 먹어준다면 다른 비타민은 크게 걱정하지 않아도 된다.

④ 소금이 적게 들어있다.
날푸성귀에는 살아있는 미네랄과 비타민은 많지만 소금은 아주 적다. 푸성귀를 날로 먹을 때 따로 먹는 소금은 하루 0.2~2g이면 된다. 또한 푸성귀를 날로 먹으면 병 때문에 생기는 목마름을 줄여준다. 소금이 적기 때문에 물주머니(수종)와 물찬 배(복수)를 다스리고, 끈끈막에 생기는 고름을 삭인다.

⑤ 알칼리성 먹거리다.
푸성귀는 몸에 좋은 알칼리성 먹거리로서 자꾸 산성화되는 요즘 사람들에게 아주 좋다.

⑥ 단백질이 적게 들어있다.
푸성귀 및 열매에는 단백질이 적다. 단백질을 줄여야 할 병에는 날푸성귀를 먹는 것이 더욱 좋다.

⑦ 단백질을 적게 먹어도 된다.
푸성귀를 날로 먹으면 하루에 단백질은 30~40g이면 된다.

⑧ 좋은 물이 들어있다.
푸성귀나 열매는 70~90%의 물을 머금고 있다. 병에서 오는 목마름을 없애는 힘이 커지기 때문에 물을 적게 마셔야 하는 병에 아주 좋다.

⑨ 촉매 작용이 센 효소를 먹게 된다.

　날푸성귀에는 소화를 돕는 효소가 들어있다. 이 효소는 위산에는 강하나 열에는 매우 약해서 익히면 사라진다. 날푸성귀를 먹는 것은 어찌 보면 이 효소 때문이라고 보아도 지나침이 없다.

⑩ 저마다의 날푸성귀가 지닌 모자람을 서로 채워줄 수 있다.

　날푸성귀 먹기를 할 때는 튼튼한 사람은 세 가지 남짓, 병을 고치고자 할 때는 다섯 가지 남짓을 곁들여 먹어야 한다. 이렇게 하면 저마다의 푸성귀가 가진 영양의 모자람을 채워줄 수 있다.

⑪ 배부름을 쉽게 느껴 영양의 지나침을 막아준다.

　날푸성귀는 보푸라기(섬유질)가 많아 부피가 클 뿐만 아니라 거칠기 때문에 많이 씹어서 먹어야 한다. 이 때문에 적은 칼로리를 먹더라도 배부름을 느끼게 되어 넘치는 영양으로부터 벗어날 수 있다.

⑫ 창자의 움직임이 좋아진다.

　식물성 보푸라기가 많아 창자의 움직임을 좋게 한다. 따라서 오래된 변비를 앓고 있는 사람에게 아주 좋다.

⑬ 병든 세포가 튼튼한 세포로 바뀐다.

　병든 세포가 튼튼한 세포로 바뀌기 때문에 세포가 젊게 되어 늙는 것을 막고 젊음을 이어가게 된다.

⑭ 글로뮈를 되살리고 튼튼하게 한다.

(3) 쓰임새

① 쓰임새는 많지만 그 가운데 몇 가지를 들자면 몸바탕을 좋게·늙지 않음·피를 깨끗이·세포를 새롭게·글로뮈의 되살림·피를 잘 돌게·고름을 없앰 따위를 들 수 있다.

② 날푸성귀를 꾸준히 먹으면 당뇨병·눈병·편두통·잇병·간질·자간·콩팥병·부어오름·물찬 배·고혈압·동맥경화·뇌일혈·중풍·많은 땀·요붕증·지방지나침·탈수현상·난산·화농균 고름·살갗 고름·결핵성 병·뼈마디 류머티즘·통풍·신경통·설사·묵은찌꺼기·만성 변비·만성 위장카타르·위궤양·호흡기병·열병·천식을 막거나 고칠 수 있다.

(4) 따라 하기

쉽지 않는 길이지만 푸성귀를 날로 먹으면 당뇨나 고혈압 같은 고치기 쉬운 병은 물론, 암이나 아토피와 같은 고치기 힘든 병도 이길 수 있게 된다.

① 다섯 가지 남짓의 날푸성귀와 바다풀, 곡식가루를 먹는다.
② 한 끼에 날푸성귀와 바다풀250g, 뿌리푸성귀 250g, 곡식가루 70g을 먹는다.
③ 날푸성귀를 먹으면 물을 적게 마셔도 되므로 물을 하루에 1~2 l 만 마셔도 된다.
④ 뿌리와 잎을 골고루 먹는데, 따뜻한 몸바탕을 가진 사람은 잎을 더 많이, 찬 몸바탕을 가진 사람은 뿌리 쪽을 더 많이 먹는다.

⑤ 날푸성귀는 되도록 색깔이 서로 다른 것을 섞어 먹는 것이 좋다.

⑥ 열매는 먹지 않는 것이 좋지만 꼭 먹어야 한다면 10%가 넘지 않도록 한다.

⑦ 토마토 · 오이 · 가지 · 호박과 같은 열매푸성귀도 적게 쓰도록 한다.

⑧ 감자나 고구마와 같은 뿌리푸성귀도 지나치지 않게 한다.

⑨ 범벅을 만들어 먹을 때는 30분 안에 바로 먹는 것이 좋다.

⑩ 범벅으로 먹는 것은 환우는 한 달 보름 남짓, 튼튼한 사람은 보름 안팎이 좋다.

⑪ 한꺼번에 한 달 보름 남짓 이어서 하는 것이 좋지만, 어렵다면 줄여도 좋다.

⑫ 날푸성귀를 먹으면 처음에 몸무게가 줄고, 변비나 설사를 일으키기도 하며, 추위를 느끼기도 하지만 오래가지 않는다.

⑬ 날푸성귀를 먹을 때는 방안에 가스가 머무르지 않게 하고, 풍욕과 냉온욕으로 소화흡수를 좋게 해야 한다.

날푸성귀 전문가인 고다박사의 날푸성귀 먹기를 우리에 맞게 바꿔본다면 다음과 같다.

① 아침밥은 먹지 않는다.

② 점심
- 시금치, 상추, 돌나물, 쑥갓, 양배추와 같은 잎푸성귀 250g

- 무 100g, 당근 120g, 참마 30g을 비롯한 뿌리푸성귀
- 거친 쌀가루 70g~100g
- 바다풀소금 5g

③ 저녁은 점심과 같다.

④ 평상, 목 베개, 허리받침, 탄력다리띠: 날푸성귀 먹기를 하게 되면 몸의 굳어진 곳에서 찌꺼기나 독이 빠져 나오므로 몸이 한결 부드러워진다. 이때 띠로 다리를 묶고, 목과 허리에 목 베개와 허리받침을 고이고 자면 뼈 기둥이 바로 잡혀 신경과 피의 흐름이 좋아진다.

⑤ 풍욕: 날푸성귀를 먹으면서 풍욕을 하지 않으면 창자 속에서 가스가 많이 생겨 피로 들어가 몸속을 떠돌면서 피를 더럽히기 때문에 살갗이 거칠고 어두워진다. 따라서 날푸성귀를 먹을 때는 풍욕을 하루 세 번 남짓해야 하며, 냉온욕도 빠뜨리지 말고 해야 한다.

⑥ 붕어, 모관, 합장합척, 등배운동, 발목펌프: 날푸성귀 먹기를 하게 되면 몸이 부드러워져서 운동이 잘 먹힌다. 걷는 것도 좋지만 붕어운동이나 모관운동, 개구리운동, 등배운동, 발목펌프운동과 같은 운동을 하는 것이 좋다.

(5) 날푸성귀 먹기를 끝낸 뒤 되돌아가기

(가) 되돌아가기(회복식) 첫날
① 아침밥은 먹지 않는다.
② 점심, 저녁
• 녹즙 한 잔(180*cc*)
• 300*cc* 남짓의 물에 쌀 한 숟가락을 넣고 죽을 쑤어 점심과 저녁에 나누어 먹는다.
• 반찬은 먹지 않아야 하며, 미네랄식이섬유나 아우름밥상, 바다풀소금도 먹지 않는 소금 안 먹는 날을 갖는다. 곧, 이날은 짠맛이 들어간 것은 아무 것도 먹어서는 안 된다.
• 효소와 같은 단맛이 나는 것도 먹지 않는 설탕 안 먹는 날을 같이하는 것이 더 좋다.

③ 저녁도 점심과 같이 먹는다.

(나) 되돌아가기(2~3일)
① 아침에 밥은 먹지 않는다.
• 아침밥으로 미네랄식이섬유 한 차 숟가락과 발효액 30*cc*를 300*cc*의 물에 타서 잘 흔들어 마시고, 밤에 잠들기 한 시간 전에도 같이 먹는다.

② 점심, 저녁
• 녹즙 한잔(180*cc*)

• 쌀 한 숟가락 반을 300cc의 물에 넣어 죽을 쑤어 점심과 저녁에 나누어 먹는다. 반찬은 된장과 묵과 같은 아주 부드러운 반찬만 먹는다.

(다) 되돌아가기(4~5일)
① 아침에 밥은 먹지 않는다.
• 아침밥으로 미네랄식이섬유 한 차 숟가락과 발효액 30cc를 300cc의 물에 타서 잘 흔들어 마시고, 밤에 잠들기 한 시간 전에도 같이 먹는다.

② 점심, 저녁
• 녹즙 한잔(180cc)
• 쌀 두 숟가락을 350cc의 물에 넣어 죽을 쑤어 점심과 저녁에 나누어 먹는다. 반찬은 된장과 묵과 같은 아주 부드러운 반찬만 먹는다. 된장이나 청국장과 같은 것들에 건더기를 넣지 않고 국을 끓여 반찬 먹듯이 한 숟가락씩 떠서 먹는다. 반 공기가 넘게 먹어서는 안 된다.
미네랄식이섬유나 아우름밥상, 바다풀소금, 발효액은 늘 먹듯이 먹는다.

(라) 되돌아가기(6~7일)
① 아침에 밥은 먹지 않는다.
아침밥으로 미네랄식이섬유 한 차 숟가락과 발효액 30cc를 300cc의 물에 타서 잘 흔들어 마시고, 밤에 잠들기 한 시간 전에도 같이

먹는다.

② 점심, 저녁
• 녹즙 한잔(180cc)
• 쌀 세 숟가락을 400cc의 물에 넣어 죽을 쑤어 점심과 저녁에 나누어 먹는다. 반찬은 된장이나 묵 같은 아주 부드러운 반찬과 무생채나 두부, 흰 살 물고기와 같은 되도록 부드러운 반찬을 먹도록 하며, 된장과 청국장 섞은 것에 오이를 찍어 먹도록 한다. 된장이나 청국장과 같은 것에 건더기를 넣지 않고 국을 끓여 여기에 납두(청국장)가루나 아우름밥상을 한 숟가락 풀어서 먹어도 좋다.
미네랄식이섬유나 아우름밥상, 바다풀소금, 발효액은 늘 먹듯이 먹는다.

(마) 되돌아가기(8~9일)
① 아침에 밥은 먹지 않는다.
• 아침밥으로 미네랄식이섬유 한 차 숟가락과 발효액 30cc를 300cc의 물에 타서 잘 흔들어 마시고, 밤에 잠들기 한 시간 전에도 같이 먹는다.

② 점심, 저녁
• 녹즙 한잔(180cc) 또는 날푸성귀를 범벅으로 만든 것 한 잔(180cc)
• 되돌아가기가 끝나고 늘 먹던 끼니로 되돌아오는 때이지만 이때까지도 되돌아가기가 이어진다고 생각하는 것이 좋다. 쌀 다섯 숟

가락을 400㏄의 물에 넣어 진밥을 지어, 점심과 저녁에 나누어 먹는다. 반찬은 오징어와 같은 아주 질긴 것을 빼고는 김치와 같이 질긴 반찬을 먹어도 되며, 고등어와 같은 기름기가 많은 물고기도 조금씩 먹는다.

국을 끓일 때도 시래기 국과 같은 보푸라기가 많은 국을 끓여 먹어도 된다. 물론 국을 먹을 때는 국이 먹을 만큼 넉넉히 식었을 때, 납두(청국장)가루나 아우름밥상을 한 숟가락 넣어 먹는 것도 잊지 말아야 한다.

미네랄식이섬유나 아우름밥상, 바다풀소금, 발효액들은 늘 먹듯이 먹는다.

(바) 늘 먹던 끼니로 돌아감
① 아침에 밥은 먹지 않는다.
• 아침밥으로 미네랄식이섬유 한 차 숟가락과 발효액 30㏄를 300㏄의 물에 타서 잘 흔들어 마시고, 밤에 잠들기 한 시간 전에도 같이 먹는다.

② 점심, 저녁
• 녹즙 한 잔 또는 날푸성귀를 범벅으로 만든 것 한 잔(약180㏄).
• 늘 먹던 끼니로 돌아가는 때이다. 이때가 되면 오징어채와 같은 질긴 반찬도 먹어도 되며, 고등어, 정어리, 꽁치와 같은 기름기 많은 등 푸른 물고기를 먹어도 된다. 밥은 흰쌀을 넉넉히 넣은 현미오곡밥이 좋으며, 밥은 여느 때의 $\frac{2}{3}$만 먹는 버릇을 들여간다.

(6) 삼가고 살필 것

　날푸성귀 먹기가 끝나면 좋아하는 먹거리가 이것저것 머릿속에 떠오르면서 먹고 싶은 생각을 누르기 힘들게 되므로, 밥 굶기를 하였을 때와 같이 삼가야 한다. 지나치게 먹거나 과자나 술 따위를 마시는 것은 매우 좋지 않다.

　날푸성귀를 먹을 때는 풍욕과 냉온욕 및 자연건강 6대 요법을 꾸준히 하여야 한다. 그렇지 않으면 소화와 흡수가 잘되지 않아 오히려 몸을 해칠 수 있으므로 잘 살펴 자연건강법 전문가의 도움을 받으면서 하는 것이 좋다. 몸이 찬 사람이나 위궤양이 있는 사람이 함부로 날푸성귀를 그대로 씹어 먹게 되면 자칫 밥통과 창자를 더 다칠 수 있으므로, 되도록 이런 사람은 갈아서 먹도록 한다.

　밥통과 비장이 나쁜 사람들은 입맛에 맞지 않아 갈아서 범벅으로 먹지 못하는 사람들이 많다. 이때는 부드럽고 맛이 괜찮은 것으로 먹다가, 조금씩 다른 것들도 넣어 먹으면서 서서히 몸의 바탕을 바꾸어 나가면 된다. 그래도 먹기가 힘들 때는 잘 씹어서 범벅이 되면 넘기도록 한다. 이렇게 씹어 먹으려면 튼튼한 이와 잇몸을 미리 만들어 두어야 한다. 그렇지 않으면 턱 뼈마디(관절)가 부어서 먹지 못할 수 있다. 따라서 처음에는 조금씩 먹다가 턱 뼈마디가 튼튼해지면 조금씩 늘려서 먹는 것이 좋다.

　날푸성귀를 먹으면 변비가 없어지거나 좋아지지만 때에 따라서는 더 나빠지는 수가 있다. 이때는 물을 조금씩 꾸준히 마시면서, 된장 찜질과 관장을 하면 좋아진다. 이런 사람은 더욱 물 마시기와 붕어 운동에 힘써야 한다.

5) 아침밥을 먹지 말자

(1) 아침밥을 먹어서는 안 되는 세 가지 까닭
'아침밥을 꼭 먹어야 한다.'는 사람들이 참 많다. 그 까닭도 많고 말도 참 많지만 한 가지 비슷한 것이 있다. 아침밥을 먹어야 한다고 하는 그들 거의가 그다지 건강하지 못하다는 것이다. 왜냐하면 아침밥을 먹는 것은 독을 먹는 것과 같기 때문이다. 아침마다 독을 먹는데 어찌 건강할 수 있겠는가!

더욱이 고혈압이나 당뇨, 심장병, 아토피, 암과 같이 제도권의학으로 고치기 힘든 병에 걸린 사람은 아침밥을 절대 먹어서는 안 된다. 미루어 짐작컨대 아침밥만 먹지 않았더라도 이러한 병에 걸린 사람의 절반 남짓은 이러한 병에 걸리지 않았을 것이다.

아침밥을 먹어서는 안 되는 세 가지 까닭은 다음과 같다.
첫째, 우리 몸이 들려주는 이야기를 들어보면 결코 아침밥을 먹어서는 안 된다. 아침에 우리 몸의 틀(장기) 가운데 어떤 틀이 가장 부지런히 일을 하는가를 살펴보면 가장 부지런히 일을 하는 틀은 콩팥과 큰창자다. 그와는 달리 가장 더딘 틀이 밥통이다. 밤 동안 몸속에 쌓였던 찌꺼기와 독을 아침에 빼내야 하기 때문에 내보내는 틀(배설

기관)인 콩팥과 큰창자가 가장 부지런히 일을 하는 것이다.

하지만 아침밥을 먹게 되면 내보내는 것에 힘을 쏟아야 할 때에 먹거리가 들어와 밥통이 움직이게 된다. 그렇게 되면, 우리 몸은 소화에 모든 힘을 쏟아야 하기 때문에 찌꺼기와 독을 빼내는 것이 어렵게 된다. 밥을 먹게 되면 졸리는 까닭도 밥 먹은 뒤에는 밥통이 일하는 것에 모든 힘이 쏟아야 하기 때문에 다른 틀들은 쉬어야 한다는 뇌의 속삭임인 것이다. 아침에 밥을 먹는 것은 독과 찌꺼기들을 내보내는 것을 막아 몸을 독과 찌꺼기들이 가득하게 한다. 때문에 아침밥을 먹는 것은 아토피나 암에 걸리기 좋은 몸을 만드는 것과 같으며, 아토피나 암에 이미 걸린 사람이라면 아토피가 깊어지고 암이 잘 자랄 수 있는 몸을 만드는 것이 된다.

둘째, 독 쪽에서 보아도 결코 아침밥을 먹어서는 안 된다. 아침밥과 점심, 저녁을 모두 먹었을 때 하루 동안 만들어진 독과 오줌은 75%가 빠져나가고 25%는 몸속에 남게 된다. 이런 사람에게 아침밥을 먹지 않게 하였더니 100%가 빠져나갔다. 이를 볼 때 아침밥을 먹는 것이 얼마나 몸속에 많은 독과 찌꺼기들을 쌓이게 하는 지 알 수 있다.

저녁을 먹지 않아야 한다는 사람들의 말에 따라 아침밥과 점심만 먹었더니 그들 말과는 달리 오히려 독과 오줌이 고작 67%만 빠져나가고 무려 33%나 되는 찌꺼기들이 몸에 쌓였다. 아침밥을 먹는 것은 병들기 위한 가장 부지런한 몸부림 가운데 하나인 것이다.

셋째, 겨레나 무리를 견주어 보더라도 더더욱 아침밥은 먹어서는 안 된다. 언젠가 참으로 웃기는 이야기가 나온 적이 있다. "아침밥을 먹은 아이들이 아침밥을 먹지 못하는 아이들보다 성적이 좋았다. 그러니 아침밥을 꼭 먹여야 한다."는 엉터리 이야기가 나온 것이다. 몸이 좋지 않아서 아침밥을 먹지 못하거나 하루가 멀다고 싸우는 어버이 밑에서 자란 아이들과 좋은 어버이 밑에서 자란 아이들을 견주었으니 그 다음에 나올 것은 불을 보듯 훤한 것이었다. 그런 하나마나 한 것을 '연구'라는 이름으로 겨레의 피 같은 돈을 허튼 곳에 썼으니 참으로 못났다.

그러나 이런 엉터리 '연구'와는 달리 다른 나라에서는 아침을 먹지 않은 아이들과 아침을 먹는 아이들의 성적을 견주어보았다. 그랬더니 우리와는 거꾸로 아침밥을 먹지 않은 아이들이 아침밥을 먹는 아이들보다 훨씬 성적이 높게 나왔다. 왜냐하면 아침밥을 먹지 않은 아이들은 우리나라 아이들처럼 몸이 좋지 못해 아침밥을 먹지 못한 아이들이 아니라 몸을 생각해 일부러 아침밥을 먹지 않은 아이들이었기 때문에 우리나라와는 거꾸로 아침밥을 먹은 아이들의 성적이 좋지 않았던 것이다.

따라서 우리나라에서도 두 무리로 나누어 한 무리는 한동안 아침밥을 먹지 않게 하고 다른 무리는 아침밥을 먹게 하면 반드시 다른 나라와 비슷하게 나올 것이다. 아침밥을 먹지 않으면 독과 찌꺼기들이 빠르게 빠져나가 뇌는 물론 몸의 모든 틀이 좋아질 것이기 때문이다. 그러려면 적어도 석 달 남짓은 기다려야 잘못된 몸이 바로 잡한다. 따라서 석 달은 아침밥을 먹지 않게 한 다음, 그런 뒤에야 아침밥을 먹지 않았던 아이들과 아침밥을 먹었던 아이들의 성적을 견주어야 한다. 그래야만 비로소 누구나 받아들일 수 있는 이야기가 나올 것이다.

고혈압이나 당뇨, 심장병, 아토피, 암과 같이 제도권의학으로 고치기 힘든 병에 걸린 사람이 석 달만 아침밥을 먹지 않는다면 아침밥을 먹던 잘못된 버릇은 저절로 사라지고 어느새 자신의 몸이 차츰 좋아지고 있다는 것을 깨달을 수 있게 된다. 자신을 병들게 했던 아침밥에 마음을 둔다면 몸이 좋아지기는 그만큼 힘들어 질 수 밖에 없다.

6) 비타민C

비타민C는 1937년 게흐르규가 처음 알아내었다. 그때는 괴혈병의 특효약으로만 알았는데, 차츰 깊이가 깊어짐에 따라 모든 병의 뿌리는 비타민C의 모자람 때문이라 해도 지나침이 없을 만큼 매우 값진 영양소임이 밝혀졌다. 미국의 노벨화학상·평화상 수상자인 포올링 박사는 "비타민C와 감기"라는 책을 써서 비타민C만 넉넉하면 감기도 들지 않고 감기의 치료약도 되며 감기약은 비타민C보다 좋은 것이 있을 수 없다고 하였다.

그런데 사람이 만든 비타민C는 먹어도 곧 몸밖으로 빠져나오므로 푸성귀·열매·나뭇잎 속에 들어있는 비타민C를 먹어야만 한다. 비타민C는 열에 약해 뜨겁게 하면 사라지므로 날 푸성귀로 먹거나 아니면 살짝 데치든가 해야 한다.

자연의학의 아버지인 서 승조 선생은 모든 식물의 잎을 살펴보니 감나무 잎이 비타민 C가 매우 많이 들어있다는 것을 알아냈다.

비타민C는 지나치게 먹더라도 나머지는 몸속에서 유기수산으로 바뀌어 있다가 비타민C가 모자라게 되면 유기수산은 스스로 비타민C로 되돌아간다. 비타민C가 모자라면 다른 비타민은 제구실을 못하게 된다. 비타민C만 넉넉하면 다른 비타민은 구태여 따로 먹으려 애쓰지 않아도 늘 먹는 먹거리에서 자연스럽게 얻어진다.

튼튼한 몸과 마음을 만들려면 비타민C가 사라지는 것을 막고, 되도록 비타민C를 많이 먹어야 한다. 비타민C가 사라지는 것은 묵은 찌꺼기 · 변비 · 과로 · 긴장 · 단것 넘침 · 땀 · 발의 탈 · 옷을 많이 껴입는데 있다. 무릎이 아프고 겨울에 무릎이 찬 것도 비타민C 모자람 때문이다. 비타민C는 터지거나 부러진 곳을 이어주는 교원질을 만드는데 없어서는 안 되는 영양소이다. 모래와 모래를 이어주는 시멘트같이 비타민C는 조직이나 세포를 단단하게 이어준다. 그러므로 비타민C가 넉넉한 몸의 살갗끈끈막은 바깥과 안쪽이 튼튼하게 이어져 세균에 잘 들어오지 못하며 살갗 밑 피터짐(피하출혈)이 일어나지 않는다. 잇몸과 모든 장기 및 비뇨기 끈끈막이 튼튼해지고, 생식기 · 호흡기와 같은 우리 몸의 모든 틀에 결합조직이 만들어져 신진대사가 잘되게 된다.

비타민C의 구실을 보면

① 이를 튼튼하게 한다.
② 실핏줄을 튼튼하게 하고 깨끗하게 한다.
③ 산소의 쓰임새를 돕는다.
④ 피를 되살린다.
⑤ 저항력을 높인다.
⑥ 피가 흐를 때 잘 멈추게 돕는다.
⑦ 호르몬을 잘나오게 한다.
⑧ 글로뮈를 되살린다.
⑨ 고름(염증)을 막는다.
⑩ 아토피, 당뇨, 암과 같은 병을 막는다.
⑪ 살갗을 튼튼하게 한다.

그러므로 늘 푸성귀와 열매를 날 것으로 먹고 감잎차를 꾸준히 먹도록 한다. 미국의 슈튼 박사는 "비타민C 건강법"이라는 책에서 모든 병 치료에 비타민C를 많이 먹는 것이 좋다는 말과 함께, 사람이 몸을 튼튼하게 하려면 비타민C를 꾸준히 먹어야 한다고 하였다.

3. 팔다리

팔다리라고 하면 팔과 다리를 일컫는 말인데, 그 가운데 발은 우리 몸의 디딤돌 구실을 한다. 우리 몸의 뼈 가운데 몇 개가 제자리에서 빠지면 뼈마디에 탈이 나면서 발의 탈로 이어진다.

세 번째나 네 번째 발가락의 아래쪽을 꼭 눌러서 쥐어보면 오른쪽이나 왼쪽에 아픔을 느끼는 사람이 많다. 이것은 몰튼이 처음으로 알아냈다하여 몰튼씨 병이라고 부른다. 또 양쪽 복사뼈의 언저리, 특히 아래쪽 언저리를 눌러보면 발바닥에 아픔을 느끼는 사람이 있는데, 그것은 소렐이 알아냈다하여 소렐씨 병이라고 부른다.

오른쪽 발에 몰튼씨 병이 있는 사람은 오른쪽 무릎에 아픔을 느끼게 되어 왼쪽의 창자에 변비가 생기기 쉽다. 왼쪽 발에 몰튼씨 병이 있는 사람은 왼쪽무릎에 아픔을 느끼며 오른쪽 창자 곧 맹장염에 걸리기 쉽다. 그리고 왼쪽이든 오른쪽이든 몰튼씨 병이 있는 사람은 콩팥에 탈이 나기 쉽다. 오른쪽에 몰튼씨 병이 있는 사람은 오른쪽 허파 오른쪽 편도선, 왼쪽의 머리아픔에 걸리기 쉽고, 심장병을 조심하지 않으면 안 된다.

발에 고장이 일어나는 까닭은 밖과 안의 두 가지로 나눌 수 있다.
① 안의 뿌리: 늘 많이 먹는 버릇을 가진 사람은 소화기 병이나 비뇨기 계통의 병에 걸리기 쉬우며 왼쪽 발에 탈이 난다. 또 기름진 먹거리(농후식품)를 좋아하면서 좋아하는 것만 가려서 먹는(편식을 하는) 사람은 호흡기나 순환기 같은 병을 얻기 쉬우며 주로 오른쪽

발에 몰든씨 병을 일으키기 쉽다. 땀을 흘려 소금이 모자라면 세포가 망가지면서 발에 탈이 난다.

② 밖의 뿌리: 서있을 때나 걸을 때, 앉아있을 때, 누워있을 때 또는 일 때문에 몸이 어느 한쪽으로 기울어지는 나쁜 모습이 버릇되면 어느 한쪽의 발부터 탈을 일으키게 된다.

수레와 같은 탈것(교통수단)이 아주 좋아지면서 사람은 게을러져서 걷는 것을 꺼리는 것이 두드러지고 있다. 이에 따라 쓰지 않는 발과 다리는 차츰 여려지면서 발이 쉽게 탈이 난다. 오늘날 많이 신는 신발 가운데는 뒤 굽이 너무 높아 들핏줄과 아킬레스건을 여리게 하며 볼이 좁은 신발은 발의 움직임을 매우 힘들게 하여 피의 흐름을 나쁘게 할 뿐 아니라 발 모습을 바뀌게까지 한다. 젖먹이 어린 아기에게 억지로 걷게 하면 뼈 기둥의 바른 자람에 걸림돌이 되며 나아가 발이 밖으로 벌어지는 모습(외반족)이 되어 여러 가지 병의 뿌리가 된다.

그 밖에 힘에 겨운 운동이나 교통사고 같은 것 때문에 발에 탈이 난 것을 내버려 두었다가 생각지도 않은 큰 병으로 번지기도 한다. 우리 몸의 실핏줄 51억 개 가운데 38억 개가 팔과 다리에 있는 것을 보아도 팔다리가 얼마나 소중한지 알 수 있다. 발의 탈이 몸 여기저기에 탈을 일으키고, 몸에 탈이 나면 발에도 거기와 이어지는 곳이 아프거나 굳는 것과 같은 증상이 나타난다.

발과 팔·다리를 튼튼하게 하는 것으로는 모관운동·발목펌프운동·손목펌프운동·개구리운동·부채꼴운동·상하운동·각력운동이 있다. 이것은 따로 자리를 마련해 살펴보겠다.

4. 마음(정신)

살갗 · 영양 · 팔다리도 몸의 디딤돌이 되지만 마음(정신)도 몸의 디딤돌이 된다. 사람은 생각하는 대로 된다. 곧, 마음은 사람의 몸뿐 아니라 사람의 앞날도 달라지게 한다.

사촌이 땅을 사면 배가 아프다는 옛말이 있다. 이것은 마음이 병의 뿌리가 됨을 잘 말해주고 있다. 교통사고 같은 것도 아침에 집을 나오면서 아내와 몇 마디 다투면서 그 어수선한 마음이 뿌리가 되는 때가 많다. 또 마음의 짐이 무거운 사람들이 폐결핵에 걸리는 사람도 흔히 볼 수 있다. 그러므로 옳은 것을 믿고 하는 마음, 이것이 몸의 첫째가는 디딤돌이다.

마음은 몸의 최고 사령관으로서 신경과 내분비를 다스리므로 마음이 잘못되면 모든 병의 뿌리가 된다. 아픈 사람은 마음부터 고쳐야 한다.

사람은 스스로 어떠한 사람인가를 잘 알아야 한다. 가지려는 마음과 아는 것이 없는 것이야말로 마음의 가장 큰 병이다. 병을 고치기에 앞서 먼저 마음부터 바로 잡아야 한다. 그러면 그때는 반드시 병이 낫는 길이 열릴 것이다. 하늘의 뜻을 따르는 사람은 살고 하늘의 뜻을 거스르는 사람은 그 끝이 안 좋을 것이다.

마음을 다스리는 자연건강법으로서는 등배운동과 합장수행 · 자기암시 같은 것이 있다. 다음에 자리를 마련하여 살펴보도록 하겠다.

Ⅲ. 의사가 필요 없어지는 밥상

1. 몸에 나쁜 소금, 몸에 좋은 소금

'빛과 소금'은 사람이 살아가는데 있어 그 무엇보다 값지다. 빛이 없으면 살 수 없듯이 소금이 몸에서 사라지면 목숨도 사라진다. 소금은 아주 적은 양으로도 몸에 큰 영향을 미친다. 소금이 이렇게 몸에 큰 영향을 미치는데도 자신이 어떤 소금을 먹고 있는지 생각하면서 먹는 사람은 거의 없다. 그러니 온 세상이 병으로 범벅이 될 수밖에 없다.

소금은 몸을 지킬 좋은 소금이 있는가하면 모든 병을 불러들일 해로운 소금이 있다. 병이라는 멍에로부터 벗어나려면 '해로운 소금' 대신 '좋은 소금'으로 바꿔야 하기에, 나는 지난 2009년부터 국토해양부의 지원 아래 이 세상 단 하나 뿐인 100% 바다풀소금(해초소금)을 새로 만들었다.

1) 몸을 망가뜨리는 나쁜 소금

정제염이나 꽃소금은 우리 몸에 없어서는 안 될 미네랄이 거의 들어있지 않은 매우 나쁜 소금으로서 여러 가지 병을 부른다. 천일염은 미네랄은 들어있지만 질 면에서 좋은 소금으로 보기 힘들다. 천일염을 만드는 소금밭이 더러우면 석면이나 중금속 같은 여러 가지 더러운 물질이 들어 갈 수 있다.

비가 올 때 소금물을 가두려고 만든 해주와 소금을 넣어두는 소금창고의 지붕에 슬레이트를 쓰는 곳이 있다. 슬레이트는 발암물질인 석면이 많다. 사람이 걸어 다니는 길은 몸에 해로운 화학섬유나 헌 옷 같은 것으로 만들어진 보온 덮개를 깔아 둔 곳이 많다. 소금밭바닥에 함초나 칠면초와 같은 바다풀(염생식물)이 자라는 것을 막으려고 제초제를 뿌리기도 한다. 제초제는 해독제가 없는 맹독성 농약이다. 소금물이 소금알갱이로 바뀌는 곳에는 타일이나 화학 장판이 깔려 있는데, 거의 모두 검정색 화학 장판이다. 화학 장판 스스로도 비스페놀A나 포름알데히드 같은 무서운 독성물질을 뿜어내는데, 색까지 검다면 열을 더 잘 빨아들여 더 많은 독성물질을 뿜어내게 된다.

석면이나 중금속, 발암물질, 환경호르몬은 눈에 보이지 않지만 죽은 벌레나 녹슨 쇳조각, 타일조각 같은 눈에 보이는 찌꺼기는 눈으로도 쉽게 볼 수 있다. 먹거리 속에서 벌레 한 마리만 나와도 말이 많다. 그런데 거의 모든 천일염은 찌꺼기가 참 많다.

여러분 집에 무심코 들여놓은 천일염이 있다면 속이 보이는 물병에 넣어 녹인 다음 밝은 빛에 비추어 보라. 아마 더러운 것에 익숙한 사람이나 비위가 좋은 사람이 아니라면 천일염을 먹기 힘들 것이다.

2) 몸을 되살리는 좋은 소금

사랑지기에서는 바다풀소금(해초소금)과 함께 지난 2009년부터 석면이나 중금속이 들어있지 않은 깨끗한 갯벌소금을 쓰고 있다. 깨끗한 소금을 만들려고 먼저 해주와 소금창고의 슬레이트를 걷어내고 스테인리스로 바꾸었다. 이와 함께 길에 덮은 보온 덮개를 걷어내고 여기에 솔냄새가 은은한 소나무를 깔았으며, 소금이 만들어지는 곳에는 타일과 화학 장판을 걷어냈다. 그렇게 마음을 써도 바람에 날려든 찌꺼기는 들어 있게 마련이다. 이러한 찌꺼기까지 하나하나 골라내어 깨끗한 소금이 되도록 하였다.

그러나 그 무엇보다 무서운 것은 방사능물질이다. 지금 사랑지기 가족에게 보내고 있는 깨끗한 갯벌소금은 2009년 만들어진 소금이다. 2011년 3월에 일본 핵발전소가 폭발하였으므로 사랑지기에서 나누고 있는 깨끗한 갯벌소금은 방사능오염물질을 생각하지 않아도 된다.

우리나라도 일본 핵발전소 폭발 때문에 그 해 소금이 동이 났다. 이 때문에 세 해 남짓 묵은 갯벌소금은 돈을 주고도 살 수 없게 되었다. 갯벌소금은 간수 때문에 세 해 남짓은 지나야 제 맛이 난다는 것을 생각할 때 사랑지기의 열 해 묵은 갯벌소금은 그 가치가 남다르다.

칼슘이 모자라면 골다공증에 걸리고 철분이 모자라면 빈혈에 걸린다는 것은 누구나 알고 있지만, 생리학적인 쪽에서 살펴보면 더 큰 탈이 날 수 있다. 칼슘 한 가지만 모자라도 성장지연, 발육부진, 구루병, 골다공증, 골연화증처럼 뼈가 망가져 생기는 여러 가지 병에 걸릴 수 있으며, 팔다리나 손발에 쥐가 나거나 근육이 재대로 움직이지 않아 떨림이 일어나는 것 같은 여러 가지 근육병이 일어날 수 있다. 뿐만 아니라 핏속에 칼슘이 모자라면 산 중독으로 목숨을 잃거나 큰 탈이 날 수 있으므로 뼈 속의 칼슘을 뽑아내서 혈중 칼슘 농도를 맞추려고 하는데, 이런 일이 자주 일어나면 핏줄에 칼슘이 쌓이면서 동맥경화나 고혈압이 나타날 수도 있다. 또 하나 지나칠 수 없는 것이 칼슘이 모자라면 위벽이 약해져 헬리코박터균이 있는 사람은 위암 같은 것에 걸릴 수 있다.

이처럼 단 한 가지의 미네랄만 모자라도 헤아릴 수 없이 많은 병에 걸릴 수 있다. 칼슘뿐만 아니라, 철분도 그렇고, 칼륨도 그러하며, 나트륨을 비롯한 모든 미네랄이 그러하다. 그러니 미네랄이 들어있지 않는 정제염을 먹는 것만으로도 우리는 셀 수없이 많은 병에 걸릴 수 있다. 이런 소금을 '나쁜 소금'이라 말하지 않을 수 없다.

나는 지난 2009년부터 2년 동안 국토해양부 도움을 받아 100% 바다풀소금을 만들었다. 내가 만든 바다풀소금은 지구촌에 하나밖에 없는 순식물성소금이다. 살아있는 미네랄인 유기미네랄은 몸에서 쓸 수 있는 것만 견주어 보더라도 무기미네랄 보다 5~6배나 될 뿐만 아니라 효소를 돕는 효소도우미 일까지 하니 '좋은 미네랄'이 아닐 수 없다.

유기미네랄은 풀이나 나무가 햇빛의 도움을 받아 만듦으로 바다풀소금에 들어있는 미네랄은 100% 유기미네랄이다. 질만 좋은 것이 아니라 양도 훨씬 많다. 바다풀소금 속의 소금은 55%밖에 안 된다. 나머지가 비타민이나 미네랄 같은 몸을 튼튼하게 하는 물질들이다. 세상에 이런 소금은 바다풀소금 밖에 없다.

녹차 같은 것에 들어있는 산화를 막는 물질인 폴리페놀이 해조류에도 들어있는데, 이를 씨 폴리페놀이라 한다. 씨 폴리페놀(Sea Polyphenol)은 녹차의 폴리페놀보다도 산화를 막는 힘이 네다섯 배나 뛰어나다. 오사카시립대의 고지마 교수팀은 술을 먹여 망가진 간세포에 씨 폴리페놀을 먹이자 빠르게 되살아남을 알 수 있었다. 이 밖에도 '국제암저널'(International Journal of Cancer)에서 스토너 박사는 '씨 폴리페놀이 고름(염증)을 다스리는 힘은 이제껏 본 어떤 물질보다도 뛰어나다'고 하였으며, 존스홉킨스대 로웬(Robert Rowen, MD) 박사는 '씨 폴리페놀은 고름을 다스리는 힘은 물론 세포를 지키고 되살리는 힘이 있어 늙는 것을 막는 물질이다'고 하였다.

바다풀소금에는 이러한 씨 폴리페놀이 놀랄 만큼 많이 들어있다. 아토피나 비염, 크론병, 류머티즘 같은 병은 물론 고혈압, 당뇨, 심장병을 비롯한 거의 모든 병은 고름을 때문에 생긴 병들이다. 이러한 병을 앓고 있는 사람들이야말로 반드시 바다풀소금을 먹어야 한다.

바다풀소금에는 탄수화물, 지방, 단백질을 비롯해 타우린, 아스파

라긴산, 베타인, 콜린 같은 수십 가지 아미노산과 폴리페놀, 비타민, 효소가 무려 45%에 이르므로 소금이라기보다 차라리 몸에 좋은 약이라 해도 지나치지 않을 것이다.

나는 국토해양부와 함께한 연구를 비롯해 열두 해 남짓 바다풀소금을 연구해오고 있다. 그동안 바다풀이 지닌 놀라운 것들의 껍질을 하나하나 벗겨가고 있다. 그러나 내가 알게 된 것 보다는 알아야 할 것이 더 많을 것이다. 앞으로도 바다풀소금의 숨겨진 놀라운 힘들이 또 어떤 얼굴로 우리는 놀라게 할지 모를 일이다.

죽은 벌레나 흙먼지와 같은 찌꺼기가 사랑지기 소금보다 열 배가 넘게 들어있는 프랑스 '게랑드소금'이 우리나라에서 kg에 50,000원이 넘게 팔리고 있다. 사랑지기 소금에 찌꺼기가 0.007% 들어있는데 게랑드소금은 0.47%나 들어있으니 세계적인 뛰어난 소금이라는 것이 질과 맞물리지는 않나보다. 질로만 따진다면 사랑지기 소금이 열 배는 비싸야 하는데 오히려 다섯 배나 싸니 말이다. 그런데 사랑지기 소금도 비싸다고 값싼 소금을 먹는 이들이 많으니 서글픈 마음이다.

게랑드소금은 갯벌소금이라는 테두리를 벗어나지 못한다. 미네랄이라야 몸에 좋지 않은 광물성미네랄이 고작이고, 찌꺼기만 지나치게 많다. 뿐만 아니라 비타민도, 폴리페놀도, 지방, 단백질, 탄수화물도 들어있지 않고, 효소도, 천연당도 들어있지 않다. 무엇을 내세워 뛰어난 소금이라 하는지 부러울 따름이다.

죽염이 좋다고 생각하는 사람들도 새겨들을 이야기다. 죽염도 소금을 태워 만든 것으로서 소금의 테두리를 벗어나기 힘들다. 게다가 그 소금이 30%의 석면이 들어간 슬레이트 해주에서 만들어진 것이라면, 살충제와 제초제를 뿌린 소금밭에서 만든 소금이라면 어떻겠는가? 대나무를 쓴다고는 하지만 1,200℃에서는 그 어떤 유기미네랄도 사라지고 만다. 남아있는 미네랄이라야 광물성미네랄이 고작이다. 죽염은 비타민도, 폴리페놀도, 지방, 단백질, 탄수화물도 들어있지 않고, 효소도, 천연당도 들어있지 않다.

더군다나 이 세상 어떤 겨레도 사람의 입속으로 들어가는 먹거리에 1,200℃라는 어마어마한 더운 기운을 쬐지는 않는다. 이런 높은 기운에서는 어떠한 영양소도 그대로 남아있을 수 없다. '1,200℃의 기운을 쬐면 나쁜 것들이 없어진다.'고 하는데, 무슨 까닭으로 그러는지 묻고 싶다. 과연 그들 말처럼 나쁜 것들만 없어지고 좋은 것은 없어지지 않는 것일까? 요즘은 21세기이다. 신비주의나 형이상학적인 말이 아닌 과학적인 생각을 할 때다.

이 세상 최고의 소금은 누가 뭐래도 바다풀소금이다. 양이 많지 않아 이 값진 바다풀소금을 먹을 수 있는 사람은 아직은 사랑지기 가족뿐이다. 이 글을 읽는 당신도 사랑지기 가족이 된다면 이 값진 바다풀소금을 먹을 수 있다.

아무리 좋은 소금이라 할지라도 지나치면 독이 될 수 있다. 바다풀소금은 좋은 소금임은 틀림없다. 그렇다고 약처럼 따로 먹는 것은 좋지 않다. 반찬을 만들 때 정제염이나 천일염을 넣지 말고 바다풀소금을 넣어 먹으면 된다. 위에서 밝힌 바와 같이 바다풀소금에는 천일염보다 훨씬 많은 미네랄이 들어있을 뿐만 아니라 100% 유기미네랄이기 때문에 몸에 들어오는 미네랄이 대여섯 배나 된다. 따라서 다른 몸에 좋은 것들은 빼고 미네랄만 생각하더라도 바다풀소금은 천일염의 1/5~1/6만 먹어도 된다. 다른 몸에 좋은 밑바탕까지 생각한다면 그 차이는 수십 배에 이른다.

소금 속의 미네랄을 생각하지 않는 사람이라면 갯벌소금보다 찌꺼기가 들어있지 않는 정제염이 훨씬 좋다. 미네랄을 생각하지 않고 소금만 따진다면 소금은 WHO(세계보건기구)에서 먹으라는 3~5g이면 된다. 그러나 모자란 미네랄을 때문이라면 이야기는 달라진다. 갯벌소금에 들어있는 미네랄은 광물성미네랄인 무기미네랄이기 때문에 적어도 10~15g은 먹어야 하루에 먹어야할 미네랄을 채울 수 있다.

소금을 적게 먹어야 하는 사람들에게는 이러지도 저러지도 못할 일이다. 미네랄이 모자라면 몸이 상하고, 그렇다고 모자란 미네랄을 채우자니 소금이 지나칠 수 있다. 이럴 때 오직 하나의 길이 바다풀소금이다. 바다풀소금은 단 3g으로 천일염 10~15g보다 넉넉한 미네랄을 더할 수 있다. 미네랄만 생각했을 때 이만큼이지 바다풀소금에 들어있는 다른 몸에 좋은 밑바탕까지 생각한다면 1~2g만으로도 수십 그램의 갯벌소금과 맞먹는다.

갯벌소금보다 바다풀소금을 먹어야 하는 까닭이 여기에 있다.

김치를 담글 때는 바다풀소금만 쓰기에는 값이 많이 든다. 배추를 절일 때는 사랑지기 깨끗한 갯벌소금으로 절이고, 양념에 넣을 때 바다풀소금을 넣으면 된다. 이렇게 김치를 담그면 바다풀소금 1~2 kg이면 한 해 동안 몸에 좋은 김치를 먹을 수 있다. 몸만 튼튼하게 하는 것이 아니다. 김치젖산균이 튼튼하게 잘 자라니까 김치의 맛 또한 으뜸이다.

2. 몸에 나쁜 미네랄, 몸에 좋은 미네랄

요즘사람들이 앓고 있는 병은 거의가 신진대사가 안 되어 생기는 병이다. 신진대사의 5대 영양소는 비타민, 미네랄, 식이섬유, 효소, 물이다. 이 다섯 가지 가운데 아주 다른 영양소가 있는데, 그것은 바로 미네랄이다. 미네랄은 우리 몸을 이루는 가장 바탕이 되는 하나의 분자로 이루어져 있기 때문에 더 이상 나뉘지 않고, 다른 미네랄로 바뀔 수도 없다. 이 말은 곧 그 어떤 영양소도 우리 몸에서 서로의 넘치거나 모자람을 바로잡을 수 있으나, 미네랄만큼은 어떤 미네랄을 먹어주느냐에 따라, 어떤 미네랄이 모자라느냐에 따라 몸이 달라지는 셈이다.

따라서 요즘 사람들이 앓고 있는 거의 모든 병은 좋은 미네랄을 먹느냐, 나쁜 미네랄을 먹느냐에 따라 병의 뿌리를 뽑느냐 못 뽑느냐가 달라진다고 봐도 지나침이 없다. 그렇다면 어떤 미네랄이 몸에 탈을 일으키는 나쁜 미네랄이며, 몸을 튼튼하게 하는 좋은 미네랄일까? 이제 그 실마리를 찾아 떠나보자.

1) 병 주는 나쁜 미네랄

먼저 몸을 튼튼하게 하는데 걸림돌이 되는 나쁜 미네랄부터 살펴보자.

콜라겐은 몸에 탈이 났을 때 탈이 난 곳을 되살리는 바탕이 된다. 콜라겐이 흐트러지거나 튼튼하지 못한 콜라겐으로 바뀌면 여러 가지 병에 걸리게 되는데, 콜라겐이 잘못 바뀌는 까닭은 많지만 그 가운데 큰 구실을 하는 두 가지는 다음과 같다.

첫째가 고기와 미네랄의 잘못된 만남이며, 둘째가 화학합성약품과 화학조미료, 화학합성 식품첨가물이 들어있는 먹거리다. 잊었을지 모르지만 몇 해 전 지친 몸을 풀어주는 데 좋다는 비타민C 때문에 한바탕 나라 안을 떠들썩하게 하는 놀라운 일이 벌어졌다. 몸에 좋으라고 넣었던 합성비타민C(아스코르브산)와 안식향산나트륨이 만나 암을 일으키는 벤젠이 만들어진 것이다. 몸에 좋은 줄 알고 먹는 비타민C가 들어있는 마실 거리도 이런데 화학합성 약품이나 화학조미료, 화학합성 식품첨가물이 들어가 있는 먹거리야 말해 무엇 하겠는가? 이들을 속속들이 파헤칠 수는 없는 일이기에 널리 알려진 칼슘제만 살펴보도록 하겠다.

우리 겨레가 가장 즐겨먹는 건강식품 가운데 하나가 칼슘제다. 허파암이나 허파기흉 같은 허파의 병으로 목숨을 잃은 사람들의 몸을 갈라보면 다른 병으로 죽은 사람들보다 15~23배나 되는 칼슘이 허파에 쌓여 허파가 딱딱하게 굳어있다. 칼슘제의 위태로움은 여기에 그치지 않는다. 허파는 물론 심장병으로 죽은 사람들을 갈라보아도 심장의 살에 칼슘이 쌓여 돌처럼 딱딱해진 것을 볼 수 있다. 이런 심장으로는 고치기 힘든 병들과 싸워나갈 수는 없는 일이다. 튼튼한 사람의 심장은 하루에 103,689번을 뛰며, 심장에서 나온 피는 하루에 1억 6,800만 마일을 달린다. 쉼 없이 뛰어야 하는 심장에게 격려와 사랑을 베풀지는 못할망정 칼슘제를 먹어 심장을 굳어지게 하는 일을 해서는 안 된다.

　한방에서 아토피는 허파가 제구실을 하지 못해서 생기는 병으로 본다. 물론 생리학적으로 살펴볼 때 한의학의 내세우는 말은 믿을 것이 못된다. 그렇다고는 하지만 허파는 이산화탄소와 나쁜 찌꺼기를 내보내고 산소와 질소를 받아들이는 우리 몸의 거름망이다. 이런 허파가 망가지면 그 일을 대신해야 하는 것은 살갗이다. 살갗이 튼튼한 사람은 그 고통이 덜하겠지만 아토피나 천식은 다르다. 우리의 허파는 하루에 무려 23,040번의 숨을 쉰다. 이렇게 쉼 없이 일을 해야 할 허파에 칼슘이 쌓여 제대로 움직이지 못한다면 아토피나 천식을 앓고 있는 사람들의 고통은 더 할 수밖에 없다.

　그렇다면 천연 미네랄은 마냥 좋은 것일까? 안타깝게도 답은 '그렇지 않다.'이다. 천연 미네랄에는 크게 광물성미네랄인 무기미네랄이 있고, 살아있는 것들로부터 얻을 수 있는 살아있는 미네랄인 유기미네랄이 있다. 다시 무기미네랄은 물에 녹아있어 몸속으로 빨아들여도 몸에 큰 탈을 일으키지 않는 물에 녹는 미네랄이 있는가하면 물에 녹지 않고 다른 찌꺼기들과 섞여 덩어리로 떠다니는 물에 녹지 않는 미네랄이 있다.

　물에 안 녹는 미네랄이 몸속에 들어오면 세포벽을 뚫고 들어가지 못하고 세포와 세포사이, 조직과 조직사이에 쌓이게 되어 세포와 조직의 신진대사를 무너뜨리는 나쁜 미네랄이 된다. 그 으뜸이 '지장수'다. 지장수는 흙탕물을 만들어 가라앉힌 뒤 남는 맑은 물을 말한다. 여기서 '맑은 물'이란 어디까지나 지장수를 먹는 사람들의 생각일 뿐이다. 황토 흙에서 나온 떠다니는 것들이 모두 가라앉을 때까지는 적어도 몇 달은 걸린다. 며칠 만에 조금 맑아졌다 해서 마신다면 거기에는 가라앉지 않은 찌꺼기 및 떠다니는 미네랄이 많을 수밖에 없다. 독을 마시는 셈이다. 더군다나 창자벽에 탈이 난 아토피나 비염, 천식, 류머티즘, 크론병을 앓고 있는 사람들에게는 더 큰 걸림돌이 된다.

증류수가 몸에 좋다는 사람들은 물에 녹는 것이건 물에 안 녹는 것이건 무기미네랄은 모두 독이 된다고 말한다. 그 본보기로 독일이나 중국 같이 무기미네랄이 많은 물을 마신 사람들에게서 돌(결석)이나 허파병이 많은 것을 들고 있다. 그들의 말이 맞다고 볼 수는 없지만 그렇다하더라도 무기미네랄은 결코 좋은 미네랄은 아니다. 요즘 팔리는 천일염은 중금속이나 찌꺼기도 걱정이지만 그 속에 들어 있는 미네랄 또한 무기미네랄이 많아 말이 많을 수밖에 없다.

우리가 살아가는 이 시대는 어제의 최신이 해가 뜨면 구식이 되는 첨단문명사회다. 그런데도 아직도 신비주의로 사람을 현혹시키고, 형이상학적인 말로 사람을 속이는 민간요법들이 넘쳐나는 것은 안타까움을 넘어 안쓰러울 따름이다. 건강상담을 해오는 사람들 가운데는 '아토피를 무엇으로 고치느냐?'거나, '어떻게 고치느냐?'라고 묻는 사람들이 많다. 이러한 사람들이 많은 까닭은 독버섯처럼 번지는 단방요법 때문이다. 단방요법에서는 '황토로 아토피를 고친다.' '갯벌(머드)로 고친다.' '단식으로 고친다.'는 것과 같이 말도 안 되는 것들로 속인다.

과연 아토피를 단방요법으로 완치할 수 있을까? 말할 가치도 없는 속임수에 지나지 않는다. 아토피뿐만 아니라 그 어떤 병도 단방요법으로는 완치할 수 없다. 옷, 먹거리, 잠자리는 물론 환경과 마음가짐까지 달라지지 않으면 결코 몸은 튼튼해지지 않는다. 자연의학으로는 고혈압이나 당뇨, 아토피, 비염, 천식, 류머티즘, 크론병 같은 난치병을 얼마든지 완치할 수 있는데도, 단방요법이나 제도권의학으로는 완치할 수 없는 까닭이 여기에 있다. 이 책에서 볼 수 있는 식이요법, 운동요법, 특수요법이 자연의학의 모든 것을 보여주지는 못한다. 하물며 그것마저도 많다고 등을 돌리고 단방요법을 찾는 이들이 있다면 그들의 앞날은 보지 않아도 미루어 알 수 있다.

나라고 사람이 아니겠는가? 나 또한 사람이다. 그래서 재물에 대한 마음도, 명예에 대한 마음도 늘 나를 힘들게 한다. 그래서 나도 어떤 때는 단방요법을 쓰고 싶은 마음도 생긴다. 단방요법이라면 이 순간도 그 어느 누구에 못지않게 많은 환우들을 불러 모을 수 있다. 우쭐거리는 것처럼 보일 수 있다. 그러나 우쭐거림이 아니다. 자연의학은 단방요법이 모여 과학과 인체생리라는 큰 틀 속에서 녹아들고 어울려 만들어진 의학이기 때문이다. 단방요법으로 여러 가지 난치병을 치료한다는 곳들 가운데 줄을 서는 곳이 한둘이 아니다. 조바심과 황금만능주의가 부른 병이다.

2) 몸을 되살리는 좋은 미네랄

앞서 미네랄이 아토피를 비롯한 여러 가지 대사질환 고치는데 얼마나 중요한지에 대해 배웠다. 이제 난치병에 도움이 되는 약으로서의 미네랄에 대해 배워보자. 그러기에 앞서 이제 본격적으로 무기미네랄이란 무엇이며, 유기미네랄이란 무엇인지에 대해 알아 본 뒤, 그들이 몸에 미치는 영향과 몸에 좋은 미네랄이 어떤 것인지에 대해 알아보자.

무기미네랄은 공기나 흙, 물, 돌 속에 들어 있는 미네랄로 흙의 밑바탕이자 모든 식물이 나고 자라서 열매를 맺을 수 있는 바탕이 되는 미네랄로서 광물성미네랄이라고도 한다. 식물은 흙속에 뿌리를 내리고 흙속의 무기미네랄을 빨아들인 뒤 햇볕을 받아 탄소동화작용(광합성 작용)을 통해 유기미네랄로 바꾸어 준다. 식물이 탄소동화작용을 통해 만든 유기 미네랄을 풀 먹는 짐승(채식동물)과 벌레(곤충) 같은 것들이 먹고 그들을 다시 고기 먹는 짐승(육식동물)들이 먹는 먹이 사슬로 이어진다.

사람도 풀 먹는 짐승으로서 이 먹이사슬에서 삶에 필요한 유기 미네랄을 얻어야만 살아갈 수 있다. 최근 들어 산성비와 화학비료 같은 것들이 언저리를 더럽히고, 가공식품, 성장촉진제와 항생제로 키운 먹거리가 밥상에 오르면서 유기미네랄의 모자람이 두드러지고 있다.

탄수화물, 단백질, 지방 같은 것들이 우리가 살아가는데 필요한 에너지를 만드는데 쓰이는 영양소라면, 미네랄은 사람 몸을 이루는 바탕으로 영양소를 에너지로 만들어주는 일을 한다. 미네랄이 모자라면 영양소가 제대로 타지 않고 빠져나가거나 지방으로 바뀌어 쌓인다. 그 때문에 몸바탕이 산성화되어 고혈압이나 당뇨, 심장병, 아토피, 암과 같은 대사병에 걸리기 쉽고 병에 걸리게 되면 잘 낫지 않는다. 요즘처럼 농약이나 화학비료를 마구잡이로 뿌려 땅 속의 무기 미네랄을 없애고, 화학조미료와 화학합성식품첨가물이 들어있는 가공식품에, 성장촉진제 같은 것들을 먹고 자란 고기와 소젖을 먹는 것을 멈추지 않는다면 유기미네랄의 모자람은 더 심해지게 된다. 이렇게 되면 몇 해 안에 온 겨레의 40% 남짓이 아토피나 알레르기비염, 고혈압, 당뇨, 심장병, 암 같은 것에 걸릴 것이라는 꾸짖음이 잇따르고 있다.

몸속에 유기미네랄이 넉넉하게 들어가면 독소를 몸 밖으로 내보내 세포나 조직, 장기의 신진대사가 왕성해지고 피가 깨끗해져서 저항력과 면역력 및 자연치유력이 높아진다. 그렇게 되면 병에 걸리지 않을 뿐만 아니라 걸렸다하더라도 자연치유력에 의해 저절로 낫는다.

미네랄은 모자라도 탈이 나지만 넘쳐도 탈이 난다. 따라서 미네랄은 따로 따로 먹으면 안 된다. 철분이 모자라다고 철분제를 먹거나 칼슘이 모자라하다고 해서 칼슘제를 먹게 되면 미네랄의 어울림이 깨져서 오히려 건강을 해칠 수도 있다. 요즘 많이 팔리고 있는 모회사의 복합미네랄제도 마찬가지다. 그 회사 제품 속의 미네랄은 사람의 몸바탕에 따라 모자란 미네랄을 특별하게 맞춤식으로 만들어 주는 것이 아니라 20여 가지 미네랄을 똑같이 넣어 만든 것이다. 인체생리를 모르는 사람들에게는 몸에 좋은 것으로 보일지 모른다. 그러나 인체생리를 조금이라도 아는 사람이라면 우리 몸속의 미네랄 어울림을 깨뜨릴 수 있는 위험한 도박일 수도 있음을 알 수 있을 것이다.

학자에 따라 다르지만 우리 몸은 50여 가지에서 70여 가지의 미네랄로 이루어져 있다. 20여 가지의 미네랄을 아무런 대비책이 없이 먹었을 때, 20여 가지의 미네랄은 갑자기 늘어나지만 나머지 미네랄은 상대적으로 줄어들어 어렵게 지켜왔던 낮은 수준의 어울림이 깨지면서 새로운 어울림을 찾기 위해 우리 몸의 항상성은 요동치게 된다. 게다가 미네랄 또한 유기미네랄이 아닌 무기미네랄이다. 그나마 유기미네랄이라면 효소의 활성을 도와 조효소로서의 구실을 함으로서 항상성을 되찾는데 도움이 되지만, 몸속에 들어오는 순간부터 이온화과정을 거쳐야하는 무기미네랄로서는 도저히 유기미네랄의 구실을 대신할 수 없다.

유기미네랄은 '좋은 미네랄'로서 몸속에 들어와 몸을 지키는 파수꾼이 되지만, 무기미네랄은 소화흡수율도 낮지만 지나치게 들어올 때 심각한 부작용을 일으킬 수 있어 몸을 해칠 수 있다.

바닷가 갯벌에서 자라는 바다풀은 갯벌 속의 무기미네랄을 빨아들여 탄소동화작용을 통해 유기미네랄로 바꾸어 갈무리한다. 공기나 물, 돌, 흙 속에도 무기미네랄은 많지만 갯벌과는 견줄 수 없다. 갯벌에는 공기나 물, 돌, 흙 속에 비해 적게는 몇 배에서 많게는 몇 십 배에 이르는 미네랄이 들어있다. 이러한 미네랄을 빨아들인 바다풀은 푸성귀나 약초에 비해 몇십 배의 미네랄을 지니고 있다.

바다풀소금은 바다풀로 만들기 때문에 바다풀소금에 들어있는 미네랄은 양도 엄청나지만 더욱 중요한 것은 100% 유기미네랄이라는 사실이다. 게다가 항산화작용 및 항암작용이 뛰어난 씨 폴리페놀이 놀랄 만큼 많이 들어있을 뿐만 아니라 베타인, 콜린, 타우린 같은 우리 몸에 꼭 필요한 아미노산과 효소가 농축되어 있어 우리 몸의 '파수꾼' 구실을 톡톡히 해낼 것이라 생각한다.

호미를 쓸 때가 있고 가래를 쓸 때가 따로 있는 법이다. 푸성귀나 약초에도 유기미네랄이 들어있기는 하지만 그 양이 우리의 몸을 지탱해줄 만큼 많지 않다. 게다가 화학비료를 쓰는 집약농업은 그나마 남아있는 땅 속의 무기미네랄을 점점 없애고 있다. 이런 모습이 잇따른다면 푸성귀나 약초로부터 우리 몸에 필요한 유기미네랄을 넉넉하게 얻기 위해서는 소처럼 밥통이 네 개는 되어야 한다.

이럴 때 좋은 것이 바다풀소금이다. 아무리 좋은 유기미네랄이라 하여도 바다풀소금 속에 들어있으므로 많이 먹을 수도 없으려니와 무리해서 많이 먹으면 혈압이 오르거나 콩팥이 상할 수 있다. 가장 좋은 길은 반찬 만들 때 넣어먹는 것이다. 반찬에 넣어먹으면 간을 맞출 수 있어 반찬의 맛도 좋아지고 유기미네랄도 부담 없이 먹을 수 있어 좋다.

우리는 지금까지 미네랄의 생리학적 측면에 대해 배워보았다. 이제 각각의 미네랄을 모두 배워볼 수는 없겠지만 몸을 튼튼하게 하는 몇 가지 미네랄에 대해서만 배워보기로 하자. 그렇다고 지금 배우는 미네랄 외에는 그다지 도움이 되지 않는다는 말은 아니다. 단 한 가지 유기미네랄도 들러리일 수는 없다. 이 글을 읽는 여러분이 꼭 알아야 할 몇 가지 미네랄만 살펴보겠다.

이제부터의 글은 한국방송공사(KBS) '생로병사의 비밀' 〈목숨의 지렛대 미네랄〉을 바탕으로 쓴 글이다.

불면증과 우울증으로 아파하는 사람들의 피를 살펴보면 마그네슘이 크게 모자란 것으로 나타났다. 마그네슘은 마음을 가라앉히는 구실을 하기 때문에 불면증이나 우울증 같은 것을 막아준다. 아토피나 비염, 천식 같은 것들로 잠을 이루기 어려운 사람들에게 있어 마그네슘이 모자라면 더 힘든 밤이 될 것이다. 이 밖에도 마그네슘은 지치지 않게 하고, 힘이 샘솟게 하며, 입맛을 좋아지게 하고, 얼굴빛을 밝게 한다.

미네랄은 비타민이나 지방, 단백질, 탄수화물과는 달리 우리 몸속에서 만들어지지 않는다. 우리 몸에서 미네랄은 고작 3.5%에 지나지 않지만, 미네랄이 모자라지면 숨을 거둘 수 있다. 미네랄이 목숨을 지켜주기 때문이다. 그래서 미네랄을 〈목숨의 불씨〉라 한다.

아연은 정액과 정자를 만드는 것을 돕고 남성호르몬을 잘 나오게 할 뿐만 아니라 정자에 영양을 보내주어 정자의 움직임을 좋게 한다. 전립선은 우리 몸 가운데 가장 많은 아연을 지니고 있다. 전립선 비대증이나 전립선염 같은 것들도 모두 미네랄 모자람 특히 아연 모자람 때문이다. 아연은 머리 빠지는 것에도 영향을 미친다. 대머리가 된 사람들이 정력이 약한 까닭도 여기에 있다.

아연은 자라나는 어린이들을 바르게 자라게 한다. 자람이 더딘 아이는 물론 지나치게 살찌는 아이들도 아연의 모자람 때문일 수 있다. 성장이 더디고 잔병치레가 많은 아이의 피를 살펴보면 미네랄 어울림이 깨져있다는 것을 알 수 있다. 특히 아연모자람이 가장 두드러진다. 아연이 모자라면 성장호르몬이 잘 나와도 성장호르몬이 제대로 일을 하지 못하기 때문에 키가 크지 않게 된다. 아토피나 비염, 천식을 앓는 아이들은 성장호르몬이 적게 나온다는 것은 잘 알려져 있다. 이런 아이들에게 아연까지 모자라지면 그 아픔은 더 커질 수 밖에 없다.

아연이 모자란 사람들은 납이 지나치게 쌓여 있는 것으로 나타났다. 아연이나 마그네슘은 중금속이 쌓이는 것을 막아주는데 그것들이 모자란 것이 납이 쌓이는 까닭이었다. 이런 사람들에게 일곱 달 동안 마그네슘이 넉넉한 먹거리를 먹였더니 납은 놀라울 만큼 줄어들었다.

	마그네슘	납
마그네슘 먹거리를 먹기 전	4mg(정상 10mg)	0.6mg
마그네슘 먹거리를 먹은 뒤	9mg	0.1mg

우리나라 사람들의 밥상은 세계에서 찾아보기 힘들 만큼 빠르게 서구화되고 있다. 그래서 그런지 우리겨레의 아연모자람은 브라질이나 미국, 캐나다 같은 다른 나라 사람들과 견주었을 때 크게 못 미친다.

지구상 어느 나라에도 없는 값진 유기미네랄의 보고 바다풀소금을 가지고 있으면서도 오히려 미네랄이 모자라는 까닭은 무엇일까? 몸보다는 다른 것을 먼저 생각하는 사람들이 많기 때문이다. 프랑스나 독일은 한 해 동안 이어지는 비만 프로그램도 들어가려는 사람이 넘친다. 우리나라는 어떠한가? 한 해는 커녕 열흘짜리 '자연건강캠프'나, 한 달짜리 '아토피 완치의 길' 수련과정에 들어오는 이들조차 찾기 힘든 것이 우리의 얼굴이다.

	우리나라	미국	브라질	케나다
아연	57~171	100~210	147~239	180~220

수십 가지 미네랄 가운데 어느 한 가지만 모자라도 우리 몸은 탈이 날 수 있다. 그래서 미네랄은 '몸을 지키는 지렛대'라고 할 수 있다. 칼슘(Ca), 철분(Fe), 칼륨(K), 마그네슘(Mg), 아연(Zn), 요오드(I), 셀레늄(Se), 게르마늄(Ge) 같은 여러 가지 미네랄은 혼자서는 아무런 일을 할 수 없으며, 서로가 어우러져야 몸이 튼튼해진다. 이

가운데 한 가지만 모자라거나 치우쳐도 몸에 탈이 날 수 있다. 그러므로 미네랄의 어울림이야말로 몸을 튼튼하게 하는 바탕이 된다.

암을 이겨낸 환우가 뜻밖에도 부정맥으로 죽음의 고비를 다시 맞게 되었다. 부정맥은 잘못하면 갑자기 죽을 수도 있는 병인데, 악성 부정맥으로 심박 수가 분당 300~500회나 되었다. 바른 심박 수가 60~100번인 것을 생각하면 아찔하다. 살펴보니 칼슘과 마그네슘이 많이 모자란 것으로 나타나 이것들을 바로잡아주자 바르게 되었다. 칼슘이나 마그네슘이 모자라면 심장근육이 뒤죽박죽이 되어 바르게 뛰어야 할 심장이 갑자기 너무 빨리 뛴다. 염통이 제때에 줄어들 수 없게 되어 부정맥이 되는 것이다.

미네랄은 우리 몸에서 3.5%밖에 안 되지만 몸속의 다른 영양소들과 빈틈없이 엮여 있기 때문에 단 한 가지만 모자라도 어울림이 깨지면서 우리 몸의 디딤돌이 무너져 병들게 된다. 미네랄은 모든 대사에 쓰인다. 비타민과 탄수화물, 지방, 단백질 대사에도 쓰이며, 모든 효소의 활성에도 없어서는 안 된다.

예를 들어 마그네슘과 칼륨만 해도 수많은 효소를 활성화시키기 때문에 마그네슘이 없으면 돌연사로 죽게 된다. 비타민은 잃어도 몇 시간은 살 수 있지만 미네랄을 잃으면 그 자리에서 죽는다. 특히 심장병을 앓고 있는 사람이라면 칼슘과 마그네슘의 어울림은 더욱 중요하다. 마그네슘은 핏줄을 늘려 혈압이 오르는 것을 막는다. 미국 고혈압학회지에 발표된 '마그네슘이 혈압환자들에게 미치는 영향'

이라는 글귀를 보면 마그네슘을 먹는 것을 늘리자 혈압이 떨어지는 것으로 나타났으며, 마그네슘이 모자란 사람일수록 마그네슘을 먹이자 혈압이 빨리 떨어지는 것으로 나타났다.

이미 심장병을 가지고 있는 사람은 미네랄이 모자라면 더욱 위험하다. 몇 해 전 협심증 진단을 받은 한 여성은 극심한 가슴앓이로 응급실에 실려 갔는데 급성심근경색으로 나타났다. 막힌 핏줄을 뚫으려고 핏줄을 늘리는 수술을 하는 순간 심장마비를 일으킬 만큼 심장박동수가 갑자기 빨라지는 악성부정맥이 나타났다. 칼슘과 마그네슘이 많이 모자라 심장의 핏줄 조임이 제대로 되지 않기 때문이었다.

칼슘이 모자라면 심장의 근육이 아무렇게나 쉽게 줄어든다. 심장의 박동 수가 빨라지고 뒤죽박죽이 되면 고르게 줄어들지 않아 악성부정맥이 나타난다.

미네랄은 바다풀(해조류)에 주로 많이 들어있지만 곡류의 껍질에도 많다. 마그네슘은 현미는 75mg이 들어있지만, 흰쌀에는 60mg이 들어있고, 통밀에는 48mg이 들어있지만, 흰 밀가루에는 12mg이 들어있다. 많이 벗겨낼수록 미네랄은 줄어들게 되고 비타민은 사라진다. 문명이 삶의 질을 높이는 것이 아니라 삶의 질을 떨어뜨릴 수 있는 것이 먹거리에서의 과학이다.

천일염에 마그네슘이 많아 좋은 것으로 생각하는 사람들이 있다.

과연 그럴까? 아니다. 천일염에 들어있는 마그네슘은 무기미네랄로서 염소(Cl)와 묶인 염화마그네슘($MgCl_2$)의 모습으로 들어있다. 우리는 이것은 간수라 한다. 천일염에 마그네슘이 많아 좋다는 말은 간수가 많이 들어있는 소금이 좋다는 말이 된다. 아니 될 말이다. 소금은 세 해는 묵혀 간수가 넉넉히 빠진 소금이 맛도 좋고 믿을만하다. 마그네슘은 소금 속의 무기마그네슘이 아닌 식물 속의 유기마그네슘을 먹어야 한다. 그 답이 바로 바다풀소금이다.

3. 몸에 나쁜 삭힌 먹거리(발효음식), 몸에 좋은 삭힌 먹거리

고혈압이나 당뇨, 심장병, 아토피, 비염, 천식, 건선, 루푸스, 류머티즘, 크론병과 같은 거의 모든 대사성질환은 창자와 뼈 기둥이 상해서 생기는 병이므로 삭힌 먹거리(발효음식)가 좋다. 그러나 모든 삭힌 먹거리가 좋은 것은 아니며, 오히려 몸에 나쁜 삭힌 먹거리도 있다. 글로써 모든 삭힌 먹거리에 대해 알아보는 것은 어려움이 있어, 젖산균으로 삭힌 먹거리를 비롯해 몇 가지 삭힌 먹거리만 살펴보겠다.

먼저 젖산균으로 삭힌 먹거리다.

'젖산균으로 삭힌 먹거리'하면 가장 먼저 떠오르는 것이 요구르트와 김치이다.

1) 몸에 나쁜 젖산균 삭힌 먹거리

요구르트는 소젖을 젖산균으로 발효시킨 것으로서 그 어떤 먹거리보다도 잘못 알려진 먹거리다. 요구르트는 젖산균이 많아 창자에 좋다고 생각하여 건강식품처럼 먹는 사람들이 많다.

정말 그럴까? 아니다. 참으로 창자를 생각한다면 아토피나 비염, 천식, 크론병, 류머티즘과 같은 창자가 좋지 않아 생기는 병을 앓고 있는 사람들은 요구르트를 먹어서는 안 된다. 그 까닭은 많지만 세 가지만 살펴보기로 하겠다.

요구르트가 위와 같은 병을 앓고 있는 사람에게 나쁜 첫 번째 까닭은 소젖으로 만들었기 때문이다. 소젖을 발효시킨 것이기는 하지만 소젖이 다 발효된 것이 아니다. 따라서 소젖 알레르기를 가지고 있는 사람이라면 요구르트도 나쁘기는 마찬가지다. 다만 그 세기만 줄어들 뿐이다.

그 어떤 먹거리도 창자에 소젖만큼 나쁜 먹거리는 없다. 그렇다. 다른 먹거리들은 특정체질에만 알레르겐이 되지만, 소젖은 알레르기를 앓고 있는 모든 사람에게 알레르겐이 될 만큼 창자에 아주 나쁜 먹거리다.

발효되면서 젖산균의 도움으로 아토피를 일으키는 소젖 속의 '카제인'이 아미노산으로 분해되었다고는 하지만, 모두가 아닌 일부만 분해되었기 때문에 여전히 요구르트는 소젖이라는 태생적 한계를 벗어날 수 없다.

요구르트에 들어있는 젖산균은 창자에 다다르기도 전에 위산에 거의 모두 죽고 만다. 겨우 살아남은 몇몇의 젖산균도 창자 속에 이미 자리 잡고 있는 세균들과의 싸움에서 이겨야만 창자에 도움이 되는데 현실은 그렇지 못하다. 창자 속에는 몇 백가지나 되는 세균이 100조 마리가 넘게 살고 있는데, 소젖젖산균은 1대 1의 싸움에서도 이들의 적수가 되지 못한다. 하물며 수만, 수십만 대 일의 싸움에서 어찌 이길 수 있으랴?

요구르트 젖산균은 창자 속에 자리를 잡고 살 수 없다. 유목민이 자리를 잡고 살지 않는 까닭은 무엇일까? 그것은 자리를 잡고 살만큼 먹이가 없기 때문이다. 소젖젖산균도 창자 속에 먹이가 될 만한 것이 없기 때문에 창자벽에 자리를 잡고 살 수가 없다. 그런데 어찌 창자에 도움이 될 수 있겠는가?

2) 병 고치는 좋은 발효음식

그러나 김치젖산균은 다르다. 김치젖산균은 태생적 환경부터 여러 가지 세균과의 싸움으로부터 시작되며, 시간이 흐르면서 다른 세균들은 거의 죽지만 김치젖산균은 살아남는다. 유기산이 많은 김치 속에서 살아왔기 때문에 위산에 노출되어도 세 시간 남짓 죽지 않고 살아남는 것들도 있다. 채식위주의 먹거리를 먹는다면 우리가 먹는 것들은 밥통(위)에서 두 시간 넘게 머무르지 않는다. 두 시간 안에 위에서 빠져나가니 김치젖산균은 위산에 죽지 않고 거의 모두 창자 속으로 들어간다.

김치젖산균은 보푸라기를 좋아한다. 지방, 단백질, 탄수화물은 작은창자에서 거의 모두 소화 흡수되어 버리고 큰창자에는 찌꺼기인 보푸라기만 들어간다. 김치젖산균의 천국이 되는 셈이다. 게다가 김치젖산균이 살아온 환경이 김치냉장고라는 극단적인 악조건이었기 때문에 창자 속의 36.5℃라는 환경은 그야말로 천국이요, 무릉도원이다. 이 어찌 강인한 장수가 되지 않을 수 있으랴! 그러므로 당신의 아이들이 소젖젖산균 대신 김치젖산균을 먹는다면 창자의 건강은 분명 좋아질 수밖에 없다.

김치젖산균은 창자 속의 나쁜 균들이 늘어나는 것을 막을 뿐만 아니라, 위 속의 단백질 분해효소인 펩신(pepsin)을 잘 나오게 도우며 창자 속의 미생물들의 어울림을 바로잡아 창자를 튼튼하게 한다. 김치는 동물성식품이나 산성식품을 먹어 피가 산성화 되는 것을 막아주는 아주 좋은 알칼리성 먹거리이기도 하다. 김치젖산균의 도움으로 창자가 튼튼해지면 아토피나 비염, 류머티즘, 크론병 같은 염증성질환을 막을 수 있으며, 김치 속의 보푸라기는 위암이나 대장암과 같은 소화기계통의 암을 막는데도 도움이 된다.

김치는 피 속의 콜레스테롤을 줄여주고 피브린(Fibrin)을 분해하여 동맥경화를 막는다. 김치에 들어있는 비타민C, β-Carotin, 페놀성(Phenolic)화합물, 클로로필 같은 것들은 항산화구실을 하여 늙는 것을 늦춘다. 특히 살갖의 늙는 것을 막기 때문에 아토피나 건선, 습진에도 좋다.

김치에는 여러 가지 푸성귀나 양념들이 들어가는데 고추와 마늘, 생강은 단골손님과 같다. 마늘은 작은 한 알 속에 우리 몸에 필요한 영양소를 듬뿍 지니고 있다. 그 대표적인 영양소가 비타민B_1, B_2, 게르마늄(Ge), 셀레늄(Se) 같은 것들이다. 마늘의 알리신(allicin)은 비타민 B_1의 흡수를 도와 각기병을 막고 신진대사를 좋게 한다. 마늘 속의 스코리진, 알리신, 알리인(alliin) 같은 것들은 페니실린보다 센 천연항생, 항균물질로서 헬리코박터균이 늘어나는 것을 막아 위암을 막는데 도움을 준다.

마늘에 들어있는 알리인(Alliin)은 그 자체로는 냄새가 나지 않지만 마늘을 씹거나 다지면 알리인이 알리나아제 효소에 의해 분해되어 알리신(Allicin)과 디아릴 디설파이드(Diallyl disulfide)로 바뀌면서 매운 맛과 냄새를 만들어낸다.

고추의 캅사이신(capsaicin)은 위액이 잘나오게 하여 소화를 돕는다. 고추에는 비타민A와 C도 많아 항산화구실을 한다. 생강의 진저롤은 입맛을 돋우며 피를 잘 돌게 한다. 고추의 캅사이신, 마늘의 알리신, 생강의 진저롤과 같은 자극성 물질을 날마다 알맞게 먹어주면 면역력을 높여주고 위벽과 창자의 점막을 튼튼하게 한다. 아무리 좋은 것도 지나치면 독이 되듯이 고추나 마늘 같은 것을 너무 많이 먹으면 오히려 위벽에 탈을 일으켜 위염이나 위궤양, 위암을 일으키기도 한다.

3) 몸에 해로운 나쁜 김치

김치라도 무조건 좋은 것은 아니며 어떤 것은 창자가 좋지 않은 사람에게는 독이 될 수도 있다.
그렇다면 어떤 김치가 약이 되고, 어떤 김치가 독이 될 수 있을까?

먼저 해로운 김치부터 알아보자
알레르기를 일으키거나 악화시키는 물질을 알레르겐이라고 한다. 이제까지 알려진 알레르겐은 수백 수천 가지에 이르지만 그 가운데 몇 가지를 들자면 소젖, 달걀, 견과류(땅콩, 아몬드, 호두…), 갑각류(게, 새우, 가제…), 생선(고등어, 꽁치, 정어리…), 밀가루, 집먼지진드기, 곰팡이 포자, 꽃가루, 동물의 털 같은 것들이 80~90% 차지한다.

특히, 날짐승의 알, 소젖, 메밀, 땅콩, 콩, 밀, 고등어, 게, 새우, 돼지고기, 복숭아, 토마토는 위와 같은 알레르기성 질환을 앓고 있는 사람들에게 아주 나쁜 독이 될 수 있다. 그렇기 때문에, 가공식품을 만들 때 얼마나 들어있는지 반드시 써야만 하는 열두 가지 알레르겐 물질이다.
이들은 서로 다른 것 같지만 어떤 공통점을 지니고 있다.
단백질이다.

단백질은 소화가 어려워 위나 작은창자와 같은 소화기관을 힘들게 하는 물질이다. 위와 같은 알레르기 질환을 앓고 있는 사람들은 창자가 좋지 않으므로 단백질은 독이 될 수 있다. 발효가 되지 않은 김치 속에는 많은 세균이 득실거린다. 이런 김치라면 알레르겐에 취약한 알레르기 환우에게는 약이 되기보다는 독이 될 수도 있다.
더군다나 오징어나 황강다리(황실이, 황새기), 가오리, 병어 같은 동물성식품을 넣은 김치는 그 자체가 알레르겐 덩어리이므로 알레르기질환을 앓고 있는 사람들에게는 좋지 않는 김치라고 보아야 한다. 동물성식품을 넣은 김치는 발효가 되더라도 동물성식품 속의 단백질 때문에 알레르기를 일으킬 수 있으므로 독이 될 수 있다.

다음으로는 원료 자체에 있다.
김치를 만들 때 들어가는 것들은 많지만 가장 많이 쓰이는 것들이

배추, 무, 고추, 마늘, 양파이다.

이들은 농약을 많이 뿌리는 푸성귀들이다.

텃밭을 가꿔본 사람이라면 알겠지만 배추나 무는 농약을 뿌리지 않으면 며칠 사이에 잎을 모두 갉아먹어 버리기 때문에 벌레를 잡아내거나 모기장 같은 것을 씌워 벌레가 들어오는 것을 막아야 한다. 배추나 무는 농약이나 비료를 쓰지 않고 유기농으로 기르려면 텃밭이 알맞다.

들녘을 거닐다보면 보이는 넓은 배추밭이나 무밭 같은 것들은 모두 농약이나 비료를 뿌린 것이라고 볼 수 있다. 특히 마늘이나 양파, 무, 당근과 같은 뿌리푸성귀는 농약도 많이 뿌리지만, 더욱 걱정이 되는 것은 빗물에 씻겨 내려간 농약들이 흙에 쌓이기 때문에 잎푸성귀보다는 잔류농약에 훨씬 취약하다.

마늘이나 양파는 '고자리'라는 벌레를 죽이려고 농약을 듬뿍 뿌리고 심기 때문에 넓은 밭은 유기농이 어렵다. 넓은 밭에서 기른 마늘이나 양파는 유기농이라 하지 않고 '친환경농산물'이라 하여 사람들을 헷갈리게 만든다. 친환경농산물은 저농약, 무농약, 전환기유기농, 유기농을 아우르는 말이다. 다시 말해 저농약이나 무농약도 친환경이라는 이름을 쓸 수 있다. 저농약은 화학비료는 얼마든지 뿌릴 수 있으며, 농약도 뿌리기는 하되 덜 뿌린 것을 말한다. 무농약이란 농약은 뿌리지 않지만 화학비료는 뿌린 것을 말하므로, 참다운 먹거리는 전환기유기농과 유기농뿐인 셈이다. 그러므로 참다운 유기농 마늘, 양파는 텃밭에서 기른 것이 아니면 믿기 힘들다.

사랑지기 텃밭에서 자라는 마늘, 양파는 그래서 팔 수 있을 만큼 많지 않기 때문에 효소를 만들기도 하고, 남는 것은 '자연치유 자연건강캠프'나 '아토피 완치의 길' 수련에 쓰고 있다.

우리나라 사람들을 보고 냄비뚜껑에 견준다.
치밀어 오르는 분노 때문에 금방 들끓다가 언제 그랬냐 싶게 다 잊어버리기 때문이다.
지난해 유럽을 휩쓴 슈퍼박테리아 유기농 푸성귀도 그렇다. 몸을 생각해 값비싼 유기농푸성귀를 먹었는데 그것이 도리어 슈퍼박테리아 감염으로 목숨까지 잃게 되었으니 이 어찌 분노하지 않겠는가! 항생제를 쓴 짐승의 오줌똥으로 만든 퇴비를 푸성귀에 뿌려 거기에 자라고 있는 슈퍼박테리아가 푸성귀를 통해 몸속으로 들어왔던 것이다.

그렇다.
사람의 끝없는 욕심이 이제 사람사이의 믿음마저 갉아먹고 있다.

안타깝게도 우리나라는 닭이나 소, 돼지 같은 것을 기를 때, 전 세계에서 유래를 찾아보기 힘들 만큼 많은 항생제를 쓰고 있다. 여러 가지 중금속으로 오염된 하수슬러지까지 퇴비를 만들 때 넣어 만들기도 하니 이를 어찌 퇴비라 하랴!

그래서 사랑지기에서는 슈퍼박테리아 유기농푸성귀 사건이 터진 뒤부터는 한 동안 효소와 효소찌꺼기로 만든 퇴비만 써오다가 항생제를 쓰지 않는 짐승 똥으로 만든 퇴비를 알게 되어 그것도 쓰게 되었다. 사랑지기 텃밭의 유기농푸성귀가 여느 유기농푸성귀와 다른 까닭이 여기에 있다.

그 다음으로 김치의 발효미생물인 젖산균의 생육에 절대적 영향을 미치는 소금에 있다. 젖산균의 증식에 절대적 영향을 미치는 영양소는 비타민과 미네랄이다. 아무리 유기농푸성귀로 만든 김치라 할지라도 찌꺼기나 질산성질소를 비롯한 발암물질이 들어있는 더러운 소금이나 미네랄이 적은 소금으로 만든 김치라면 좋은 김치가 되기 어렵다.

정제염이나 꽃소금에는 젖산균이 자라는데 필요한 미네랄이 거의 들어있지 않으며, 천일염은 찌꺼기나 질산성질소를 비롯한 발암물질이 들어있는 소금이 많아 알레르겐에 취약한 아이들에게 이런 소금으로 만든 김치를 먹이는 것은 안타까운 일이다.

4) 몸을 튼튼하게 하는 좋은 김치

그렇다면 좋은 김치에는 어떤 것이 있을까?
그 첫째 조건은 발효가 잘 되어 젖산균이 많은 김치라야 한다. 발효되었다하여 다 같은 김치는 아니다. 발효가 잘된 김치라 하여도 김치젖산균이 얼마나 들어있으며, 몸에 좋은 물질이 얼마나 들어있는가에 따라 그 차이도 천차만별이다.

젖산균은 증식하기 위해 알맞은 영양이 있어야한다. 이러한 영양이 잘 갖춰진 환경에서는 젖산균이 잘 자라지만 그렇지 못한 환경에서는 더딜 수밖에 없으며, 다양성도 떨어진다.

젖산균이 자라는데 꼭 있어야 할 영양소로는 많은 영양소(대량영양소)인 탄소(C), 수소(H), 산소(O), 질소(N), 황(S), 인(P)과 적은 영양소(미량영양소)인 비타민, 미네랄 같은 것들이 있어야한다. 많은 영양소인 탄소(C), 수소(H), 산소(O), 질소(N), 황(S), 인(P)은 지방, 단백질, 탄수화물을 이루는 영양소로서 비료를 준 푸성귀들은 이들의 어울림이 무너져 있어 질소만 많다. 질소는 위 속에서 아민과 만나 발암물질인 니트로사민이 된다. 비료나 농약을 뿌리지 않고 효소찌꺼기로 기른 사랑지기 유기농푸성귀는 많은 영양소가 고루 들어있어 좋은 김치의 바탕이 된다.

젖산균이 자라는데 큰 도움을 주는 적은 영양소는 비타민과 미네랄인데, 비타민은 유기농푸성귀에서 취할 수 있지만 미네랄은 소금에서 취하지 않으면 안 된다. 우리 몸에 없어서는 안 될 미네랄은 50여 가지가 되는데, 철분(Fe), 칼슘(Ca), 마그네슘(Mg), 칼륨(K), 요오드(I), 구리(Cu), 코발트(Co), 망간(Mn), 아연(Zn), 몰리브덴(Mo), 셀레늄(Se) 같은 것들이 여기에 속한다. 사람뿐만 아니라 젖산균도 튼튼한 젖산균이 되려면 질 좋은 미네랄을 먹어야 한다.

정제염이나 꽃소금에는 미네랄이 들어있지 않아 젖산균이 튼튼하게 자랄 수 없으며, 천일염은 미량원소는 들어있으나 질이 좋지 않다. 소금은 우리 몸의 건강을 판가름할 만큼 너무나 중요하다. 살아 있는 미네랄인 유기미네랄은 광물성 미네랄인 무기미네랄에 견주어 흡수율이 5~6배나 높을 뿐만 아니라 생리활성에 미치는 영향도 뛰어나다. 이 세상 소금 가운데 유기미네랄이 100% 들어있는 소금은 바다풀소금 뿐이다. 유기농푸성귀와 함께 바다풀소금은 좋은 김치의 가장 중요한 열쇠가 된다. 이런 귀한 소금을 먹고 자란 김치젖산균이야말로 이 세상 최고의 젖산균이 아닐 수 없다.

요즘 김치를 싫어하는 아이들이 많은 것을 생각할 때, 어차피 많이 먹이지 못할 바에는 양보다는 질로서 승부할 수밖에 없다. 유기농푸성귀와 바다풀소금으로 만들어 새콤달콤하게 발효된 질 좋은 젖산균이 많이 들어있는 김치는 난치병을 앓고 있는 사람들에게 그 어떤 보약보다도 좋은 김치이다.

5) 몸에 나쁜 발효액(효소)

김치는 여러 가지가 있지만 으뜸은 배추김치다. 여러 가지 푸성귀가 들어가기 때문이다. 다시 말해 잘 만든 김치 하나만 먹어도 여러 가지 푸성귀를 모두 먹는 것과 같다.

발효액도 여러 가지가 있지만 으뜸은 산야초효소다. 산과 들에 자라는 약이 되는 풀을 서른 가지가 넘게 넣어야 '산야초효소'라는 이름을 붙일 수 있다. 백 가지가 넘으면 '백초효소'라 하여 으뜸으로 친다. '골고루 먹어야 튼튼하다.'는 말을 생각할 때 잘 만든 산야초효소만 먹어도 백 가지가 넘는 들풀과 푸성귀를 먹을 수 있으니 난치병을 앓고 있는 사람들에게 으뜸이라 할 수 있다.

이 좋은 효소를 엉터리로 만들거나 나쁘게 만든다면 안타까운 일이 아닐 수 없다. 이제 나쁜 발효액을 찾아 떠나보자.

모든 풀은 천적을 막으려고 독을 지니고 있다. 한 가지 푸성귀나 열매만 먹으면 물리는 까닭이 여기에 있다. 우리 몸의 생리에 대해 알지 못하는 사람들은 '다섯 가지가 넘는 풀을 섞으면 독이 중화되기 때문에 섞어서 담아야 한다.'고 말하는 사람들이 있다. 그들에게 까닭을 물었다. 단 한사람도 바르게 말하는 사람이 없었다. 모두가 주먹구구식이다.

아니다. 그들 말처럼 독이 서로 만나면 없어지는 것이 아니라 때론 청산가리보다 강한 독이 되기도 한다. 혼자 만들어 자기만 먹으면 할 말이 없지만 남에게 팔려고 만들면서 남을 위태롭게 하여서는 안 된다. 더군다나 아토피나 비염, 크론병, 루푸스, 궤양성대장염처럼 창자에 탈이 난 사람들에게 이런 것을 먹이는 것은 더 큰 잘못이다.

효소를 담근다면서 설탕과 푸성귀를 자르지 않고 통째로 넣는 사람들이 많다. 이 또한 안 될 일이다. 푸성귀는 사람의 살갗처럼 거죽으로 쌓여있는데 그것을 자르거나 터뜨리지 않으면 그 속에 있는 영양소가 빠져나오지 않는다. 만일 거죽을 그대로 두었는데도 그 속의 영양소가 빠져나오면 그 푸성귀는 멸종하고 만다. 거죽을 뚫고 나올 수 있는 것은 물과 냄새뿐이다. 푸성귀를 통째로 넣어 만든 효소는 효소가 아니라 설탕물이나 다름없다.

설탕에 대해 말이 많다. 어떤 사람은 '백설탕이 잘 우러나오게 하니 좋다.'고 하고, 어떤 사람은 '흑설탕이 정제가 덜 되어 좋다.'고 말한다. 모두가 틀린 말이다. 설탕은 주로 사탕수수나 사탕무 즙을 말려 만든다. 처음 나오는 것을 '원당'이라 하는데, 여기에는 비타민, 미네랄, 보푸라기, 효소, 폴리페놀 같은 몸에 좋은 것들이 들어 있다. 다만 다소 거칠기는 하다. 이것을 못마땅하게 여기는 사람들은 몸에 좋은 영양소를 모두 없애버리고 순수한 설탕성분만 남기게 되는데 이것을 '정제당'이라 한다. 이것을 열처리를 하여 낮은 온도에서 얻은 것을 '백설탕'이라 하고, 그보다 높은 온도에서 얻은 것을 '황설탕'이라 하며, 더 높은 온도에서 나온 것에 캬라멜색소를 1%안팎으로 넣은 것을 '흑설탕'이라는 이름을 팔고 있다.

설탕은 사탕수수즙을 말려 그 속의 영양소를 그대로 쓰는 '원당'과 영양소를 없애버린 '정제당'이 있을 뿐이다. 그들이 알고 있는 백설탕이나 황설탕, 흑설탕은 모두 정제당이다. 이러한 설탕으로 만든 효소는 몸에 좋을 리 없다. 게다가 자르지 않고 이것저것 섞어서 엉터리로 만든다면 말해 무엇 하겠는가?

6) 몸에 좋은 효소

잘 만든 효소만 꾸준히 먹어도 아토피나 비염, 크론병, 루푸스, 궤양성대장염이 좋아지는 것을 볼 수 있다. 좋은 효소만으로도 이러한 병들이 좋아지는 것은 효소가 지닌 여섯 가지 효능 때문이다. 효소는 우리가 먹은 먹거리를 소화시키는 일을 하며, 독소와 찌꺼기를 해독하여 몸 밖으로 내보내는 일을 한다. 상처와 고름을 낫게 하며, 병든 세포를 되살리고, 피를 깨끗하게 하는 일을 한다. 따라서 창자에 상처와 고름이 많고, 독소와 찌꺼기가 가득하며, 피가 더러운 아토피, 비염, 크론병, 루푸스, 궤양성대장염 환우들에게 잘 만든 효소는 백약의 으뜸이다.

자연의학은 민간요법과는 달리 과학적이고 논리적인 의학이다. 발효액도 마찬가지여서 자연의학을 바르게 배워 효소를 만들면 그 어떤 발효음식보다 좋은 발효액이 된다.

사랑지기 발효액은 모든 푸성귀를 따로따로 담근다. 이렇게 하면 섞어 담는 것보다 몸은 훨씬 힘들지만 무서운 독이 만들어지는 것을 막을 수 있어 흐뭇하다. 만든 뒤 석 달이 지난 뒤에야 짜서 찌꺼기는 퇴비로 쓰고 그 물만 쓴다. 석 달이 지난 효소는 섞어도 된다. 찌꺼기는 그 어떤 퇴비보다 좋은 거름이 된다. 이런 퇴비로 기른 사랑지기 텃밭의 푸성귀는 먹고 남으면 유기농효소를 만든다.

설탕도 몸에 좋은 원당을 쓴다. 원당은 비타민, 미네랄, 보푸라기, 효소, 폴리페놀과 같은 몸에 좋은 영양소가 들어있어 발효미생물들을 잘 자라게 하며 꿀과 비슷한 냄새를 지니고 있어 맛 또한 으뜸이다. 거칠다고 고개를 돌리는 사람들이 있는데 이는 하나만 알고 둘은 모르기 때문이다. 거친 것을 먹어버릇하면 오히려 다음에는 부드러운 것이 싫어진다. 특히 창자가 나쁜 사람들은 다소 거친 설탕을 먹어야 창자가 튼튼해진다.

푸성귀를 원당과 섞을 때도 아주 잘게 자르거나 저속분쇄기로 으깨어 담근다. 이렇게 하면 푸성귀 겉을 싸고 있는 거죽이 잘리거나 터지면서 그 속에 있는 몸에 좋은 영양소들이 빠져나온다. 이렇게 만들면 몸에는 좋지만 여간 번거로운 게 아니다. 뜨거나 가라앉는 것을 걸러내야 하기 때문이다. 자르지 않고 그대로 넣었다 건져내면 맑은 설탕물만 남기 때문에 아주 편하다. 힘들어도 사랑지기에서는 아토피, 비염, 크론병, 루푸스와 같은 난치병을 앓고 있는 사람들을 위해서 바른 길을 마다하지 않는다.

푸성귀마다 따로 담그고, 원당을 쓰며, 잘게 자르거나 으깨어 담근 산야초효소를 찾아보라. 아마 사랑지기에서 만든 것이 아니면 찾기 힘들 것이다.

4. 몸에 나쁜 비타민C, 몸에 좋은 비타민C

비타민C는 콜라겐을 만드는 영양소로서 먹는 화장품이라 할 만큼 살갗을 튼튼하게 하는 영양소다. 콜라겐의 건강상태에 따라 살갗 건강이 결정될 만큼 콜라겐은 살갗을 이루는 바탕이다. 뿐만 아니라 뼈나 연골, 건, 인대, 머리카락의 바탕이기도 하다. 이 밖에도 비타민C는 면역력을 높이고, 활성산소를 억눌러 우리 몸에 탈이 나는 것을 막기 때문에 난치병을 앓고 있는 사람들에게 아무리 강조하여도 지나침이 없는 영양소다.

사람은 다른 풀 먹는 짐승들과는 달리 비타민C를 몸속에서 만들지 못한다. 그러면서도 그 어떤 짐승보다도 비타민C를 많이 쓴다. 비타민C를 가장 많이 쓰는 곳이 뇌와 난소이기 때문이다. 사람은 몸집에 견주어 뇌가 가장 큰 짐승이다. 뇌만 큰 것이 아니라, 뇌를 많이 쓰는 짐승이어서 비타민C가 모자라기 쉽다. 게다가 스트레스를 받으면 몸속의 비타민C가 더욱 많이 쓰인다. 이렇게 되면 핏줄을 튼튼하게 하는 콜라겐이 모자라게 된다. 게다가 스트레스를 받으면 몸속의 비타민C가 더욱 많이 쓰인다. 이렇게 되면 핏줄을 튼튼하게 하는 콜라겐이 모자라진다. 콜라겐이 모자라면 핏줄이 늙고 신경도 불안정해지며, 창자의 탄력이 줄어들고 창자벽의 보호막이 약해지면서 상처와 고름이 늘어나며, 근육에는 피로물질이 쌓인다. 또한 스트레스를 받으면 불안정해진 신경 때문에 쉽게 짜증이 나고 몸속에 열이 쌓여 입 냄새가 심해지고 몸이 붓기도 한다.

암이나 간경화, 고혈압, 당뇨, 동맥경화, 아토피, 크론병, 루푸스, 류머티즘 같은 난치병을 앓고 있는 사람들은 핏줄이 약하여 쉽게 출혈을 일으키며, 창자가 약해 상처와 고름이 많다. 가려움 때문에 아토피나 건선을 앓고 있는 사람들의 몸은 늘 스트레스에 노출되어 있으며, 미열 때문에 얼굴이 붉어지는 때가 많다. 위와 같은 난치병에 질 좋은 천연비타민C를 반드시 먹어야하는 까닭이 여기에 있다.

그렇다고 모든 비타민C가 좋은 것은 아니다. 오히려 먹을수록 나쁜 비타민C도 있으므로, 돈보다 몸이 소중하다면 값만 따지는 잘못된 버릇을 버리는 것이 좋다. 나쁜 것을 먹게 되어 병이 깊어지면 그것을 낫기 위해 들어가는 시간과 돈은 그 깊이를 가늠하기 힘들게 된다. 돈이나 시간뿐만 아니라 병들어 집중력이 떨어지면 일에 대한 능률이 떨어지게 되어 더 큰 손실이 이어질 수밖에 없다. 질보다는 값을 먼저 생각하여 질 나쁜 비타민C를 먹는다면, 이것이야말로 작은 것을 얻으려다 큰 것을 잃는 어리석은 짓이 아닐 수 없다.

1) 몸에 나쁜 비타민C

먼저 나쁜 비타민C부터 살펴보자. 그 으뜸이 합성비타민C이다. 합성비타민C를 파는 사람들은 천연비타민C와 화학성분이 갖고 효능도 비슷하다고 말할지 모른다. 그러나 그것은 '손바닥으로 하늘을 가리는 것'이나 다름없다.

그들의 말처럼 천연비타민C나 합성비타민C 모두 $C_6H_8O_6$로서 화학식은 같다. 그러나 사람이라고 다 같은 사람일 수 없듯이 화학성분이 같다고 해서 우리 몸에 미치는 효능까지 같다고 생각하는 것은 아주 잘못된 생각이다. 가장 이해하기 쉬운 영양소 하나만 살펴보자. 포도당, 과당, 갈락토오스는 대표적인 단당류로서 화학식만으로 보면 모두 다 같은 $C_6H_{12}O_6$이다. 화학합성비타민C를 파는 사람들도 포도당과 과당이 같다고 우기지는 못할 것이다. 다시 말해 화학식이 같으면 같은 효능을 나타낸다는 것은 어설프기 짝이 없는 억지 논리이다.

인공은 절대 천연을 흉내를 낼 수는 있어도 같을 수는 없다. 이에 대한 본보기를 KBS '생로병사의 비밀'이라는 프로그램에서도 찾을 수 있다. 생로병사 진행팀은 화학합성 비타민을 먹고도 오후 3시만 되면 낮잠을 자거나 쉬어야 하는 택시기사와 출근시간만 되면 지각을 하지 않으려고 허둥대는 직장인에게 3주 동안 화학합성 비타민C를 먹지 않고 살도록 했다. 3주가 지나자 택시기사는 낮잠이나 쉼 없이도 운전을 하게 되었으며, 지각 걱정하던 직장인은 아침에 일어나 아침운동을 하고 나갈 만큼 여유 있는 삶으로 바뀌게 되었다. 이는 천연비타민C는 피로회복에 도움을 주지만 화학합성 비타민C는 버릇이 되면 독이 되어 만성피로를 일으킬 수 있음을 보여주는 본보기다.

그렇다면 천연비타민C는 모두 약이 될까? 아쉽게도 그 답은 '그렇지 못하다'이다. 천연식품 가운데 비타민C가 많은 것을 들라면 레몬과 오렌지, 사과, 녹차를 빼 놓을 수 없다. 안타깝게도 이들은 모두 농약을 많이 뿌린다. 그 가운데 녹차는 '새벽에 농약을 뿌려 아침에 찻잎을 딴다.'는 말이 있다.

난 국토해양부 국가연구과제 심사위원이기도 하다. 언젠가 녹차를 써서 만드는 과제를 심사하는데, 연구책임자에게 잔류농약에 대해 물었더니 "우리나라는 녹차를 만들 때 250~350℃의 높은 온도에서 비벼서 만든 덖음 차이다. 우리나라 녹차에는 유기인계, 유기염소계 같은 유기합성농약을 뿌리는데, 유기합성농약은 뜨겁게 하면 날아가 버리기 때문에 녹차에 잔류농약은 거의 남지 않는다. 잔류농약이 검출되는 것은 주위 농가에서 뿌린 농약이 바람에 날려 들어온 것일 수 있다."고 하소연 하였다.

그 말이 사실이다 하더라도 그냥 넘길 수는 없다. 비타민C는 60℃부터 사라지기 시작해 100℃가 되면 95% 가량이 사라져 버린다. 250~350℃에서 만드는 녹차를 어찌 좋은 비타민C라 할 수 있으랴?

2) 몸에 좋은 비타민C

감잎은 레몬의 11배, 오렌지의 39배, 사과의 100배, 녹차의 3~10배의 천연비타민C를 지니고 있어 가히 천연비타민C의 보고라 할만하다. 더군다나 감잎은 농약을 뿌릴 필요가 없으니 그 가치는 더 귀하다. 게다가 감잎의 원산지가 우리나라이니 더할 나위가 없다. 그러나 안타깝게도 요즘 팔리고 있는 감잎의 거의 모두가 농약을 뿌린 감잎이며, 그나마 7~8월의 푸르른 감잎이 아닌 서리 맞아 떨어진 불소시게나 다름없는 것들이다. 그것도 비타민C가 많은 재래종 감잎이 아닌 단감 잎이니 아쉬움은 더욱 크다. 사랑지기에서 먹고 있는 감잎과 다른 곳에서 파는 감잎은 색깔부터 다르다. '싼 것이 비지떡'이라는 말은 이럴 때 쓰는 말이다.

이와 함께 감잎에 버금갈 정도로 비타민C가 많이 들어있는 것이 고추와 고추 잎이다. 고추와 고추 잎은 비타민C는 많이 들어있으나 보존기간이 짧다. 감잎은 말려 두었다가 오래 먹을 수 있는 반면, 고추는 반찬으로 먹거나 날 것을 된장에 찍어 먹을 수 있어 좋다. 또 하나 빼놓을 수 없는 것이 해당화열매와 잎이다. 해당화에는 감잎보다 두 배나 많은 비타민C가 들어있지만 가시가 많고 양도 많지 않아 그림의 떡이나 다름없다.

그 무엇보다 많은 천연비타민C를 지니고 있는 것은 시베리아 벌판에 자라는 쉬뽀브닉이다. 쉬뽀브닉은 시베리아의 살을 에는 추위를 이겨내느라 천연비타민C를 비롯해 몸에 좋은 물질을 아주 많이 지니고 있다. 천연비타민C만 보더라도 감잎의 열 배가 넘을 뿐만 아니라 비타민C가 콜라겐으로 바뀌는데 도움을 주는 비타민P도 듬뿍 들어있어 더없이 좋다. 콜라겐은 살갗의 탄력성과 보습력을 돕는 물질이다. 이 열매는 날 것으로 먹기는 어려워 저온진공추출법에 의한 액상건조분말을 만들어 쓰고 있다. 물에 잘 녹지 않고 눅눅해지기 쉬울 뿐만 아니라 숟가락에 달라붙기 때문에 먹기도 불편해 감잎과 섞어 알갱이로 만들어 쓰고 있다.

5. 몸에 나쁜 현미, 몸에 좋은 현미

자연의학을 지도해오면서 가장 아쉬운 것 가운데 하나가 현미다. 잘못된 건강상식이 떠돌다보니 많은 사람들이 현미가 좋은 줄 알고 함부로 먹고 있다.

언젠가 모 대학 학장이 간암으로 나를 찾은 적이 있다. 안타깝게도 잘못된 건강상식 때문에 목숨을 잃었다. 그는 딸 때문에 현미만으로 지은 밥을 먹고 있었는데 '자연건강캠프'에서는 현미가 조금 들어간 잡곡밥을 먹는 것을 보고 못마땅해 하다가 하루 만에 퇴소한 뒤 석 달도 안 되어 숨을 거두었다.

간암은 소화기관인 간에 탈이 난 것이기 때문에 현미를 함부로 먹어서는 안 된다. '현미밥을 먹으면 소화가 잘 되느냐?'는 나의 물음에, '소화도 안 될뿐더러 더부룩하여 밥 먹는 것이 힘들다'면서도 현미가 좋다는 잘못된 생각에 사로잡혀 스스로 죽음의 길로 걸어 들어갔다.

어찌 그 사람뿐이랴? 이 글을 읽고 있는 당신도 현미밥이 좋다며 소화도 제대로 안 되고 먹기도 힘든 현미밥을 먹고 있을지 모른다.

1) 몸에 나쁜 현미

현미가 가지고 있는 영양소의 양과 질은 흰쌀과 견줄 수 없을 만큼 많다. 현미는 영양학적으로 봤을 때 좋은 것은 맞다. 어떤 영양학자는 "현미는 신이 사람에게 내려 준 지상 최고의 먹거리이다."고까지 추켜세우기까지 했다. 현미가 가지고 있는 영양소는 질이나 양에서 뛰어난 것은 맞지만 부드러운 먹거리에 길들여진 사람들의 창자는 현미를 잘 소화하기에는 너무 벅차다. 다시 말해 가소화 흡수율이 낮다.

더군다나 아토피나 비염, 천식, 건선, 류머티즘, 크론병, 루푸스, 궤양성대장염 같은 창자가 좋지 않은 사람들은 소화흡수력이 더 떨어진다. 이런 사람들에게 현미를 함부로 먹인다는 것은 독을 먹이는 것이나 다름없다.

이와 관련된 임상사례가 있어 소개한다.

일본의 배아미건강법에 실린 일본 국립영양 연구소의 임상실험에 의하면 현미밥을 먹는 사람들은 흰쌀밥을 먹는 사람들보다 똥을 두 배나 누었다. 소화가 얼마나 잘 되었는가를 살펴보려고 똥을 살펴보니 현미의 껍질은 물론 영양의 보고라 할 수 있는 씨눈까지도 소화가 되지 않고 그대로 나왔다.

일본 국립 영양연구소는 이 임상실험에 함께한 피실험자들이 현미를 제대로 씹어 먹지 않아서 이러한 결과가 나왔다고 생각해 첫 번째 실험을 마쳤다.

다시 한 달 동안 씹는 것을 시키고 두 번째 실험을 하였는데, 이 실험은 한 해 동안 이어졌다. 결과는 생각과는 달리 첫 번째 실험과 마찬가지로 똥에 소화되지 않은 껍질과 씨눈이 많이 섞여 있었다. 현미밥에 익숙해지고 잘 씹어 먹어도 소화 흡수율은 좋아지지 않는 다는 결론을 내린 것이다.

한 해 동안의 실험에서 피실험자들에게 코 막힘(비염?), 입속염증, 시력 떨어짐, 몸의 유연성이 떨어져 숨 가쁨, 나른함, 입맛 떨어짐 같은 나쁜 증상이 나타났다. 일본 국립 영양연구소는 이러한 일들이 잇따르면 더욱 깊은 병에 걸릴 것이라 생각하여 더는 생체실험을 하지 않게 되었다.

2) 몸에 좋은 현미

현미가 나쁘다하여 흰쌀을 먹으라는 것은 아니다. 흰쌀도 나쁘기는 마찬가지이다. 흰쌀은 소화흡수는 잘 되지만 현미가 가지고 있던 영양소 가운데 많은 것을 잃기 때문이다. 현미가 가진 영양소는 주로 씨눈에 들어있는데, 그 대표적인 것이 비타민B_1, B_2, B_6이다.

비타민B_1은 모자라면 각기병을 부른다. 살갗을 눌렀을 때 튼튼한 사람은 바로 되돌아오지만 각기병이 있는 사람은 눌렀던 자리가 그대로 있거나 서서히 되돌아온다. 각기병에 걸리면 다리에 힘이 없어지고 저리거나 감각에 탈이 나 제대로 걷지 못하게 된다. 각기병이 생기면 면역력이 떨어지고 신진대사가 제대로 안 된다. 암이나 아토피, 류머티즘, 크론병과 같은 면역계에 탈이 나 생기는 병은 더욱 깊어질 수 있다.

비타민B_2는 '리보플라빈'이라고도 하며, 단백질과 만나 우리 몸속으로 들어오다가 밥통과 작은창자에서 나뉘어 들어오는데, 모자라면 쉽게 지치거나, 잘 자라지 못하고, 빨리 늙으며, 살갗이 곪고, 머리가 빠지며, 입안이나 혀가 헐거나 곪고, 눈이 메마르거나 붉어진다.

비타민B_6는 세로토닌을 만드는데 꼭 필요한 영양소다. 세로토닌은 마음과 잠, 먹고 싶은 생각 같은 것을 다스리는 신경전달물질로서 모자랄 때 깊은 잠을 잘 수 없으며, 이에 따라 짜증, 분노, 난폭, 조울, 우울, 불안 같은 정신적 문제가 뒤따른다. 세로토닌은 아미노산의 한 가지인 트립토판이 비타민B_6의 도움을 받아 만들어진다. 비타민B_6가 모자라게 되면 트립토판이 세로토닌을 만들지 못하고 크산투렌산이라는 중간대사물질이 되어 췌장의 랑거한스섬을 망가뜨린다. 이렇게 되면 당뇨에 걸리기 쉬울 뿐만 아니라 아토피나 비염, 불면증 같은 것들로 잠 못 이루는 사람들을 더 힘들게 한다.

흰쌀은 현미가 가지고 있는 영양소, 그 가운데서도 특히 비타민 B_1, B_2, B_6가 거의 들어있지 않다. 그렇지 않아도 영양의 어울림이 깨져있는 난치병 환우들이 흰쌀을 먹는 것은 독을 먹는 것이나 다름없다.

이를 생각해 사랑지기에서는 현미김치젖산균과 아우름밥상을 만들어 먹고 있다.
사랑지기에서 만든 현미김치젖산균은 유기농 현미쌀겨와 씨눈을 같이 넣어, 바다풀소금과 효소로 기른 유기농배추로 만든 김치국물로 발효시킨 뒤, 여기에 특허기술로 따로 기른 김치젖산균과 소화효소를 넣은 젖산균발효먹거리다. 아우름밥상에는 현미씨눈이 10%나 들어있다.

사랑지기 연수원에서는 수련과정 동안 하루에 두 번 남짓 현미김치젖산균과 아우름밥상을 먹는다. 이렇게 하면 비록 완전현미밥을 먹지 않더라도 모자란 현미씨눈을 현미김치젖산균과 아우름밥상으로 넉넉히 채울 수 있다. 소화도 쉽고 영양 또한 모자람이 없는 밥상이라면 금상첨화라 할 것이다.

일본 국립영양 연구소의 임상실험에서 나타났듯이 현미는 아토피나 궤양성대장염, 크론병, 류머티즘, 변비, 설사, 비염, 루푸스, 대장암 같은 창자가 좋지 않아서 생긴 병을 앓고 있는 사람들에게는 약이 되기보다는 독이 되기 쉽다. 이럴 때는 현미를 싹을 틔워 먹거나 발효시켜 먹는 것이 좋다. 만일 농사를 손수 짓는다면 벼가 다 익기 보름 앞쯤에 푸른빛을 지니고 있을 때 거둬들여 푸른 현미를 만들어 먹으면 소화도 잘되고 맛도 좋고 냄새도 좋은 현미밥을 지어먹을 수 있다. 현미는 반드시 유기농이어야 한다.

6. 몸에 나쁜 아침밥, 몸에 좋은 아침밥

'아침밥을 꼭 먹어야 한다.'는 사람들이 참 많다. 그 까닭도 여러 가지지만 한 가지 비슷한 것이 있다. 아침밥을 먹어야 한다고 말하는 그들 거의 모두가 그다지 튼튼하지 못하다는 것이다. 왜냐하면 아침밥을 먹는 것은 독을 먹는 것과 같기 때문이다. 아침마다 독을 먹는데 어찌 튼튼할 수 있겠는가!

더군다나 아토피나 비염, 천식, 류머티즘, 크론병, 루푸스, 궤양성 대장염, 대장암 같은 창자가 좋지 않은 사람들은 아침밥을 더욱 먹어서는 안 된다. 미루어 짐작컨대 아침밥만 먹지 않았더라도 위와 같은 사람들은 거의가 그러한 병에 걸리지 않았을 것이다.

아침밥을 먹어서는 안 되는 까닭은 다음과 같다.
생리학적인 쪽에서 살펴보면 아침밥을 먹지 말아야 한다. 아침에 우리 몸의 장기의 맡은 일을 어느 틀(장기)이 잘 하는가를 살펴보면 가장 잘하는 것이 콩팥과 큰창자다. 이와는 달리 가장 덜 깨어있는 곳이 밥통이다. 밤 동안 몸속에 쌓였던 나쁜 찌꺼기와 독소를 아침에 빼내야 하기 때문에 찌꺼기를 내보내는 콩팥과 큰창자가 힘차게 일하는 것이다.

그와는 달리 아침밥을 먹게 되면 내보내는데 힘써야 할 때에 먹거리가 들어와 밥통이 일을 하게 된다. 그렇게 되면, 우리 몸은 소화를 시키려고 애를 써야하기 때문에 나쁜 찌꺼기와 독소를 내보내는 것은 어렵게 된다. 밥을 먹게 되면 졸리는 까닭도 밥을 먹은 뒤에는 밥통이 열심히 일을 해야 하기 때문에 다른 장기는 쉬라는 뇌의 가르침이다. 아침에 밥을 먹으면 독소와 찌꺼기를 내보내는 것을 막아 우리 몸은 독소와 찌꺼기로 찌들게 된다. 몸이 독소와 찌꺼기로 찌들게 되니 몸에 탈이 날 수밖에 없다.

독성학적인 쪽으로 보더라도 아침밥을 먹어서는 안 된다. 아침밥과 점심, 저녁을 모두 먹었을 때 하루 동안 만들어진 요산과 오줌은 75%가 빠져나가고 25%는 몸속에 남게 된다. 이런 사람에게 아침밥을 먹지 않게 하였더니 100%가 빠져나갔다. 이를 볼 때 아침밥을 먹는 것이 얼마나 몸속에 많은 독소와 나쁜 찌꺼기를 쌓이게 하는 지 알 수 있다.

저녁을 먹지 않아야 한다는 사람들의 말에 따라 아침밥과 점심만 먹었더니 오히려 요산과 오줌이 67%만 빠져나가고 몸속에 남은 요산과 찌꺼기는 무려 33%나 되었다. 아침밥을 먹는 것은 병들기 위한 몸부림 가운데 하나인 것이다.

사회병리학적인 쪽에서 본다면 더더욱 아침밥은 먹지 않아야 한다. 언젠가 참으로 희한한 연구결과가 나온 적이 있다. '아침밥을 먹은 아이들이 아침밥을 먹지 못하는 아이들보다 성적이 우수하였다. 그러니 아침밥을 꼭 먹여야 한다.'는 엉터리 연구결과였다. 몸이 좋지 않아서 아침밥을 먹지 못하거나 날마다 싸우는 집에 살거나 가난하여 아침밥을 먹지 못하는 아이들과 그렇지 않은 아이들을 견주었으니, 보나마나 미루어 알 수 있는 것을 연구라는 이름으로 겨레의 피 같은 돈을 헛되이 쓴 것이다.

그러나 이런 엉터리 연구결과와는 달리 다른 나라에서는 아침을 먹지 않은 아이들과 아침을 먹는 아이들의 성적을 살펴보니 우리와는 거꾸로 연구결과가 나왔다. 아침밥을 먹지 않은 아이들이 아침밥을 먹는 아이들보다 훨씬 성적이 좋았다. 아침밥을 먹지 않은 아이들은 우리나라 아이들처럼 몸이 좋지 못해 아침밥을 먹지 못한 아이들이 아니라 몸을 생각해 일부러 아침밥을 먹지 않은 아이들이었기 때문에 거꾸로 나온 것이다.

우리나라에서도 두 모임으로 나누어 한 모임은 아침밥을 먹지 않게 하고 다른 모임은 아침밥을 먹게 하면 결과는 다른 나라와 비슷하게 나올 것이다. 아침밥을 먹지 않으면 뇌를 비롯한 우리 몸의 모든 장기의 독소와 찌꺼기가 빠르게 빠져나가 그만큼 뇌는 좋아질 것이기 때문이다. 적어도 석 달 남짓은 지나야 잘못된 버릇이 바로 잡힌다. 따라서 석 달은 아침밥을 먹지 않게 한 다음, 아침밥을 먹지 않았던 아이들과 아침밥을 먹었던 아이들의 성적을 견주어 보아야 한다. 그래야만 비로소 누구나 고개를 끄덕일 수 있는 바른 결과를 이끌어 낼 수 있을 것이다.

아침밥을 먹는 것은 영양을 생각해 어쩔 수 없이 먹어야하는 필요악이 아니라 언제든지 끊을 수 있는 잘못된 버릇일 뿐이다. 석 달만 아침밥을 먹지 않는다면 아침밥을 먹던 잘못된 버릇은 저절로 사라지고 어느새 자신의 몸이 점점 튼튼해지고 있다는 것을 깨달을 수 있게 된다. 자신을 병들게 했던 아침밥에 미련을 가진다면 건강을 되찾기는 그만큼 힘들어 질 수밖에 없다.

1) 몸에 나쁜 아침밥

아침밥이라 하여 모두 나쁜 것은 아니다. 오히려 잘만 먹으면 좋은 아침밥도 있다. 이제 나쁜 아침밥은 무엇이며, 좋은 아침밥은 무엇인지 알아보자. 먼저 나쁜 아침밥부터 알아본다.

아침에는 찌꺼기를 내보내는 콩팥과 큰창자만이 깨어 있다는 것을 배웠다. 그 까닭은 무엇일까? 잠자는 동안 우리는 똥은 물론 오줌도 누지 못하고, 몸을 움직여 땀을 내보내는 것도 줄어들며, 숨 쉬는 것도 느려져 숨쉬기로 내보내는 것 또한 줄어든다. 한 마디로 아침까지 우리 몸은 독소와 찌꺼기로 가득해진다. 굶주림에 익숙하였던 지난 수백만 년 동안은 큰 걱정거리가 되지 않았다. 먹는 것들이 적었기 때문에 밤 동안 쌓였던 독소와 나쁜 찌꺼기를 내보낼 짬이 넉넉했다. 하지만 먹을 것이 넘치면서 우리 몸은 아침까지 먹게 되어 영양이 지나치게 되었다.

유전자정보가 바뀌려면 적어도 몇 백 년은 걸린다. 우리 몸은 아직도 돌도끼를 쓰던 때의 몸을 벗어나지 못했다. 그렇다고 다시 돌도끼를 쓰던 때로 돌아갈 수도 없는 일이다. 우리 몸은 수백만 년 동안 진화하면서 밤 동안 쌓인 독소와 나쁜 찌꺼기를 네 시간이면 내보낼 수 있게 되었다. 아침에 일어나서 네 시간만 콩팥과 큰창자에게 독소와 찌꺼기를 내보낼 짬을 주어보자. 큰창자와 콩팥은 맑은 아침으로 되돌려줄 것이다.

나쁜 아침밥은 밥통과 작은창자를 힘들게 하는 먹거리다. 지방, 단백질, 탄수화물은 덩어리가 큰 것(고분자유기화합물)으로서 잘게 부숴 들어오려면(소화 흡수) 물이 더해져 나누어지는(가수분해) 일들을 거쳐야 한다. 그러려면 밥통과 작은창자는 부지런히 일하지 않으면 안 된다. 밥통과 작은창자가 일을 하려면 큰창자와 콩팥은 쉬어주어야 한다. 내보내는 것이 줄어들면 우리 몸의 조직과 장기와 세포는 어찌할 바를 모르고 혼란스러워 한다. 암이나 고혈압, 당뇨, 간질환, 심장질환, 아토피와 같은 대사성질환은 그에 대한 부메랑이다.

우리가 흔히 먹는 쌀밥이나 빵, 소젖, 열매 같은 것은 모두 지방, 단백질, 탄수화물이 들어있어 밥통과 창자가 힘들어 한다. 그 가운데 가장 많은 소화효소를 쓰는 것은 단백질이다. 고기는 단백질이 많은 먹거리다. 밥통과 작은창자가 힘들어 한다. 고기를 먹는 아이들이 아토피가 많은 까닭이 여기에 있다. 고기에 들어있는 단백질보다 소화가 더 어려운 단백질이 있다. 소젖 속에 들어있는 단백질이다. 우리는 이것을 '카제인'이라 하며 으뜸의 알레르겐으로 아토피 아이들에겐 두려움의 본보기다.

2) 몸에 좋은 아침밥

사랑지기 가족들은 아침에 발효액과 미네랄식이섬유를 먹는다. 효소는 소화흡수를 돕고 분해배설을 잘 되게 하며, 고름과 상처를 치유하고, 병든 세포를 튼튼하게 되살린다. 보푸라기는 수세미처럼 독소와 나쁜 찌꺼기를 빨아들여 몸 밖으로 빠져 나간다. 이 때 남아 돌아 병의 뿌리가 될 수 있는 넘치는 영양도 함께 끌고 나간다. 보푸라기는 포도당과 같은 단당류가 수십만 개 뭉쳐서 만들어진 다당류이다. 소와 같은 풀 먹는 짐승은 보푸라기를 쪼개는 소화효소를 만들어 내어 이것을 단 것으로 만들어 살아간다. 사람은 이러한 소화효소가 없어 보푸라기가 몸속에 들어오더라도 쪼개어 쓰려 하지 않는다. 밥통과 작은창자는 보푸라기 때문에 힘들어 할 까닭이 없다.

하지만 안타깝게도 보푸라기는 나쁜 찌꺼기와 독소만 끌어 앉고 나가는 것이 아니라 β-카로틴, 토코페롤 같은 기름에 녹는 비타민과 미네랄도 끌어 앉고 나가버린다. 기름에 녹는 비타민이야 넘치는 때를 살아가는 우리에게 걱정 없지만, 미네랄의 모자람이 갈수록 더해가는 이 때를 살아가는 우리에게 있어 미네랄은 그냥 지나칠 수는 없는 일이다. 그래서 사랑지기에서는 미네랄이 많이 들어있는 바다풀소금을 넣어 만든 미네랄식이섬유를 쓰게 되었다. 발효액과 미네랄식이섬유가 좋은 아침밥이 될 수 있는 까닭이 여기에 있다.

7. 몸에 나쁜 냄새, 몸에 좋은 냄새

냄새는 달콤한 냄새가 있는가 하면 역겨운 냄새도 있고, 몸에 좋은 냄새가 있는가하면 병을 일으키는 냄새도 있다. 다른 병도 냄새가 미치는 영향이 크지만 아토피나 비염, 천식, 폐암, 두통, 불면증, 우울증, 기억력장애, 치매를 비롯한 여러 가지 뇌질환에는 더욱 큰 영향을 미친다. 잘 쓰면 면역력을 높여 몸을 튼튼하게 하는데 도움이 되지만, 잘못 쓰면 살갗을 상하게 하고 면역력을 떨어뜨리며 감각기관에 탈을 일으켜 여러 가지 병을 불러들일 수 있다.

1) 병 주는 나쁜 냄새

좋은 냄새는 몸에도 좋고 나쁜 냄새는 몸에도 나쁘다. 자연 속에서 사는 사람들은 좋은 냄새와 나쁜 냄새를 안다. 하지만 반자연적인 생활을 하는 사람들은 좋은 냄새를 싫어하고 나쁜 냄새를 오히려 좋아하기도 한다. 그 으뜸이 목초액과 방향제다. 불을 쓰면서부터 짐승들은 탄 냄새가 나면 도망을 치고 사람들은 모여들도록 진화해왔다. 그런데 어찌 된 일인지 목초액 냄새를 역겨워하고 방향제에 들어있는 냄새를 좋아하는 사람들이 많다. 그만큼 사람들이 본성을 잃어버렸다는 뜻이다. 외부강의를 다니다보면 밖에서 잠을 자곤 하는데 인공향이 들어있는 방향제가 놓여 있는 곳이 많다. 머리가 아프고 속이 울렁거려 방향제를 비닐봉지로 묶어둔 다음 목초액을 뿌리면 겨우 머리가 개운해 진다. 사람노릇하며 살기가 참 힘든 세상이다.

나쁜 냄새가 몸에 얼마나 치명적인지 보여준 본보기가 있어 살펴본다. 미국 미주리의 제리 블레이락(63)씨는 냄새 때문에 허파가 망가져 산소 호흡기 없이는 잠시도 살 수 없게 되었다. 그를 이렇게 만든 것은 버터 냄새를 만들 때 들어가는 화학물질인 '디아세틸(diacetyl)' 때문이다. 버터 냄새를 팝콘에 넣는 일을 하다가 그 냄새의 독성에 오랫동안 노출되어 허파가 망가진 것이다. 이것은 KBS 스페셜 "달콤한 냄새의 위험한 비밀"에서 보여준 본보기이다.

한의학에서는 아토피를 '태열'이라 하여 허파가 제구실을 못해서 아토피가 생긴다고 보고 있다. 물론 생리학적으로 보면 뜻을 같이할 수는 없지만 아토피 환우들은 살갗의 맡은 일을 허파가 같이해야 하므로 허파의 맡은 일이 많아진다. 허파가 제구실을 하지 못한 아토피나 천식을 앓는 사람들에게 팝콘이나 버터 냄새는 나쁜 냄새임에 틀림없다. 허파의 도움을 받아야하는 천식이나 비염도 마찬가지이며, 폐암이나 결핵같이 허파에 생기는 병을 앓고 있는 사람은 더욱 그렇다.

다른 본보기를 보자. 이 역시 "달콤한 냄새의 위험한 비밀"에서 보여준 본보기다. 미국 애리조나 사막에서 열 해째 살고 있는 스틴 베드(43)씨는 화학물질민감증(MCS) 증후군을 앓고 있어, 향수나 섬유유연제의 냄새를 맡으면 아픔이 며칠씩 이어지고 뇌가 제구실을 할 수 없어 저능아처럼 된다. 가게에 들를 때는 '방독면'을 써야만 물건들을 살 수 있다. 게다가 사온 물건들은 바람을 쏘이거나 빨래집게로 햇볕에 며칠씩 말린 뒤에야 쓸 수 있다. 냄새 없는 곳을 찾아

결국 사막에서 살게 되었다.

광고를 보면 옷이나 이불에서 냄새가 난다하여 살균제가 들어있는 방향 탈취제를 듬뿍 뿌리고 바로 냄새를 맡는가 하면 얼굴에 부비기까지 한다. 그러면서 그렇게 하는 것이 환경을 깨끗하게 하고 몸에도 좋은 것처럼 선전한다. 과연 그럴까? 아니다. 이는 너무 위험한 짓으로서 이를 알지 못하는 사람들은 이러한 짓을 아무런 두려움 없이 따라한다. 아토피나 비염, 천식 같은 허파에 탈이 난 병들이 무섭게 문명사회를 파고드는 것도 이것들이 한 몫을 하고 있다.

'따라 하기'를 멈추지 않는다면 무보수 청소부 '집먼지진드기'가 떠난 잠자리에는 각질이 쌓이고, 아토피나 천식, 비염, 크론병, 류머티즘, 루푸스 같은 알레르기를 막아 줄 세균들이 사라진다. 이런 곳에서 자란 아이들은 무균실 같은 곳이 아니면 숨조차 편하게 쉬지 못하게 될 수 있다. 어찌 이뿐이랴? 독성화학살균물질의 고약한 냄새를 숨기려고 넣은 인공 향은 허파를 망가뜨리고 뇌까지 상하게 하여 더 끔찍한 재앙을 안겨줄 것이다.

당신을 더 곤혹스럽게 하는 것은 이제부터 밝혀질 냄새 이야기이다. 집안의 잡냄새와 유해물질을 태워 없앤다며 향이 들어있는 초를 태우는 사람들이 있다. 조금은 번거롭더라도 가족의 건강을 생각한다며 고생스러움을 마다하지 않는다. 그런데 이것이 오히려 독이 된다면 얼마나 허탈할까? KBS스페셜 제작진이 창문을 닫고 향이 좋은 초를 태워보았다. 그랬더니 놀랍게도 1,275ppb나 되는 엄청난 휘발성 유기화합물이 검출되었다. 승합차 배기구에서 8,847ppb가 검출되었으니 향초 일곱 개면 승합차 한 대와 맞먹는 나쁜 물질이 나오는 셈이다. 화장실 냄새를 없애려고 놓아둔 방향제에서는 승합차 배기가스의 반이나 되는 휘발성 유기화합물이 검출되었다.

KBS스페셜 제작진은 우리가 흔히 쓰는 향 첨가제품들(향수, 화장품, 방향제, 샴푸, 섬유유연제, 양초와 같은 열다섯 개 기업의 스물세 개 제품)의 독성물질을 살펴보았다. 그 결과 모든 제품에서 한 가지 이상의 독성물질이 나왔으며, 그 가운데는 1급 발암 물질인 포름알데히드, 내분비계 장애 의심 물질 DEP(디에틸프탈레이트)같은 스물네 가지의 화학물질이 검출되었다. 관련 기준이 없는 독성 성분도 많이 검출되었다. 우리도 모르는 사이 우리는 나쁜 냄새에 갇혀 버린 셈이다.

2) 몸에 좋은 냄새

이제까지 나쁜 냄새를 살펴보았다.
우울하다.

이제 생각만 해도 즐거워지는 천연향을 찾아 떠나보자.
천연의 냄새를 지닌 식물을 아울러 '허브'라 한다. '허브'하면 로즈마리나 라벤더 같은 물 건너 온 약초들이 떠오르는데, 사실은 우리 주위에서 오래 전부터 약초 또는 차로 즐겨온 박하나 국화 같은 것들이 모두 허브에 속한다. 그리스와 고대 중국에서도 병 치료에 써왔을 만큼 허브는 여러 가지 병에 두루 도움이 되는 약초이자 향신료이다.

허브는 서로가 지닌 냄새만큼이나 여러 가지 쓰임새를 지니고 있다. 허브의 냄새는 긴장을 풀어주고 마음을 편안하게 하며 머리를 맑게 한다. 몸과 마음이 늘 스트레스로 긴장되어 있는 아토피나 천식, 비염을 앓고 있는 사람들에게 허브는 긴장을 풀어주고 머리를 맑게 하는 약초로서 좋은 냄새임에 틀림없다. 허브의 냄새를 들이마시면 냄새 알갱이들이 신경을 따라 뇌로 가서 긴장을 풀어주고 아픔을 막는 신경 물질을 만들어낸다. 이 물질이 스트레스를 풀고 호르몬을 조절해 몸을 바로잡아 준다.

로즈메리, 라벤더, 페퍼민트 같은 허브는 신진대사를 원활하게 만들어 창자의 굳어진 것을 풀어주며, 라벤더는 살갖 자극을 누그러뜨리고 세균을 죽인다. 이와 같이 하나하나의 허브가 지닌 효능은 이름만큼이나 다르다. 이를 간추려 보면 썩음 막기(방부), 균 죽이기(살균), 살갖 되살림(피부재생), 잘 자라게(성장 촉진), 피 잘 돌리기(혈액순환 촉진), 아픔 줄이기(통증완화), 찌꺼기 빼내기(독소 제거), 몸 튼튼(면역기능 강화), 부아풀이(스트레스 해소), 바로서기(균형 조절), 잘 외움(기억력 향상)과 같은 것을 들 수 있다.

나는 허브의 냄새를 좋아한다. 그래서 오래 전부터 허브나 허브추출물을 즐겨 써왔다. 허브는 그대로 쓸 수도 있지만 거의 모두가 추출물을 쓴다. 허브추출물은 뽑아내는 방법에 따라 효능도 다르고 안

정성도 다르다. 아토피나 비염, 천식, 크론병, 루푸스처럼 살갖이나 점막이 무른 사람들은 조심해서 써야한다. 모든 식물은 스스로를 지키려고 독을 지니고 있다. 냄새도 천적을 막으려고 만들어내는 물질 가운데 하나로서 독성이 있기 때문에 냄새에 이끌려 함부로 쓰다가는 살갖이나 점막이 상할 수 있다. 그러나 적당히 쓰면 오히려 벌레나 균을 죽여 살갖을 튼튼하게 지켜낼 수 있다. 허브추출물은 오래 묵히면 독성이 순해지기 때문에 다소 많이 쓰더라도 걱정하지 않아도 된다. 내가 아토피나 건선 또는 살갖이 거친 사람들에게 쓰려고 묵혀온 허브추출물은 아홉 해 남짓 묵힌 것들로 냄새도 깊고 믿을만하다. 오래 된 포도주가 귀한 까닭은 깊은 냄새에 있다.

목욕할 때 목욕물에 넣거나 목욕 뒤에 물기를 털어내고 골고루 뿌려준다. 냉온욕할 때 찬물에는 잘 걸러진 목초액을 목욕물 1톤에 200~300cc를 넣고, 더운물에는 허브추출물을 100cc안팎 넣는다. 냉온욕이 끝나고 물기가 조금 남아 있을 때 목초액을 골고루 뿌린 다음 조금 뒤 목초액이 어느 정도 살갖에 스며들면 허브추출물을 뿌린다. 물기가 너무 많으면 흘러내리고 너무 적으면 자극이 클 수 있으니 물에서 나와 살갖에 맺힌 물방울이 흘러내린 뒤 살갖이 촉촉할 때 뿌리는 것이 좋다. 목초액은 살갖을 약산성으로 만들어 살갖을 부드럽고 탄력 있게 하며, 허브추출물은 거친 살갖을 되살리는데 도움을 주고 살갖에 달라붙어 있는 세균을 죽여 감염을 막는다.

집안에 냄새가 날 때 방향제를 놓거나 뿌리는 사람들이 많다. 이는 KBS스페셜에서 보았듯이 몸에 탈을 일으킬 수 있다. 살갖과 점막이 무른 아토피나 천식, 건선, 비염을 앓고 있는 사람들은 더욱 나쁘다. 이럴 땐 잘 걸러진 목초액을 방 안에 골고루 뿌린 다음 20~30분 뒤에 방바닥에 떨어진 것들을 닦아내면 개운해진다. 목초액의 냄새가 싫다면 허브추출물을 뿌려도 된다. 하지만 천연향인 목초액의 냄새에 익숙해지도록 힘써야 한다. 위에서 밝힌 바와 같이 탄 냄새를 싫어하는 것은 반자연적인 몸이 되어있다는 것을 뜻하며 이러한 몸으로는 튼튼한 몸을 생각할 수 없다.

새집증후군도 아토피나 천식, 비염 같은 허파와 관련된 병을 앓고 있는 사람들을 힘들게 하는 데, 이럴 때 질 좋은 목초액을 쓰면 좋다. 잠들기에 앞서 창문을 열어 바람을 쏘인 다음 목초액을 방 안에 골고루 뿌린 뒤 바닥에 떨어진 목초액 방울들을 닦아낸다. 공중에 떠있던 작은 먼지나 포름알데히드와 같은 휘발성 유기화합물을 없애 아늑한 잠자리를 만든다. 아침에 일어나면 같은 방법으로 잠자는 동안 방안 가득 퍼져있는 나쁜 물질을 없애면 된다. 잘 걸러지지 않은 목초액에는 페놀, 타르, 벤조피렌, 벤젠, 메탄올, 크레졸 같은 발암물질이 들어있어 혹 때려다 혹 붙이는 꼴이 되니 조심해야 한다.

천연향과 인공 향은 값에서 작게는 수십 배에서 많게는 수백 배의 차이가 난다. 언뜻 보면 천연향이 비싼 것처럼 생각할 수 있지만 이는 하나는 알고 둘은 모르는 어리석음이다. 인공 향을 써서 허파가 망가지고 뇌가 망가져 이를 되돌리려면 더 많은 돈이 들 것이므로 천연향이 결코 비싸다고 할 수 없다.

내가 마련해 둔 허브추출물이나 목초액은 돈이 많다고 구할 수 있는 것은 아니다. 아홉 해 남짓 묵힌 목초액이나 허브추출물은 돈을 주고도 얻기 힘들기 때문이다. 포도주라면 아홉 해 넘게 묵힌 것들이 팔리고 있으니 견주는 것이 어렵지 않으나, 목초액이나 허브추출물은 견줄만한 것이 없어서 값을 매기기도 힘들다. 싸게 팔자니 '싼 게 비지떡'이라는 잘못된 생각 때문에 가치가 떨어질 것이며, 제값 받고 팔자니 곱지 않게 생각하는 사람이 있을 것 같아 팔지 않기로 했다. 그래서 '자연건강캠프'나 '아토피 완치의 길'에 함께하는 사람들에게 아낌없이 쓰도록 할 생각이다. '아토피 꾸러미'에도 선물로 들어간다.

8. 몸에 나쁜 보습제, 몸에 좋은 보습제

촉촉한 살갗은 아름답게 살기를 바라는 사람들에게 피할 수 없는 손짓이다. 그래서 많은 사람들이 보습제를 찾는다. 그러나 어떤 사람들은 가려움 때문에 찾기도 한다. 아토피나 건선을 앓는 사람들이 그들이다.

면역반응이 너무 지나치면 가려움을 느끼게 되고, 가려움 때문에 긁으면 상처가 나고, 그 상처로 세균이나 곰팡이 같은 것들이 들어가 탈을 일으키면서 가려움이 더 깊어지는 악순환이 되풀이 된다.

스테로이드제는 소염작용과 면역억제 작용이 대단히 뛰어나지만 여러 가지 부작용이 생길 수 있다. 가려움을 일으키는 히스타민을 억누르려고 항히스타민제를 쓰기도 하지만 이 또한 부작용이 생길 수 있다. 하지만 이러한 손짓을 벗어나기가 쉽지 않다.

가려움은 알레르기반응을 일으킬 수 있는 알레르겐과 만남으로 일어나기도 하지만 몸속의 나쁜 찌꺼기나 독소가 많아질 때도 나타난다. 이와 함께 흔히 일어나는 가려움증은 살갗의 물기가 줄어들 때이다. 살갗이 메마르면 당기고 갈라지면서 가렵게 된다. 보습제를 찾게 되는 까닭이기도 하다.

아토피나 건선을 뿌리 뽑으려면 창자와 뼈 기둥을 다스려야 하지만 가려움으로 잠 못 이루는 사람들을 보면서 '나을 수 있으니 참아야 한다'고만 할 수는 없다. 당장의 고통을 덜어주는 것 또한 중요하다. 가려움은 알레르겐을 막으면 없앨 수 있지만 모든 알레르겐을 일일이 찾아서 막아내기란 쉽지 않은 일이다. 이럴 때 살갗에 물만 촉촉하게 해주어도 가려움이 줄어든다. 이왕 써야하는 보습제라면 '나쁜 보습제'보다는 '좋은 보습제'를 쓰도록 하자.

1) 나쁜 보습제

'보습제'라는 낱말의 뜻은 '물을 더해준다'는 뜻이지만 요즘 팔리는 보습제는 물보다는 기름을 더해주는 것들이 많다. 아토피나 건선에 쓰는 것들은 물론 아가씨들이 쓰는 것들까지 거의 모든 보습제에 기름(유지)이 들어가는 것만 보아도 그렇다. 자칫 수단이 목적을 앞설 수 있다.

살갗은 밖에서 들어오는 세균이나 이물질이 들어오는 것을 막는 일 뿐만 아니라 물과 체온을 지키는 일을 한다. 살갗은 세 겹으로 되어 있는데 바깥살갗을 이루는 것이 각질층이다. 각질층에는 각질세포와 각질세포 사이를 기름이 메우고 있어 물이 빠져나가는 것을 막으면서 이와 함께 나쁜 것들이 들어오는 것을 막는 구실을 한다. 이를 각질세포 사이에 있는 기름(지질)이라 하여 '각질세포간지질(角質細胞間脂質, 앞으로 '살갗기름(피지)'라 하겠음)'이라 한다. 아토피나 건선은 이러한 것들이 거의 망가져서 생긴다.

물과 체온을 지키려고 털과 살갗기름이 서로 돕는다. 사람은 진화과정에서 털의 하는 일이 퇴화되어 보온을 맡는 일은 털보다는 살갗기름이 더 많이 하게 되었다. 살갗기름은 살갗의 기름샘(피지선)에서 나온다. 살갗기름이 줄어들면 물이 쉽게 빠져나가 살갗이 메마르게 된다. 살갗기름이 반으로 줄어들면 물은 세 배나 빨리 빠져나가는데, 아토피나 건선을 앓고 있는 사람들의 살갗기름은 튼튼한 사람의 절반밖에 안 된다. 거친 살갗을 지닌 여성들도 마찬가지다. 이를 채우려고 보습제를 만들 때 기름(유지)을 넣는다. 하지만 이는 또 다른 탈을 부른다.

우리가 흔히 쓰는 기초화장품이나 바디로션도 넓은 의미에서 보면 보습제라 할 수 있다. 화장품을 쓰던 사람이 쓰지 않으면 살갗이 메마르고 갈라지는 느낌이 든다. 보습을 화장품 속의 기름(유지)에 의존하여 살갗 스스로의 보습력을 잃어버렸기 때문이다.

살갗은 맡은 일을 하려면 알맞은 물기가 반드시 있어야 한다. 많으면 짓무를 수 있고 적으면 살갗이 메마르고 각질이 많아지게 되어 갈라지면서 가려움이 나타날 수 있다. 때에 따라서는 메마른 습진이 나타나기도 한다. 그래서 살갗이 메마르면 보습제를 쓰는 사람들이 많다. 하지만 살갗이 메마르는 것을 피하려고 바르는 보습제가 오히려 살갗을 더 메마르게 할 수도 있다. 보습제를 만들 때 들어가는 물과 기름이 잘 섞이도록 유화제를 넣게 되는데, 유화제는 살갗기름(각질세포간지질)을 씻겨나가게 하여 각질과 기름층으로 된 보호막을 없애기도 한다. 따라서 바를 때는 보습효과 때문에 가려움이 덜 할지 몰라도 이것이 이어지면 오히려 살갗 스스로의 보습 기능은 점점 퇴화될 수 있다. 기름을 넣어야만 한다면 되도록 적게 넣어 쓰도록 하자. 기름이 적으면 그 만큼 살갗의 보습 기능은 덜 망가진다.

같은 기름이라도 천연기름이냐 합성기름이냐에 따라 그 부작용은 차이가 난다. 일반적으로 병원이나 의사의 처방에 따라 쓰는 보습제들은 천연보다는 화학합성기름이 들어있을 가능성이 높다. 화학합성기름은 보습력은 천연기름보다 높을지 몰라도 살갗의 보습기능을 더 떨어뜨린다. 천연기름이라 할지라도 살갗의 보습기능에 미치는 영향이 적을 뿐이지 나쁜 영향을 끼치지 않는 것은 아니므로 천연기름을 넣을 때도 꼭 넣어야 할 만큼만 넣어야 한다.

보습제에는 우리가 생각하는 것보다 많은 화학물질들이 들어간다. 이름만 대면 알 수 있는 널리 알려진 보습제에 들어가는 것들을 같이 살펴보자. 여기에는 메칠파라벤, 페녹시에탄올, 프로필파라벤, 열매산 같은 것들이 들어있다. 파라벤(메칠파라벤, 프로필파라벤, 부틸파라벤, 에칠파라벤, 이소부틸파라벤)과 페녹시에탄올은 보습제가 썩는 것을 막기 위해 넣는 방부제다. 파라벤은 암을 일으킬 수 있는 물질로 한동안 세상을 떠들썩하게 하였으며, 기형 장애를 일으키기도 한다. 페녹시에탄올은 살갗점막을 자극하고 재생기관을 망가뜨린다. 이 밖에도 요즘 팔리고 있는 보습제에는 계면활성제와 화학약품, 인공색소 같은 것이 들어있기도 하다.

이러한 화학성분들은 화장품이나 보습제를 바르지 않았을 때는 살갗의 보호막 때문에 살갗을 뚫고 들어갈 수 없지만, 보습제를 바르면 보습제에 들어있는 기름성분이나 유화제가 보호막 구실을 하는 살갗기름을 녹여버리기 때문에 유해화학물질이 몸속으로 들어갈 수 있게 된다. 아토피나 건선은 살갗 보호막이 갈라져 구멍이 나 있기 때문에 유해화학물질의 침입은 더 쉬워진다. 그렇지 않아도 독소와 찌꺼기, 고름으로 가득 찬 아토피 아이의 몸속에 유해화학물질까지 덤으로 들어간다면 낫는 길은 더 멀어질 수밖에 없다. 이러한 보습제는 나쁜 보습제가 아닐 수 없다.

우리는 천연이라는 말을 들으면 왠지 몸에 좋을 것처럼 느껴진다. 하지만 천연보습제라 하여도 거의 모두가 기름이 들어있는 것들이다. 여기에는 기름뿐만이 아니라 냄새를 좋게 하려고 향료를 넣고 상하지 않게 하려고 넣는 보존제(방부제)를 넣는 것들도 많다. 식물성 글리세린을 비롯하여, 프로필렌글리콜(prophylen glycol), 스콸렌(Squalene), 세라마이드(Ceramide), 인지질(Phospholipid), 트리글리세이드(Triglyceride, 중성지방), 피토스테롤(Phytosterol, 식물스테롤), 아보카도 오일 같은 것들을 보습성분으로 많이 쓴다. 이러한 것들은 화학합성물질들 보다는 믿을만하지만 살갗 스스로의 보습기능을 떨어뜨리기는 마찬가지다. 다만 정도의 차이만 있을 뿐이다.

프로필렌글리콜은 유화제, 계면활성제, 보습제, 보존제 같은 것에 쓰인다. 적혈구감소, 뇌, 간, 콩팥의 독성반응을 일으키고 알레르기를 불러들이는 독성물질이다. 꼼꼼히 살펴보아 이러한 독성물질이 들어있는 보습제는 피하는 것이 좋다.

스콸렌은 건강식품으로도 널리 알려져 있어 건너뛰겠다. 세라마이드는 살갗의 바깥층을 이루고 있는 주요 구성성분으로 살갗 보습작용을 한다. 세포간의 이어짐을 튼튼하게 하여 살갗방어막을 지키는 구실도 한다. 인지질은 살아 있는 세포 안에서 미토콘드리아나 세포조직 같은 것을 만드는데 쓰이며, 물질대사과정에서 중요한 구실을 하는 인을 지닌 지방과 비슷한 물질을 말한다. 물과 기름 어디에도 잘 섞여 막에서 중요한 구실을 한다. 레시틴과 세파린도 인지질이다.

트리글리세이드는 중성지방으로서 알맞을 때는 지방세포나 근육에 갈무리되었다가 에너지로 쓰이지만, 지나칠 때는 지방세포에 들어가 비만이 되며, 탈이 난 날핏줄벽에 쌓이면 동맥경화를 일으킬 뿐만 아니라 뇌졸중, 협심증, 심근경색 같은 병을 부르기도 한다. 피토스테롤(Phytosterol)은 식물성 스테롤로서 짐승의 몸속에서 만들어지는 콜레스테롤과 구조가 비슷하다. 짐승의 콜레스테롤은 세포막에 필수성분이다. 아보카도 오일은 천연화장품에 널리 쓰이고 있어 건너뛴다.

언뜻 보기에 스쿠알렌이나 세라마이드, 인지질, 피토스테롤, 아보카도 오일 같은 것들은 살갗에 좋은 것처럼 느껴질 수 있다. 아니다. 이는 내 몸에서 만들어질 때 그런 것이지 밖에서 넣어주면 스스로의 보습력이 퇴화되어 오히려 독이 될 수 있다.

화장품 속에도 이런 물질들이 들어있는 것들이 많다. 당신이 쓰는 화장품에도 들어있을 수 있으니 살펴보라. 화장품이나 보습제 속에 들어있는 이러한 성분이 살갗에 이롭다면 쓰기 전보다 쓴 뒤에 살갗이 더 튼튼해야 마땅하다. 화장품을 단 하루만 쓰지 말아보자. 아마도 거칠어진 살갗 때문에 당기고 가렵고 갈라지고 쓰라려 다시 화장품을 바르고야 말 것이다. 살갗에 좋은 줄 알고 썼던 화장품이나 보습제가 살갗을 망친 것이다.

2) 몸에 좋은 보습제

살갗에 물이 알맞을 만큼 있으려면 끊임없이 물을 보내주어야 한다. 차이는 있지만 누구나 살갗으로 얼마만큼의 물은 언제나 빠져나가고 있기 때문이다. 빠져나간 물보다 많은 물이 들어오면 짓물러지며 적은 물이 들어오면 메마른다. 모자란 물은 밖에서 더해주어도 되지만 항상성유지시스템이 제구실을 하는 몸에서는 물이 빠져나가면 물을 채워주는 시스템이 저절로 일을 하기 때문에 아무런 걱정을 하지 않아도 된다. 살갗에 알맞은 물이 지켜지려면 밖으로 빠져나갈 물을 언제든지 채워줄 수 있을 만큼의 물이 몸속에 있어야 한다.

물을 적게 먹는 사람들은 물을 채워주는 시스템이 켜져 있더라도 끌어올 물이 적기 때문에 살갗으로 물을 보낼 수 없게 된다. 살갗의 물을 지키는 것보다 목숨을 지키는 것이 더 중요하기 때문이다. 요즘 사람들은 물을 적게 먹어도 너무 적게 먹는다. 이것이 되풀이되면 물을 채워주는 시스템이 차츰 망가져 나중에는 많은 물이 몸속으로 들어오더라도 살갗으로 보내주기 보다는 콩팥이나 털구멍, 숨길 같은 곳을 거쳐 몸 밖으로 내보내버린다.

물을 많이 마시더라도 살갗의 물을 지키는 시스템에 탈이 나서 너무 많은 물이 빠져나가면 물을 채워주는 시스템이 너무 많은 일을 하게 되어 지치게 된다. 이럴 때는 조금 많다싶게 물을 마셔 지나치게 빨리 빠져나가는 물을 채워주는 한편, 물을 지키는 시스템이 되살아날 때까지는 밖에서 물을 넣어주어야 한다. 이와 함께 지나치게 빠져나가는 물을 잡아둘 좋은 보습제를 쓰는 것도 때에 따라서 좋지만 이것은 어디까지나 물을 지키는 시스템이 되살아날 때까지만 써야한다. 이럴 때 도움이 되는 것이 좋은 보습제이다. 이제 좋은 보습제를 찾아 떠나보자.

난 옛날부터 토종오이와 수세미를 널리 알리려고 힘써왔다. 촉촉한 살갗을 갖기를 바라는 사람들에게 으뜸의 보습제이자 겨레의 몸 지킴이로도 손색이 없는 먹거리이기 때문이다. 개량오이는 농약을 많이 뿌리는데 토종오이는 농약을 뿌리지 않아도 되니 그 가치가 더욱 귀하다. 개량종오이는 노랗게 익어 가면 신맛 때문에 먹기 힘들다. 그래서 개량종오이는 거의 모두 덜 자란 푸른빛의 어린 오이들만 먹는다. 토종오이는 덜 자란 푸른 오이도 맛이 좋지만 다자란 노란오이도 맛있다. 다자란 노란오이는 보습력이 개량종 푸른 오이에 견주어 열 배가 넘는다.

아토피나 건선이 있는 사람이라면 오이 마사지를 한 번쯤은 해보았을 것이다. 하지만 오래 지속하기는 힘들다. 붙이고 얼마 안 있으면 말라버려 자주 갈아붙여야 하는 번거로움 때문이다. 토종오이는 다르다. 붙이고 몇 시간은 거뜬하다. 아이가 귀찮아 떼어버리지 않는 한은 붙여 놓고 잊어버리고 다른 일을 해도 된다. 이 세상 최고의 '좋은 보습제'인 셈이다.

그 무엇보다도 토종오이만이 가지고 있는 귀한 가치는 순수유전자를 지녔다는데 있다. 우리가 살아온 삶은 거의가 잡종유전자에 갇혀 살아온 세월이다. 쌀이 그러하고 콩이 그러하며, 배추가 그러하고 무가 그러하며, 고추를 비롯한 우리가 먹는 거의 모든 푸성귀와 열매가 그러하다. 요즘 아이들은 태어나면서부터 잡종유전자에 갇혀 살아왔다. 아이의 유전자는 먹거리 속의 뒤섞인 유전자를 분석하고 해독하는 것만으로도 버겁다.

어떤 민간요법지도자는 '골고루 먹어야 튼튼하다지만 난 한두 가지만 먹는다. 그래야 밥통과 창자가 편해지고 뇌도 편하기 때문이다. 세상이 복잡한데 먹거리까지 복잡해지면 뇌가 얼마나 힘들겠는가? 세상에 미친 사람이 넘쳐나는 까닭도 복잡한 먹거리 때문이다.'라며, 한두 가지 반찬만 먹을 뿐만 아니라 밥도 잡곡밥 대신 쌀밥만 먹는 것처럼 단순한 먹거리 예찬론을 펼친다. 물론 여기에 뜻을 같이하는 것은 아니다. 생리적으로 맞지 않기 때문이다.

그러나 우리가 되돌아보아야 할 한 가지 바른 길은 찾을 수 있다. 요즘처럼 뒤죽박죽 엉망인유전자가 뒤섞여 들어오면 그에 대한 정보가 거의 없는 우리의 뇌와 유전자분석시스템은 갈피를 잡기 힘들게 된다는 것이다. 게다가 한 번도 겪어본 적인 없는 이상한 식품첨가물까지 범벅이 되어 들어오는 먹거리라면 그것을 분석하고 처리

해야 하는 뇌와 유전자는 얼마나 힘들어 하겠는가? 탈이 날 수밖에 없다. 아토피를 비롯한 여러 가지 알레르기의 DNA를 살펴보면 잘못된 유전자를 쉽게 찾아볼 수 있는데, 이러한 것들이 생기는 까닭도 우리가 먹는 먹거리 때문이다.

뜻있는 분들의 피와 땀으로 토종밀도, 토종돼지도, 토종소도, 토종닭도 되살아나고 있는 것은 반가운 일이다. 하지만 이들 모두를 모은 것만큼이나 값진 겨레의 자산인 토종오이를 되살리려는 사람들은 너무 적다. 우리가 먹는 먹거리 속의 80% 남짓이 물이다. 먹는 것이 몸을 만든다면 어떤 물을 마시느냐에 따라 몸은 크게 달라진다. 살갗의 보습력이 떨어져 많은 물이 빠져나가는 아토피나 건선은 더욱 그러하다. 위에서 살펴보았듯이 물이 모자라다고 해서 무턱대고 물만 많이 마시는 것은 바람직하지 않다. 적게 마시더라도 많은 물을 마시는 것보다 좋은 생리학적 효과를 볼 수 있다면 그런 물을 마시는 것이 바람직하다.

우리 몸이 가장 좋아하는 물은 살아있는 생명체만이 지니고 있는 유기육각수다. 모든 푸성귀와 열매는 육각수를 지니고 있다. 그 가운데 으뜸이 수세미와 토종오이다. 보습은 살갗을 통한 보습도 도움이 되지만 이는 빙산의 일각이다. 먹거리를 통한 보습이야말로 진정한 보습이다. 굳이 견주자면 살갗을 통한 보습은 먹거리를 통한 보습의 백분의 일, 아니 천분의 일도 안 된다. 그런데도 보습하면 살갗에 바르는 보습제부터 생각한다. 그러니 아토피나 건선을 낫을 수 없는 것이다.

그렇다고 살갗을 통한 보습이 중요하지 않다는 말은 아니다. 당장의 고통을 덜어주려면 좋은 보습제를 찾을 수밖에 없다. 가장 좋은 보습은 수세미와 토종오이 마사지다. 하지만 토종오이와 수세미는 열매이기 때문에 나는 때가 따로 있다. 겨울이라면 더욱 그렇다. 그래서 언제 어디서든 쓸 수 있는 수세미토종오이 보습제를 만들었다.

9. 몸에 나쁜 콩, 몸에 좋은 콩

'콩은 밭에서 나는 쇠고기'라며 아주 좋은 건강식품으로 생각하는 사람들이 많다. 과연 그럴까? 아니다. 이는 역사가 말해 준다. 세계인의 밥상에 콩이 많이 오르기 시작한 것이 겨우 200년 남짓밖에 안 된다. 우리가 먹고 있는 먹거리 가운데 콩처럼 세계인들에게 버림받아 온 것도 드물다. 왜 일까? 독이 되기 때문이다. 식품영양학이 없었을 때는 사람들은 먹거리 속에 어떤 영양이 들어있는지 살펴보고 먹지 않았다. 오랜 옛날부터 몸으로 느껴보고 좋은 것은 먹고 나쁜 것은 먹지 않았다.

그런데 갑자기 과학이라는 것을 내세워 식품영양학이라는 것이 나타나면서 그동안의 슬기들은 무시된 채 분석하고 나누어 그것들의 합이 그 먹거리의 모두를 나타내는 것처럼 길들여져 왔다. 그러나 식품영양학이 들어섬과 함께 인류는 고혈압, 당뇨, 심장병, 아토피, 암과 같은 무서운 병들과 마주하게 되었다. 이러한 병들은 인류가 겪었던 수백만 년 동안의 모든 병을 다 모은 것보다도 훨씬 많은 것들이었으며, 이 광란의 질주는 그칠 줄을 몰랐다. 아니 더욱 폭주하였다.

이제 인류는 스스로를 되돌아보게 되었다. 더 이상 가면 낭떠러지라는 것을 깨달았기 때문이다. 1975년 인류는 미상원 영양문제특별위원회의 활약에 힘입어 그 동안의 가면을 벗어던지고 부끄러운 자화상을 들어냈다. 그들은 말했다. 요즘의 모든 병은 식품영양학 때문이라고, 이러한 폭주를 막으려면 영양학이 없던 때로 돌아가야 한다고.

그들의 자성의 목소리가 아직도 귀를 울리는데 이 땅에는 아직도 콩에 대한 예찬은 그칠 줄을 모른다. 예서 멈춰야 한다. 콩은 약이 아니라 독이다. 더군다나 아토피나 비염, 천식, 크론병, 루푸스, 궤양성대장염, 류머티즘 같은 병을 앓고 있는 사람들에게 콩은 소젖을 빼고는 그 어떤 먹거리보다도 나쁜 먹거리다.

1) 몸에 나쁜 콩

콩도 어떤 콩을 먹느냐, 얼마나 먹느냐, 어떻게 먹느냐에 따라 약이 될 수도 있고 독이 될 수도 있다. 먼저 나쁜 콩부터 알아보자.
콩이 나쁜 것은 소화가 어려운 먹거리로 창자를 망치기 때문이다. 고혈압이나 당뇨, 심장병, 아토피, 암을 비롯한 거의 모든 병들은 창자에 탈이 나서 생긴다. 넘치는 영양 속에서 살아가는 요즘사람들에게 창자를 망치는 콩이야말로 독이 아닐 수 없다.

그러면 어떤 콩이 독이 될까? 그 으뜸이 GMO(유전자변형) 콩이다. GMO는 따로 자세히 배우기로 하고 여기서는 콩의 유전자변형이 우리 몸에 얼마나 나쁜가부터 배워보기로 하자. GMO콩은 풀을 죽이는 곰팡이 유전자를 집어넣은 콩이기 때문에 제초제를 뿌려도 죽지 않는다. 미국의 콩밭을 보면 비행기가 농약을 뿌리고 다니는 것을 볼 수 있는데, 살충제나 살균제뿐만 아니라 제초제까지 비행기로 뿌린다.

　제초제는 해독제가 없는 맹독성 농약이다. 이런 농약을 마구잡이로 뿌리면 콩은 잎과 줄기는 물론 뿌리로 이들 농약을 빨아들인다. 이런 콩으로 두부나 두유를 만든다면 이는 단백질 덩어리가 아니라 제초제 국물이나 다름없다. 이런 것을 먹고 튼튼하기를 바란다는 것은 부질없는 짓이다. 암이나 아토피처럼 유전자가 잘못되어 생기는 병이 많은 것도 GMO로 만들어진 먹거리가 한몫을 하고 있다.

　다음으로 농약 특히 제초제를 뿌린 콩이다. GMO보다는 덜 하겠지만 요즘 콩을 기르는 사람들을 보면 걱정부터 앞선다. 이곳으로 옮겨오기에 앞서 있었던 사랑지기 연수원 바로 옆에 콩밭이 있는데, GMO 콩이 아닌데도 제초제를 많이 뿌렸다. 콩을 심기에 앞서 제초제를 뿌리는 것은 보았어도 싹이 나서 자라고 있는 데도 끊임없이 제초제를 뿌리는 것은 처음 보았다. 부부가 일을 하고 있었는데 아내는 류머티즘관절염으로 오래도록 고생해 오고 있었고 지아비는 머리가 숭숭 빠져 듬성듬성 남아있었고 온몸이 부어있었다. 우연일까, 필연일까? 제초제를 맞아 죽어가는 풀이 어떻게 죽어가는 지 본 사람이 있다면 그 답을 알 것이다.

　해로운 콩은 물론이겠지만 좋은 콩이라도 어떻게 먹느냐에 따라 독이 될 수 있다. 그 으뜸이 날 것으로 먹는 것이다. 나의 초등학교 스승님 가운데 한 분은 콩을 날 것으로 드셨다. 때 이른 젊은 나이에 병으로 돌아가셨다. 그 때에는 대사병이라는 것 자체가 아주 드물었던 때라는 것을 생각하면 아주 드문 일이었다. 그 만큼 콩은 우리 몸에서 감당하기 힘든 먹거리이다. 익혀 먹더라도 콩을 갈거나 부수지 않고 통째로 먹으면 독이 될 수 있다. 열 때문에 콩의 단백질이 조금은 분해되어 날 콩보다는 소화흡수가 쉬워지더라도 콩의 단백질에 소화효소가 닿는 곳이 적기 때문에 소화흡수에 걸리는 시간이 매우 길어진다. 그만큼 밥통과 창자는 힘든 시간을 참아내야만 한다.

갈아서 먹는 것이 좋다. 두부와 두유를 들 수 있다. 두부는 콩을 갈아 콩 속의 단백질을 간수를 써서 덩어리로 만들어 먹는다. 이 때 들어가는 간수를 생각해야 한다. '소금의 두 얼굴'에서 보았듯이 석면이나 중금속 같은 것들이 들어있는 소금에서 빠져나온 간수는 찌꺼기 국물이다 석면이나 중금속 같은 것들이 들어있는 소금을 세 해 남짓 묵혀 간수를 빼내면 소금 속의 석면이나 중금속이 크게 줄어든다. 그것들이 어디로 가겠는가? 간수 속에 녹아든 것이다.

방송에서 소금밭의 소금을 긁어모으는 것을 누구나 한 번쯤은 보았을 것이다. 소금을 긁어모으는 것을 보면 소금물이 모두 마른 곳에서 소금을 긁어모으는 것이 아니라 소금물이 남아있는 곳에서 소금을 긁어모으는 것을 볼 수 있다. 왜일까? 간수는 물을 빨아들이는 힘이 워낙 세기 때문에 물이 모두 마를 때까지 기다리려면 사막과 같은 맑고 메마른 날씨가 이어져야 하기 때문이다. 눈여겨본 사람이라면 소금을 건져낼 때 흘러나오는 소금물을 보았을 것인데, 그것은 거의 모두 간수이다. 그림으로 보아도 비올 때 흙탕물과 같은 누런 물이 흘러내리는 것을 볼 수 있지만 그곳으로 가서 유리잔에 떠서 보면 아마 어제 먹은 소금까지 토해내고 싶을 것이다.

요즘에는 그나마 그런 간수도 구하기 힘들어 거의 모두가 두부를 만들 때 황산칼슘($CaSO_4$)이나 염화칼슘($CaCl_2$), 황산마그네슘($MgSO_4$), 글루코노델타락톤(G.D.L, $C_6H_{10}O_6$), 염화마그네슘($MgCl_2$)과 같은 화학합성 응고제를 쓴다.

황산칼슘은 우리가 흔히 알고 있는 석고와 비슷한 것이다. 다만 먹거리에 들어가는 황산칼슘은 공업용과는 조금 달라서 그다지 크게 나쁘지는 않다. 하지만 두부 속의 황산칼슘을 빼내지 않고 너무 많이 먹게 되면 고칼슘혈증이나 호흡장애, 심장장애까지 일으킬 수 있다.

두부를 만들 때는 응고제는 물론 거품을 없애기 위해 소포제(실리콘 수지, 규소수지, 글리세린지방산에스테르)를 쓴다. 소포제는 독성이 적어 적게 먹으면 큰 탈을 일으키지 않지만 잘 빼내지 않고 먹어 너무 많이 몸속에 들어오면 탈을 일으킬 수 있다. 글리세린지방산에스테르는 유화제 구실도 하기 때문에 지나치면 몸속의 독소와 찌꺼기를 내보내는 것을 막을 뿐만 아니라 나쁜 찌꺼기나 독소 같은 나쁜 물질이 몸속으로 들어오도록 돕는 구실도 한다.

식품공전에는 이들 하나하나의 첨가물들은 큰 탈을 일으키지 않는다고 되어 있지만 이들이 서로 뒤섞여 쓰이고 있다는 것이 걱정거리다. 이를 칵테일효과라 한다. 칵테일효과란 소주와 맥주를 따로 마셨을 때는 큰 탈을 일으키지 않지만 섞어 마시면 큰 탈을 일으키듯이 하나하나의 식품첨가물은 식품공전 기준에 맞더라도 이들이 만나면 어떠한 화학반응이 나올지 모른다. 그 본보기가 비타민C 음료의 벤젠사건이다.

화학첨가물 없이 좋은 두부를 만들 수 없을까? 이를 도우려고 사랑지기에서는 깨끗한 갯벌소금에서 나온 간수를 나눠주고 있다. 염화마그네슘, 황산마그네슘 같은 응집력을 가진 무기물과 염화칼륨, 염화나트륨 같은 맛을 내는 것들도 함께 지니고 있어 좋은 두부를 만드는데 손색이 없다.

그러나 무엇보다 큰 걱정거리는 GMO콩으로 만든 두부나 두유다. 'GMO의 두 얼굴'에서 자세히 다루겠지만, GMO와 멘델의 유전의 법칙에 의한 품종개량은 뿌리부터 다르다. 유전의 법칙에 따른 우성 유전형질을 끌어 쓰는 것은 자연의 섭리를 거스르지 않는 자연스런 것으로서 자연계에서도 흔히 일어나는 일이다. 사람이 같은 성씨와 결혼하는 것을 꺼리는 까닭도 유전형질은 섞어 좋은 유전자가 나타나기를 바라기 때문이다. 그러나 GMO는 자연의 섭리를 거슬러 같은 종끼리의 만남이 아닌 다른 종을 가진 유전자를 함부로 섞는 것을 말한다. GMO콩은 콩의 유전자와 풀을 죽이는 땅 속의 곰팡이 유전자를 억지로 잘라 붙여 만든다. 따라서 몸에 탈을 일으킬 수밖에 없다.

이러한 재앙의 씨앗을 우리는 지난 2008년 광우병 소 수입 반대

시위 때 국론이 한 쪽으로 쏠린 틈을 타서 사람이 먹는 먹거리에도 쓸 수 있도록 슬며시 제도화하였다. 캄캄한 밤에 절벽에서 뛰어내린 우리 겨레의 앞날은 그 바닥이 흙이나 바위가 아닌 물웅덩이 이기를 바라는 운명이 되었다. 스스로 우리의 운명을 끌어나가는 것이 아닌 요행을 바라는 앞날의 우리의 모습이 왠지 서글프게 느껴진다.

우리 겨레는 물론이려니와 GMO를 먹는 모든 사람들이 그것을 먹었을 때 어떠한 탈이 날지 아무 것도 모르는 채 먹고 있다. 물론 세계 곳곳에서 GMO 때문에 무서운 일들이 나타나고 있다고는 하지만 이는 빙산의 일각일 뿐이다. 앞으로 또 어떤 무서운 일들이 일어날지 아무도 모른다. 오직 신만이 알리라. 하지만 이제까지 나타난 끔찍한 본보기만 보더라도 더 망설여서는 안 된다. 여기서 광란의 질주를 막아야 한다. 2001년 미국에서는 유전자조작 콩을 먹은 사람들이 급성알레르기를 일으키는 일이 있었다. GMO로 만든 두부와 두유는 아토피나 비염, 크론병, 천식 같은 알레르기를 앓고 있는 사람들에게 먹어서는 안 될 먹거리의 으뜸이다.

두부를 먹을 때 조금이라도 걱정거리를 덜고 먹으려면 흐르는 물에 씻어 두부에 있는 화학 첨가물들을 줄이는 한편, 먹다 남은 두부는 물에 담가두어 화학 성분이 줄어들게 하는 것이 좋다.

2) 몸에 좋은 콩

콩이라 하여 반드시 나쁜 것은 아니다. 어떤 콩을 얼마나 어떻게 먹느냐에 따라 약이 될 수도 있고 독이 될 수도 있다. 콩은 우리 몸에서 소화흡수만 할 수 있다면 영양에서는 손색이 없는 먹거리다. 이제 좋은 콩을 찾아 떠나보자.

세계인의 밥상에 콩이 본격적으로 오르기 시작한 것이 겨우 200여 년 밖에 안 되지만 우리 겨레는 문자를 쓸 때보다도 더 오래도록 콩을 먹어왔다. 이러한 먹거리는 고구려가 수나라 당나라와의 싸움에서 이겨내는 힘이 되었었다. 수나라 당나라의 군대는 수많은 나라들에게 두려움이었지만 그러한 군대도 고구려에는 적수가 되지 못했다. 아마 군대규모만 비슷했다면 수, 당의 군대는 고구려 군에 괴멸당하고 말았을 것이다. 규모면에서나마 크게 앞서고 있었기에 수나라 당나라가 그나마 고구려와 전쟁에서 괴멸을 피할 수 있었다. 그럼에도 불구하고 수나라는 고구려와의 전쟁에서 대패하고 나서 멸망하기 까지 했다.

왜 다른 나라에게는 두려움을 주었던 강력한 수, 당의 병사들이 고구려 병사들과의 1:1 싸움에서는 적수가 되질 못했을까? 그들이 약한 것 일수도 있지만 고구려 군사들이 강력했기 때문이다. 그 힘의 바탕은 바로 콩이었다. 콩에는 단백질이 많다. 먹거리가 넘쳐날 때는 소화가 어려워 창자를 힘들게 하는 걸림돌이 되지만 굶주림을 이겨내며 살던 때는 소화가 더디니까 오래 창자 속에 남아있게 되어 든든함이 오래갔었다. 그보다 콩의 참다운 힘의 바탕은 발효에 있다. 아무리 단백질이 많아 창자 속에 오래 남아있다고 하더라도 그것을 소화시킬 수 없다면 오히려 설사를 일으키고 만다. 그렇게 되면 든든하기는커녕 기진맥진해 싸움은 고사하고 무기조차 들기 힘들었을 것이다. 발효는 단백질을 아미노산으로 나뉘어 들어오기 때문에 창자를 힘들게 하지 않는다. 설사를 걱정하지 않아도 되니 콩은 고구려 군사에게 힘의 바탕이 되었다.

넘치는 먹거리 속에 살아가는 우리에게 있어 콩 발효식품은 좋은 콩으로서 손색이 없다. 우리 겨레는 청국장, 된장, 간장, 고추장 같은 세계 어느 나라에도 찾을 수 없는 여러 가지 콩 발효식품을 먹어왔다. 이렇듯 여러 가지 콩 발효식품이 많았던 것은 그만큼 콩이 많았다는 것을 뜻한다. 그렇다. 콩은 우리나라가 원산지이다. 두만강(豆滿江)은 콩이 차고 넘친 강이라는 뜻이다. 이름에서 알 수 있듯이 콩의 다양성 및 질을 살펴보더라도 우리나라는 으뜸이다. 좀 더 자세히 말하면 함경남북도와 만주 동남부 쪽을 말한다. 고구려 땅이다.

콩을 알리는 '콩, 인류를 살리다'는 다큐멘터리에서 콩의 원산지를 중국이라 한다. 우리가 만든 다큐멘터리에서 말이다. 헛소리이다. 만주동남부와 함경남북도는 우리의 땅이다. 다만 만주는 이제 중국이 잠시 머무르고 있는 우리의 옛 땅일 따름이다. 게다가 만주족이 아닌 한족이 고구려 땅에 머무르고 있는 것은 겨우 70년 남짓밖에 안 된다. 중국이 강점하고 있다고 해서 우리 마음속에서 까지 우리의 옛 땅을 지우려 해서는 안 된다. 비록 힘이 없어 우리의 힘으로 되찾기는 힘들겠지만 마음속엔 언제나 그리움의 땅으로 담아두어야 한다. 분명 콩은 우리 겨레의 씨앗이다. 전 세계 콩 유전자원의 90% 남짓이 우리 땅에서 가져간 것들이다. 몬산토의 콩 유전자도 그 뿌리는 우리 콩이다.

다음으로 두부와 두유를 살펴보자. 유기농 콩으로 소포제와 유화제 같은 것을 쓰지 않고 만든 좋은 두부나 두유라면 몸에 좋을 수 있다. 유기농 콩이라도 많이 먹으면 독이 되기는 마찬가지다. 콩 속의 단백질은 유기농 콩이라도 밥통과 창자를 힘들게 하기는 마찬가지이기 때문이다. 밥에 콩을 넣을 때는 10%가 넘지 않도록 하며, 유기농 콩으로 만든 두부나 두유라 할지라도 두부는 하루 반 모 넘게 먹지 말며, 두유도 하루 두 잔 넘게 먹지 않아야 한다.

드물게는 콩 알레르기가 남달리 심한 사람들이 있다. 이런 사람은 콩으로 만든 어떤 먹거리도 멀리해야 한다. '자연건강캠프'나 '아토피 완치의 길'에 함께하여 창자를 튼튼하게 하고 뼈 기둥을 바로잡은 다음에야 유기농 콩으로 만든 먹거리가 탈을 일으키지 않을 수 있기 때문이다. 석 달에서 다섯 달만 참으면 이 좋은 겨레의 먹거리를 맛있게 먹을 수 있으니 조금만 기다리자.

콩 알레르기에서 벗어났으면 이제 좋은 콩을 더 자세히 알아보자. 우리의 겨레의 씨앗인 콩의 자세한 것은 〈자연요법사랑지기〉에서 살펴보기로 하고 여기서는 청국장과 된장만 살펴보기로 하겠다.

(1) 항체를 만들어 면역력을 높이는 아미노산의 보고 바다풀 청국장(납두)

납두는 청국장이 발효될 때 느른한 실 같은 것이 가장 많을 때 말리거나 얼려 발효를 멈춘 것을 말한다. 넘치는 먹거리 때문에 요즘 사람들의 피는 자꾸만 더러워지고 있는데, 피가 더러워져 만들어지는 피떡(혈전) 때문에 많은 병들이 생긴다. 납두에 들어있는 레시틴과 나토키나아제는 이러한 피떡을 없애주어 피가 더러워져서 생기는 여러 가지 병을 막거나 낫는데 도움을 준다. 이제까지 밝혀낸 200가지 남짓의 천연혈전용해제 가운데 으뜸은 나토키나아제다.

납두(나토효소)의 가치를 다른 쪽에서 살펴보면, 늙지 않게 하고 암을 막는 것을 들 수 있다. 늙는 것은 핏줄에서 먼저 나타난다. 핏줄의 늙음은 주로 핏줄 벽의 기름기가 산화되는데서 잇따른다. 기름기의 산화, 그 가운데 LDL(저비중 콜레스테롤)의 산화를 막아주는 것들이 콩에 많이 들어 있다. 초콩도 콩 속의 몸에 좋은 것들과 식초 속의 산화를 막는 것들이 어우러진 것으로, 세포가 늙는 것을 막아주고 핏줄을 튼튼하게 하는 발효식품이다.

납두에는 비타민K가 많아 골 밀도를 높게 한다. 뼈에는 우리 몸의 99%나 되는 칼슘이 갈무리되어 있다. 핏속에 칼슘이 모자라지면 근육이 무력해지거나 콩팥에서 단백질을 걸러내지 못하는 것 같은 여러 가지 탈을 일으킬 수 있다. 때문에 칼슘 농도를 알맞게 지켜주려고 뼈를 녹여 칼슘을 핏속으로 내보낸다. 뼈가 튼튼하지 못한 사람들의 피 속에는 칼슘도 모자라지만 비타민K도 적다. 콩이 지니고 있는 비타민K_1보다는 미생물이 만들어 내는 비타민K_2의 모자람이 더 큰 영향을 미친다. 납두에는 3대 영양소인 단백질·지방·탄수화물이 골고루 들어있으며, 비타민 $B_1 \cdot B_2 \cdot B_6 \cdot B_{12}$와 칼슘과 칼륨(포타슘, potassium), 철분, 마그네슘 같은 여러 가지 미네랄과 비타민도 많이 들어있다. 메나퀴논(menaquinone)이라고도 부르는 비타민K_2가 많이 들어있다.

콩 단백질은 고초균(Bacillus subtilis)에 의해 아미노산으로 나누어진다. 식물성 단백질에서 나누어진 이러한 아미노산은 항체를 만드는 바탕이 된다. 항체란 밖에서 들어온 세균이나 바이러스 같은 도둑들을 막는 면역체계의 기둥이다. 식물성 아미노산이 많이 들어있는 납두를 꾸준히 먹게 되면, 면역력이 높아져 난치병을 이기는데 큰 도움이 된다. 납두에 많은 사포닌은 창자의 점막을 지켜주어 알레르기를 막고 피를 깨끗하게 하여 피의 흐름을 좋게 한다. 납두 1g 속에는 10억 마리가 넘는 바실러스균이 들어 있어 창자가 굳은 것이나 창자가 힘을 잃은 것, 설사, 장염, 변비 같은 여러 창자 병에 좋다. 아토피나 비염, 천식, 크론병, 루푸스, 궤양성대장염, 류머티즘 같은 것들도 창자를 튼튼하게 하면 낫는다.

납두 속의 '이소플라본'은 살갗 속의 콜라겐이 만들어지는 것을 돕고, 콜라겐을 녹이는 효소를 억누른다. 콜라겐은 살갗이 늙는 것을 막고 보습력과 탄력성을 높여준다.

아토피나 건선으로 보습력이 떨어진 사람들은 몸속의 물을 쉽게 잃어버리기 때문에 눈물이 적게 나와 안구건조증에 걸리기 쉽다. 납두의 점액성 물질의 주성분인 아미노산 고분자 '폴리 감마글루탐산'

이 안구의 보습력을 높여 준다.

납두에 넉넉한 제니스테인(genistein)이나 토코페롤(비타민E)은 항산화작용이 뛰어나 산성화된 몸바탕을 바로잡는데 좋으며, 비타민B_6는 트립토판이 세로토닌으로 바뀌는데 도우미구실을 한다. 세로토닌은 신경전달물질로서 마음을 진정시키고 기분을 좋게 하는 호르몬으로서 '행복호르몬'이라고도 한다. 아토피나 비염, 천식, 건선을 앓고 있는 사람들은 세로토닌이 적게 나와 충동적이고 신경질적으로 되기 쉽다. 레시틴이 나누어지면 '콜린'이 되는데, 콜린은 '아세틸콜린'이라는 신경전달 물질을 늘리는 구실을 한다. '나토키나아제'는 뇌 속의 비정상적 단백질 덩어리인 아밀로이드를 녹여 뇌세포의 손상을 막는다. 이러한 여러 가지 몸에 좋은 바탕은 마음을 가라앉히고 머리를 맑게 하며, 집중력을 높이는데 도움을 준다.

이 밖에도 납두에는 항산화 물질로 널리 알려진 폴리페놀과 여러 가지 기능성 펩티드 및 이소플라본 계열의 다이드제인, 제니스테인, 글리시테인 같은 몸에 좋은 것들이 많이 들어있다.

(2) 아주 좋은 바다풀(해초) 된장

콩 단백질이 효소의 도움으로 아미노산이 되기 때문에 된장은 콩에서 느낄 수 없는 구수한 맛이 난다. 아미노산 가운데 구수한 맛의 으뜸은 글루탐산이다. 잘 발효된 된장일수록 글루탐산이 많다. 콩을 먹고 설사를 하거나 알레르기를 일으키는 사람들도 된장을 먹으면 아무 탈이 없다. 그 까닭은 콩 단백질이 소화되기 쉬운 아미노산으로 바뀌기 때문이다. 콩 단백질은 펩티드결합으로 단단히 묶여있을 때는 소화가 어려워 창자를 힘들게 하지만, 효소의 도움으로 아미노산이 되면 소화도 잘 되고 항체를 만들어 면역력을 튼튼하게 한다.

된장은 항산화 항암능력이 가장 뛰어난 발효식품이다. 항산화 항암능력이 뛰어나다는 것은 암이나 고혈압, 당뇨, 심장병, 아토피, 비염, 천식, 크론병, 루푸스, 류머티즘, 건선 같은 염증성질환에 강력한 항산화구실을 한다는 말이 된다. 그렇다면 청국장도, 간장도, 고추장도 모두 콩 발효식품인데, 된장이 더 강력한 항산화 항암작용을 할 수 있는 까닭은 무엇일까? 발효미생물의 다양성과 몸에 좋은 바탕 때문이다. 청국장은 발효과정이 단순해서 미생물은 많지만 다양성 면에서는 된장보다 떨어진다. 이와 함께 미생물의 대사산물에 영향을 미치는 미량원소의 다양성 또한 큰 차이를 보인다.

콩에도 미네랄이 많지만 된장에는 미치지 못한다. 된장을 만들 때 갯벌소금을 넣으면 콩이 가지고 있는 미네랄 보다 몇 십 배가 많아진다. 정제염으로 만든 된장보다 갯벌소금으로 만든 된장에 몸에 좋은 바탕이 많은 까닭이 여기에 있다. 갯벌소금보다 바다풀소금(해초소금)을 넣는다면 미생물은 견줄 수 없을 만큼 늘어난다. 이렇게 해서 몸에 좋은 으뜸의 바다풀된장이 만들어 진다. 이런 된장은 돈이 있다고 누구나 먹을 수 있는 것은 아니다. 아직은 많은 사람들과 나누어 먹을 만큼 넉넉한 바다풀된장이 없기 때문이다. '자연건강캠프'나 '아토피 완치의 길'에 함께하는 사람들만 먹을 수 있다. 이 좋은 된장이 있어도 돈이 먼저인 사람들은 값싼 된장으로 눈을 돌리지만, 몸이 먼저인 사람들은 바다풀된장을 먹을 수 있다는 생각에 흐뭇하다.

된장은 탄수화물과 지방, 단백질이 고루 들어있는 보기 드문 발효식품이다. 콩 속의 탄수화물은 아밀라아제와 같은 당화효소의 도움으로 키토올리고당, 덱스트린, 맥아당, 포도당이 된다. 콩에서 느낄 수 없었던 달콤함을 된장에서 느낄 수 있는 까닭이 여기에 있다. 키토올리고당은 우리 몸의 소화효소로는 녹여 쓸 수 없어서 그대로 창자로 넘어간다. 키토올리고당은 창자 속에서 비피더스균의 먹이가 되어 비피더스균을 자라게 돕기 때문에 창자가 튼튼해진다.

성 분	함 유 량	성 분	함 유 량
수 분	51.5g	칼슘	122mg
단 백 질	12.0g	인	141mg
지 질	4.1g	철	5.1g
당 질	10.7g	비타민 B_1	0.04mg
섬 유	3.8g	비타민 B_2	0.20mg
회 분	17.9g	비타민 C	0

된장에는 열여섯 가지 아미노산이 들어있는데, 이 가운데 리신(Lisine)과 류신(Leucine)은 채식위주의 밥상에서 모자라기 쉬운 아미노산이다. 흰쌀이나 흰밀가루로 만든 것들을 먹는 사람들의 쏠리기 쉬운 영양의 어울림을 바로잡는데 좋은 영양소다. 콩에 모자란 메티오닌은 곡류에 많이 들어 있어 서로의 모자람을 바로잡아줄 수 있다.

아토피나 천식, 비염, 크론병, 루푸스, 궤양성대장염, 류머티즘 같은 알레르기를 앓고 있는 사람들은 창자가 좋지 않아 영양소의 소화흡수가 제대로 되지 않는다. 간은 수천 가지의 일을 하는데, 그 가운데 가장 중요한 일이 해독과 영양소대사다. 우리 몸에 들어온 영양소는 간에서 다스린다. 간염이나 지방간, 간경화처럼 간이 나쁜 사람들은 물론, 아토피와 같은 알레르기를 앓고 있는 사람들도 창자 때문에 간이 편할 날이 없다. 된장에는 간 독성 지표인 아미노기 전이효소의 활성을 떨어뜨리는 효소가 많아 간의 해독기능을 높여준다. 해독기능이 좋아진 간은 영양소의 대사를 잘하게 되어 간이 제 구실을 할 수 있다. 좋은 된장은 간을 지키는 셈이다.

콩에 들어있는 데이드진(daidzin)과 같은 이소플라빈(isoflavin)은 노란색 색소로서 노화를 막는 폴리페놀(polyphenol)이다. 이와 함께 아미노산과 당이 만나서 만들어진 갈변물질인 멜라노이딘(melanoidin)은 또 다른 항산화물질이다. 이들은 된장 속 기름의 산화를 막는다.

발효가 잘된 된장은 소화되기 쉬운 불포화기름이 많기 때문에 콜레스테롤 함량이 낮다.
리놀레산과 같은 불포화기름은 콜레스테롤이 몸속에 쌓이는 것을 막아 피를 잘 돌게 한다. 이러한 기름들은 세포벽을 이루는 성분으로서 살갗을 지키고 튼튼한 살갗을 가꾸는 데도 도움을 준다. 레시틴은 뇌의 맡은 일을 돕는 불포화기름으로 기억력과 집중력을 높이는데 도움을 준다. 된장의 맛이 깊어질수록 갈색의 항산화물질인 멜라노이딘이 늘어난다. 레시틴과 멜라노이딘은 인슐린을 잘나오게 하여 당대사를 좋게 한다. 당대사에 탈이 나면 암이나 아토피, 당뇨와 같은 염증성질환이 생기거나 깊어진다.

이소플라본으로부터 만들어지는 물질들은 여성호르몬과 비슷한 식물성 에스트로겐으로 뼈를 튼튼하게 한다. 사포닌은 핏속의 콜레스테롤을 줄이고 과산화지질이 생기는 것을 막는다. 사포닌을 비롯한 된장 속의 보푸라기는 창자의 움직임을 도와 창자를 튼튼하게 해준다. 양파와 바다풀소금으로 만든 바다풀된장은 질 좋은 보푸라기와 유기미네랄이 많이 들어있어 창자의 움직임이 좋아짐은 물론 우리 몸의 모든 흐름을 돕는다.

바다풀된장은 국토해양부의 지원을 받아 만들어진 특허 받은 세계에서 하나뿐인 된장이다.

보약보다 낫다는 양파지만 매운 맛 때문에 아이들에게 날 것으로 먹이기는 쉽지 않다. 매운 맛을 내는 '유화프로필'은 열을 가하면 '프로필메르캅탄'이라는 단맛을 내는 것으로 바뀌어 맛이 좋아진다. 하지만 비타민B나 비타민C, 효소 같은 양파 속의 열에 약한 성분이 모조리 사라져 버린다. '유화프로필'은 매운 맛 때문에 양파를 멀리하게 하지만 중성지방과 콜레스테롤을 낮춰 피를 깨끗하게 할 뿐만 아니라 인슐린을 잘나오게 하여 당대사를 좋게 한다. 이러한 몸에 좋은 것들을 없애지 않고 맛있게 먹으려면 된장 속에 다섯 시간 남짓 넣어두면 매운 맛이 몰라보게 줄어든다.

양파에 들어있는 '퀘르세틴'은 핏줄을 부드럽고 튼튼하게 하며, 유황성분인 '시크로알린'은 혈전을 녹이고, '글루타치온'은 강력한 항산화물질로서 간의 해독기능을 도울 뿐만 아니라 활성산소를 없애는 힘이 뛰어나 면역력도 높아진다.

양파나 마늘은 친환경으로 재배한 것들도 농약을 뿌리지 않는 것들을 찾기 힘들다. 다만 농약을 덜 뿌릴 뿐이다. 마늘이나 양파의 뿌리를 갉아먹는 벌레 때문에 유기농으로는 기르기가 어렵기 때문이다. 사랑지기 텃밭의 양파는 농약은 물론 비료도 뿌리지 않는 아주 깨끗한 유기농양파이다. 흙 속의 벌레가 먹고 남은 것만 먹겠다는 생각으로 양파를 기르면 유기농으로 기를 수 있다. 마늘은 사랑지기 텃밭에서 기른 것을 쓰거나 믿을만한 유기농 마늘을 가져다 썼다.

바다풀된장은 양파는 물론 면역력을 높이고 간을 돕는 마늘, 청국장, 밥통을 튼튼하게 하는 마, 비피더스균을 잘 자라게 돕는 프락토올리고당 같은 것들이 들어있다. 골고루 먹지 않는 아이들에게 여러가지 영양소를 한꺼번에 먹일 수 있도록 만든 아주 좋은 된장이다.
이러한 좋은 먹거리도 먹지 못하는 아이들이 있다. 콩 알레르기가 심한 아이들이다. 지나치게 깨끗하게 하여 세균과 멀어지면서 생겨난 부메랑이다. 이러한 아이는 '아토피 완치의 길'에 함께하여 몸바탕을 바꾸는 것이 아토피나 비염 같은 알레르기를 이기는 길이다.

10. 푸성귀즙 열매즙 바로알기

　푸성귀나 열매에는 아이들을 잘 자라게 하고 몸을 튼튼하게 하는 비타민과 미네랄, 보푸라기, 폴리페놀 같은 여러 가지 영양소가 많이 들어있다. 이러한 영양소를 듬뿍 안고 있는 푸성귀나 열매를 그대로 먹는다면 좋겠지만 가공식품에 길들여진 아이들에게 푸성귀나 열매를 그대로 먹게 한다는 것은 결코 쉬운 일이 아니다. 더군다나 가공식품을 먹어 망가진 세포와 창자를 되살리는데 넉넉할 만큼 먹이는 것은 더욱 힘들다. 푸성귀나 열매의 즙은 여기에 대한 대안인 셈이다.

　푸성귀나 열매즙은 비타민이나 미네랄, 폴리페놀 같은 거의 모든 영양소가 많이 들어있지만 한 가지 지나칠 수 없는 것이 있다. 바로 보푸라기(식이섬유)이다. 보푸라기는 사람의 소화효소로는 소화할 수 없는 다당류로서 소나 사슴과 같은 풀 먹는 짐승에게는 영양소가 되지만 사람에게는 찌꺼기가 된다. 영양학자들 가운데는 보푸라기를 '소화할 수 없는 버려지는 찌꺼기' 쯤으로 생각하는 사람들이 있는데, 이는 칼로리영양학의 가장 큰 잘못 가운데 하나다.

　보푸라기는 살아가는데 필요한 영양만을 생각한다면 아무런 도움을 주지 못하는 찌꺼기에 지나지 않지만, 그만이 가지는 흡착력과 탄력성 때문에 창자를 지나가면서 창자벽을 자극해 창자를 튼튼하게 함은 물론 나쁜 찌꺼기와 독소 및 과잉영양을 빨아들여 끌고 나간다.

거의 모든 병은 창자와 뼈 기둥에 탈이 나서 생기므로 뼈 기둥과 창자만 바르게 하면 어지간한 병은 얼마든지 낫을 수 있다. 그런 쪽에서 본다면 먹기 편하다고 열매나 푸성귀로 즙을 내서 먹는 것은 보푸라기 모자람을 부추길 수 있다.

그것이 좋지 않다고 생각해 고속분쇄기(믹서기)에 갈아서 먹이면 된다고 생각하는 사람들이 있을 것이다. 과연 그럴까? 아니다. 우선 아이들이 거칠다고 싫어한다. '거칠어도 억지로 먹이다보면 버릇이 들겠지'라고 생각하는 사람들도 있을지 모른다. 그것만이라면 그렇게 해도 된다. 하지만 그런 차원이 아니다. 분쇄기의 칼날이 빠르게 돌면서 푸성귀나 열매 속의 비타민이나 효소 같은 열에 약한 것들을 없애 버린다.

'불만제로' 제작진이 즙을 짜는 기계(녹즙기, 원액기)로 짠 즙과 고속분쇄기로 갈아 얻은 범벅을 살펴보니, 즙에는 보푸라기가 전혀 들어있지 않아서 좋지 않았으며, 범벅에는 비타민C가 거의 다 사라지고 5% 안팎밖에 남아있지 않았다. 다시 말해 빠르게 갈게 되면 비타민C의 95% 남짓이 사라져 버린 것이다. 즙을 먹이자니 보푸라기가 모자라고, 갈아 먹이자니 비타민C 같은 것들이 사라지는 이러지도 저러지도 못하는 길에 빠진 셈이다.

사랑지기에서 만든 발효액은 요즘 나도는 발효액들과 다른 점이 많다. 살균을 하지 않아 발효미생물이 살아있는 것이 다르고, 비타민, 미네랄, 아미노산, 폴리페놀 같은 몸에 좋은 바탕이 듬뿍 들어있는 것이 다르며, 보푸라기가 들어있다는 것이 다르다. 이러한 것들이 때론 찌꺼기로 잘못 받아들여지기도 한다.

발효액을 담글 때 산야초나 푸성귀 같은 것들을 잘게 자르지 않고 넣으면 맑기는 하지만 설탕물이나 다름없다. 사랑지기에서 발효액을 만들 때는 저속분쇄기로 으깨어 만든다. 산야초나 푸성귀가 가지고 있는 영양소를 듬뿍 뽑아낼 수 있어 으뜸이다. 그러나 다른 곳에서 파는 설탕물 같은 발효액에 길들여진 사람들은 사랑지기 발효액에 가라앉아있는 몸에 좋은 바탕을 찌꺼기로 생각하여 되돌려 보내오거나 싫어하는 사람들이 있다. 아니다. 찌꺼기가 아니라 우리 몸에 좋은 바탕들이다.

즙과 범벅의 좋은 점을 모두 살릴 수 있다면 아이들의 까다로운 입맛도 맞출 수 있고, 몸도 생각할 수 있다. 사랑지기에서는 '자연건강캠프' 동안 천천히 돌아가는 으깨이(분쇄기)로 으깬 다음 눌러 짜는 것(압착기)으로 짜서 보푸라기까지 들어있는 즙을 만들어 푸성귀나 열매와 함께 먹고 있다. 분당 10,000회 남짓 돌아가는 고속분쇄기와는 달리 천천히 돌아가는 으깨이는 분당 100회 안팎으로 천천히 짓이겨주기 때문에 영양소가 고스란히 남아있게 된다. 눌러 짤 때도 0.1㎜ 안팎의 고운 망을 쓰기 때문에 거친 보푸라기는 들어가지 않는다. 이 만큼이면 보푸라기가 들어있다는 것을 거의 느낄 수 없을 만큼 부드럽다. 다만 오래두면 보푸라기가 뜨거나 가라앉아 알 수 있을 뿐이다. 먹을 때 흔들어 마시면 된다.

Ⅲ. 의사가 필요 없어지는 자연건강법

1. 의사가 필요 없어지는 운동법

1) 붕어운동

자연건강법을 깊이 있게 배우는 사람이라면 한 번쯤은 고개를 갸우뚱하게 만드는 것이 자연건강 6대요법의 순서이다. 자연건강 6대 요법이란 방대한 자연건강법 가운데 고르고 골라 보석같은 6가지만 모아놓은 것을 말한다. 평상, 경침, 붕어운동, 모관운동, 합장합척운동, 등배운동이 그것이다. 요즘에는 모관운동은 발목펌프운동과 손목펌프운동이 그 자리를 대신한다.

자연건강 6대 요법을 바르게 배워 생활화하지 않고서는 몸에 탈이 난 것을 고칠 수 없다. 그런데 그 순서를 보면 한 가지 의문점이 들 것이다. 평상은 잠자는 동안 우리 몸을 튼튼하게 지켜주기 때문에 으뜸의 자리에 오르는 것이 마땅하다. 다른 건강법들이 겨우 몇 분 안에 끝나지만 오동나무 잠자리는 잠자는 동안 몸을 지켜주기 때문이다. 목 베개(경침)도 잠자는 동안 우리의 몸을 다스리지만 평상과는 달리 적응하는데 오래 걸리므로 평상보다 아래에 두었다. 여기까지는 자연건강법을 배우는 사람이라면 누구나 쉽게 알 수 있을 것이다.

그러나 다음은 생각이 갈린다. 몸에 가장 큰 영향을 미치는 것이 피의 흐름(혈액순환)이라고 생각하는 사람들이 많다. 요즘 의사를 찾는 사람들의 거의 모두가 피의 흐름이 좋지 않아 몸에 탈이 난 사람들이다. 이런 쪽에서 본다면 창자와 뼈 기둥을 바르게 하는 붕어운동보다는 피의 흐름을 돕는 모관운동이 앞에 놓여야 마땅하다.

그것은 어디까지나 인체생리를 알지 못하는 눈높이의 생각이지 깊이 있게 우리 몸의 생리를 알면 붕어운동이 모관운동보다 앞서야 함을 알 수 있게 된다. 모관운동은 피의 흐름을 좋게 하므로 겉으로 보아서는 붕어운동보다 몸에 더 큰 도움을 줄 것 같지만, 창자와 뼈 기둥을 다스리는 붕어운동에는 미치지 못한다. 요즘 사람들이 앓고 있는 거의 모든 병은 창자와 뼈 기둥에 탈이 나서 생기는 병이기 때문이다.

창자에 탈이 나면 소화흡수가 제대로 되지 않아 신진대사에 탈이 생김은 물론, 독소와 찌꺼기를 내보내는 것이 더디게 되면서 창자 속에 유해가스가 많이 만들어져 이 가운데 몇몇이 창자벽의 핏줄로 들어가 피를 더럽힘으로서 조직과 장기와 세포를 병들게 한다. 뼈 기둥(척주)은 우리 몸의 기둥을 이루는 뼈로서 목뼈와 등뼈, 허리뼈, 엉치뼈, 꼬리뼈로 이루어져있는데, 뼈 기둥이 틀어지면 뼈와 뼈 사이의 물렁뼈가 삐져나오면서 그 옆을 지나는 핏줄과 신경을 누르게 되어 신경의 흐름과 피의 흐름을 막는다. 피의 흐름과 견줄 수 없을 만큼 큰 걸림돌이 생기는 것이다.

세상에는 많은 건강법과 운동법들이 있지만 창자와 뼈 기둥을 한꺼번에 다스리는 운동법은 붕어운동과 무릎붕어운동 밖에는 없다. 요즘 사람들이 앓고 있는 병들은 거의 모두가 뼈 기둥은 물론 창자에 탈이 나서 생기므로 뼈 기둥과 창자만 바르게 하면 거의 모든 병들은 고칠 수 있는 것이나 다름없다. 붕어운동과 무릎붕어운동이 의사가 필요 없는 자연건강법의 '참 좋은 운동' 가운데 으뜸이 될 수 있는 까닭이 여기에 있다.

나는 이제까지 붕어운동을 할 줄 안다는 사람을 많이 만났다. 그 수만 해도 줄잡아 몇 백은 될 것이다. 그런데 그 많은 사람들 가운데 바르게 하는 사람을 거의 보지 못하였다. 더욱 걱정이 되는 것은 잘못 배워 잘못된 자세가 버릇이 되어버린 사람들은 처음배우는 사람들과는 달리 바르게 익히기가 대단히 힘들다는 것이다. 나를 찾은 사람들 가운데 붕어운동을 오래 해왔다는 사람들도 많았다. 그런데 하나같이 잘못된 틀을 바로잡는데 어려움이 많았다. 잘못배우는 운동법보다는 차라리 모르고 있다가 늦더라도 바르게 배우는 것이 낫다.

어찌 붕어운동 뿐이겠는가? 발목펌프운동이 그렇고, 손목펌프운동이 그러하며, 합장합척운동을 비롯한 거의 모든 운동이나 건강법이 그러하다. 그런데도 몸보다는 돈이 먼저인 사람들은 돈 드는 것이 아까워 그림으로 올려 달라, 동영상으로 올려 달라고 한다. 안쓰러운 일이다.

사랑지기에서는 지난 2005년부터 다달이 '자연건강캠프'를 해오고 있다. 짧게는 여드레에서 길게는 한두 달 동안 이어지지만 언제나 느끼는 것은 백 번 듣는 것보다 한 번 해보는 것이 낫다는 것이다. 이 동안 배우는 운동법이나 특수요법만도 몇 십 가지에 이른다. 그 많은 운동법과 건강법을 가르치고 그 앞에서 바로 따라 해보라고 해도 거의 모두가 엉터리로 하며, 나가는 날까지 끊임없이 잘못된 것들을 바로잡고 나서야 비로소 제대로 된 모습이 나온다. 그런데 어찌 그림으로, 동영상으로 배울 수 있겠는가? 바늘을 허리에 묶어 쓰려는 것보다 더 어리석은 일이다.

묵은 찌꺼기(숙변)는 피가 더러워져서 생기는 모든 병들의 가장 큰 걸림돌로서 몸을 튼튼하게 되살리려면 반드시 묵은 찌꺼기부터 없애야 한다. 묵은 찌꺼기와 변비를 없애는 데는 붕어운동과 무릎붕어운동이 가장 좋다. 붕어운동은 등뼈가 옆으로 어긋난 것을 바로잡는 운동이다. 목뼈나 등뼈, 허리뼈가 앞뒤로 어긋난 것은 평상, 목 베개, 허리받침, 다리띠로 바로잡아야 하고, 옆으로 어긋난 것은 붕어운동으로 바로 잡아야 한다.

붕어 운동은 창자가 처지는 것을 바로잡는 운동이기도 하다. 사람은 서서 다니므로 누구나 창자가 늘어지고 쳐질 수 있다. 네발 달린 짐승은 걸을 때에 뼈 기둥이 끊임없이 'S'자로 움직이면서 배가 출렁거리기 때문에 늘어나거나 처지지 않는다. 사람은 서 있는 때가 많고, 너무 많이 먹거나 빨리 먹기 때문에 창자가 쳐지거나 아랫배가 나오는 사람이 많다. 나온 배를 껴안고 하루 동안 움직이고도 그

것을 바로잡을 알맞은 것들을 생각하지 않고서 그대로 잠자리에 들어간다.

이를 바로잡으려고 자연의학에서는 오동나무 잠자리(평상)에서 목 베개와 허리받침(요침)을 목과 허리에 고이고, 다리띠로 다리를 묶고 자도록 한다. 또 붕어운동이나 무릎붕어운동, 합장합척운동으로 배 속의 장기들을 움직이게 해서 오장육부가 해부학적인 자리를 찾아가도록 한다.

붕어운동을 하면 창자가 튼튼해진다. 창자가 튼튼해지면 변비도 생기지 않으며, 창자가 꼬이는 것이나 창자가 달라붙는 것도 막을 수 있다. 붕어운동으로 창자가 튼튼해진다면 피가 더러워져서 생기는 여러 가지 병들을 막을 수 있다. 뿐만 아니라 창자와 깊이 이어져 있는 뇌도 맑아진다. 뇌가 제구실을 하면 손발이 굳는 것도 막을 수 있다. 손발이 튼튼하면 콩팥이 제구실을 하게 되고, 이렇게 되면 심장이나 핏줄도 제구실을 할 수 있게 되므로 우리 몸 모두가 튼튼해진다.

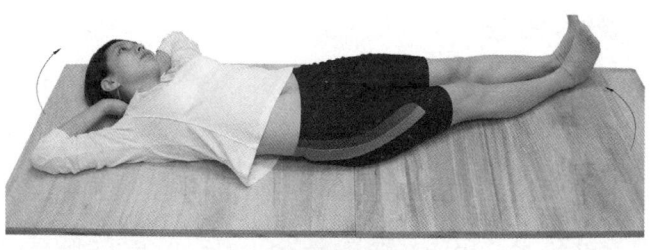

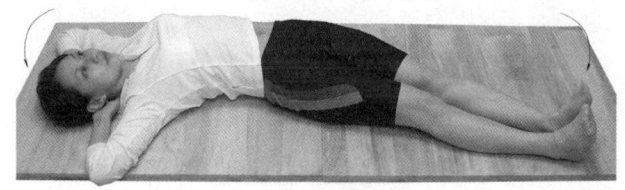

그림1(붕어운동)

붕어 운동은 그림과 같이 바로 누워서 목 베개를 빼고 몸을 쭉 편다. 발끝을 바싹 무릎 쪽으로 젖히고, 팔꿈치는 옆으로 벌리고 손을 깍지 끼어 목 뒤에 넣는다.

물고기가 헤엄치는 것처럼 좌우로 움직여서 뱃속을 고르게 하면서 뼈 기둥을 바르게 하는 운동이다. 한번에 2~3분씩 하루 두세 번을 해주면 1만 보를 걷는 것보다 좋은 효과를 볼 수 있으며, 고혈압, 당뇨는 물론 심장병, 뇌경색, 간질과 같은 여러 가지 병을 막을 수 있다.

2) 무릎붕어운동

무릎붕어운동은 붕어운동과 짝을 이루는 운동법이다. 붕어운동보다 배우기 쉽고 효과도 뛰어나다. 붕어운동이 앞에서 보았을 때 좌우로 틀어진 허리를 바로잡는 운동이라면, 무릎붕어운동은 옆으로 돌려 틀어진 것을 바로 잡는 운동이다. 바로 누워 무릎을 굽힌 뒤 왼쪽과 오른쪽으로 돌려본다. 어느 한 쪽으로 잘 돌아가면 그 쪽으로 허리가 틀어져 있다. 무릎붕어운동은 돌려 틀어진 허리를 바로잡는다.

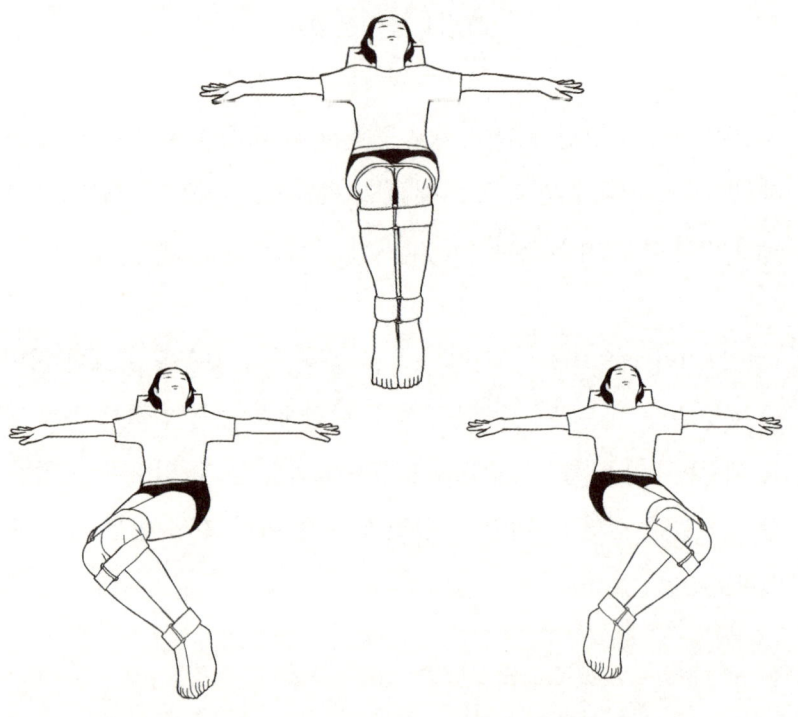

그림2(무릎붕어운동)

각띠로 무릎과 발목을 묶은 뒤 목에 목 베개를 고이고 눕는다. 누운 상태에서 그림과 같이 팔을 옆으로 벌려 손바닥이 아래로 가게 한다. 다리는 직각으로 구부리고 열 번 남짓 좌우로 가볍게 흔들어 준다. 허리가 부드러워졌으면 이번에는 무릎이 바닥에 닿을 만큼 힘차게 좌우로 움직인다. 손바닥으로 바닥을 힘껏 누르지 않으면 몸이 위로 올라가거나 아래로 나려간다.

무릎붕어운동도 붕어운동과 마찬가지로 틀어진 허리를 바로잡고, 창자가 굳는 것을 막으며, 묵은 찌꺼기와 변비를 없애는데 좋은 운동이다. 창자가 처지거나 늘어지는 것을 막아주며, 허리가 아플 때 무릎붕어운동을 하면 개운해진다. 배가 찬 사람도 무릎붕어운동을 꾸준히 하면 따뜻해진다. 배가 부글부글 끓고, 자주 아프며, 가스가 찰 때도 무릎붕어운동을 하면 좋아진다. 내장지방을 피하지방으로 끌어올려 피의 흐름이 나빠 생기는 여러 가지 병을 고치는데 도움이 된다.

붕어운동이나 무릎붕어운동은 배의 가로무늬 근육과 세로무늬 근육을 함께 튼튼하게 하는 보기 드문 운동인데, 붕어운동은 이 가운데 가로무늬 근육을 더 튼튼하게 하며, 무릎붕어운동은 세로무늬 근육을 더 튼튼하게 한다. 가로무늬 근육이 힘을 잃으면 배가 나오고, 세로무늬 근육이 힘을 잃으면 허리가 처진다. 붕어운동이나 무릎붕어운동 모두 뱃살 빼는 아주 좋은 운동이기는 하지만, 붕어운동은 나온 배를 들어가게 하는데 더 좋다면, 무릎붕어운동은 처진 허리를 올려준다.

붕어운동과 무릎붕어운동을 바르게 하면 창자가 튼튼해지니까 창자가 좋지 않아 생기는 병들은 저절로 좋아진다. 몸을 튼튼하게 하려면 아침저녁으로 300~500번씩 하는 것이 좋으며, 뱃살을 빼려면 한 번에 500~1,000번씩 하루 다섯 번에서 열 번 하는 것이 좋다.

3) 모관운동

모관 운동은 실핏줄의 빨아들이는 힘을 키우는 운동이다. 오동나무 잠자리(평상)에 목 베개를 베고 바로 누워서 두 팔과 두 다리를 위로 올려 어깨 폭 만큼 벌리고 가볍게 떨어주는 운동이다. 손발을 터는 것이 아니라 팔과 다리를 떨어주어야 한다.

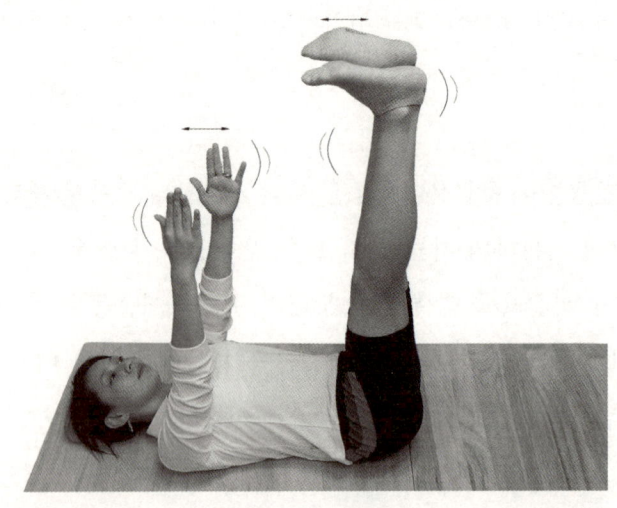

그림3(모관운동)

발끝은 무릎 쪽으로 당겨서 다리 뒤쪽의 들핏줄(정맥)이 잘 열리도록 한다. 팔은 손바닥이 마주 보게 편다. 떨 때는 다리와 팔을 떠는 기분으로 한다. 다리를 들기 어려울 때는 끈으로 발목을 걸어 올리고 떨어도 좋다.

① 모관운동은 손발을 위로 들게 되니까, 들핏줄의 피가 쉽게 내려오므로 피의 흐름이 아주 빨라진다.

② 모관운동은 고름이 생기는 것을 막는다. 100조에 달하는 우리 몸의 세포는 51억 개의 실핏줄로부터 영양을 받는다. 실핏줄이 닫히게 되면 피가 돌지 않으므로 세포는 영양을 받을 수 없다. 잠시지만 세포는 단식을 하게 된다. 세포가 굶으니까 세균은 굶어 죽는다.

③ 손발이 찬 것이나 굳는 것을 막는다. 피가 잘 돌지 않아 생기는 모든 병은 팔다리를 들고 떨면 굳은 것이 풀리면서 좋아진다. 겨울에 발뒤꿈치가 시린 것, 어는 것, 늙어서 손등에 검버섯이 생기는 것도 차츰 없어진다.

④ 모관운동을 하면 혈압이 다스려지고 머리도 맑아진다. 모관운동으로 실핏줄과 글로뮈를 되살려 피의 흐름을 좋게 하면, 고혈압은 내리고 저혈압은 올라간다.

실핏줄과 글로뮈에는 뇌척수신경과 자율신경이 자리하고 있어 서로 돕는 일을 한다. 이러한 일은 말초신경에서 바로 중추신경으로 이어진다. 모관운동을 하면 실핏줄과 글로뮈가 좋아진다. 이렇게 되면 말초신경과 중추신경이 제구실을 하게 되어 뇌도 제구실을 할 수 있게 된다. 실핏줄과 글로뮈의 건강이 바로 그 사람의 건강인 셈이다. 실핏줄과 글로뮈는 알코올이 많아지면 굳어지고, 단 것이 많아지면 무르게 된다.

물을 하루 3리터 남짓 마시면서 생채식을 하면 글로뮈가 되살아난다. 물을 마시고 날푸성귀를 먹으면서 모관운동을 곁들이면 더 빨리 좋아진다.

4) 합장합척운동과 약손요법

합장합척운동은 팔 다리의 근육과 신경을 바로잡는 운동으로서, 골반 속, 배, 넓적다리, 아랫다리, 발, 등의 근육과 신경의 맡은 일 및 피의 흐름을 좋게 한다. 생식기와 비뇨기를 튼튼히 하여 오줌을 잘 나가게 한다.

합장합척운동은 그림처럼 손바닥과 발바닥을 붙이고 개구리처럼 오므렸다 펴기를 되풀이하는 운동이다. 운동을 하기에 앞서 준비운동을 하는 것이 좋다. 준비운동은 손가락 밀기 열 번, 손가락 민 체 엄지 쪽과 세끼 쪽으로 열 번씩, 손바닥붙이고 오른쪽과 왼쪽으로 한 번씩, 오목가슴으로 내려갔다 머리 위로 오르기 한 번씩, 준비운동 마지막 단계로서 손이 가슴으로 내려오는 것과 때를 맞추어 발바닥을 붙이면서 엉덩이 쪽으로 올라와 멈춘다. 준비운동의 끝이 본운동 준비자세가 된다.

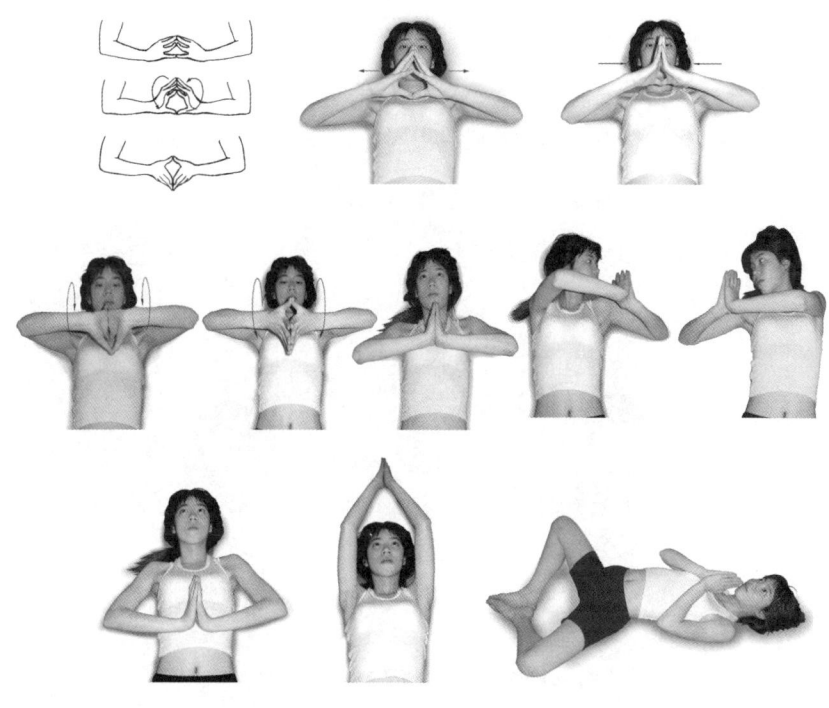

그림4(합장합척운동 준비운동)

본운동은 손과 발을 붙인 상태에서 손과 발이 동시에 몸 밖으로 나갔다가 몸 안쪽으로 들어오는 움직임을 되풀이한다. 이 때 손바닥과 발바닥이 떨어지면 안 된다. 손바닥이 떨어지는 사람은 드물지만 발바닥이 떨어지는 사람이 많다. 발바닥이 자기 뜻과 달리 떨어지면 콩팥이나 성기능이 좋지 않은 사람이다. 이런 사람은 더욱 열심히 하여 자신의 좋지 않은 곳을 바로잡아 다른 장기와 잘 어울리도록 하여야 한다.

피의 흐름이 좋지 않거나 창자가 좋지 않은 사람은 피 속에 독소와 찌꺼기가 많다. 이 때문에 콩팥은 늘 힘들어 한다. 이런 사람들은 합장합척운동이 잘 안 된다. 콩팥과 생식기에 탈이 나 있기 때문이다. 그럴수록 더욱 열심히 합장합척운동을 하여야 한다. 누구나 한 달이면 합장합척운동을 바르게 할 수 있다.

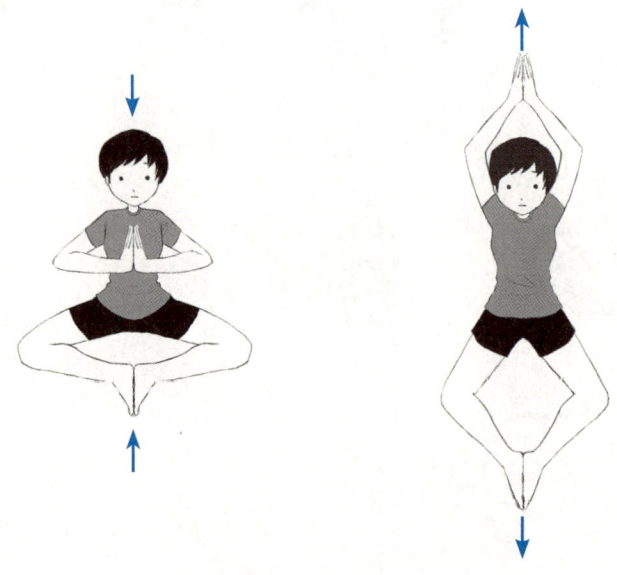

그림4-1(합장합척운동)

운동이 끝나면 바로 합장합척수행에 들어간다. 수행시간은 운동시간의 3배 남짓은 하여야 한다. 수행을 할 때는 발바닥은 붙인 채로 엉덩이 쪽으로 바짝 당기고, 손바닥은 붙인 채로 하늘을 향하도록 한다. 이때 팔꿈치가 구부러지지 않도록 하는 것이 좋다. 합장합척수행을 25분 남짓 쉼 없이 하면 약손이 된다. 수행을 하는 동안 어떠한 좋지 않은 생각도 하여서는 안 된다. 손은 마음(정신)을 다스리고 발은 몸을 다스린다. 합장합척수행을 하면 몸과 마음이 하나로 되므로 운명은 생각하는 쪽으로 흐른다. 나쁜 생각이 들면 운명도 나쁜 운명이 다가오며, 바른 생각을 하면 좋은 운명이 열린다. 약손을 만들 때 처음부터 끝까지 좋은 생각만 하는 사람은 드물기 때문에 35분 정도 하는 것이 믿을만하다.

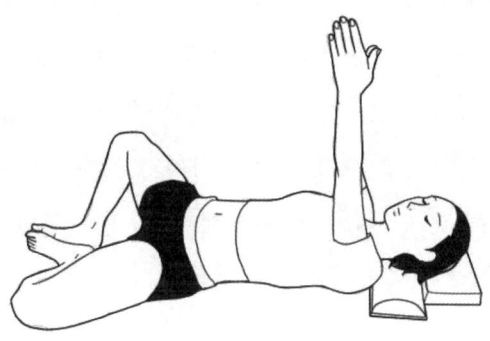

그림4-2(합장합척수행)

좋은 생각으로 약손을 만들었으면 평생 한 번만 하여도 된다. 여러 가지 생각이 많이 들어 실패하였다면 다음에 다시 하면 된다. 약손을 만들었으면 이제 약손요법을 배워보자. 약손으로 좋지 않은 곳을 만지면 병든 세포가 되살아나고 아픔이 가라앉는다. 창자가 좋지 않은 사람은 배앓이를 자주하는 데, 이럴 때 약손으로 어루만지면 똥이 잘 나오면서 아픔이 가라앉는다.

약손은 암시요법에도 쓰인다. 나쁜 버릇이 있거나 오줌싸개 아이, 잠 못 이루는 사람들에게 쓰면 좋다. 잠자리에 들어 한 시간 남짓 되어 현재의식과 잠재의식의 길이 열릴 때 암시를 하면 잠재의식을 바꿀 수 있어 나쁜 버릇이 고쳐지고 마음의 나쁜 생각이 사라진다.

오목가슴 쯤 되는 곳에 앉아 약손으로 머리에서 엉덩이까지 왔다 갔다 하면서 같은 말을 되풀이 한다. 하고자하는 말은 미리 연습하여 더듬지 않아야 한다. 길이는 길어서는 안 되며 되도록 짧아야 한다. 현재의식에서는 같은 말을 되풀이하면 잔소리로 여겨 싫어하지만, 잠재의식을 바꿀 때는 말이 바뀌면 뇌의 속 피질에 다다르지 못하고 사라지게 된다. 자신 없으면 적어두고 읽어도 된다. 마음속으로 읊조리듯이 하지 말고, 바르게 알아들을 수 있을 만큼 천천히 또박또박 하여야하며 너무 크지도 너무 작지도 않는 잔잔하면서도 힘 있는 말이 되도록 미리 여러 번 연습해 둔다. 암시요법이나 약손요법은 5분은 넘게 하여야 좋으며 30분 안팎이 가장 좋다.

5) 등배운동

등배운동은 몸과 마음을 하나로 모으는 운동이다. 이 운동을 꾸준히 하면, 몸과 마음이 하나가 되고 감성지수(EQ)가 높아진다. 마음을 바로 잡고 감성지수를 높이면, 난치병으로 만신창이가 될 운명도 바꿀 수 있다.

이 운동은 등과 배를 같이 움직이는 운동으로 등을 흔들고 있으면 굽어지거나 틀어졌던 뼈 기둥이 바로잡히게 되며, 배를 움직이면 태양총을 다스려 창자가 튼튼해진다. 배의 운동으로 창자의 맥관을 다스리면 흡수를 돕고, 창자의 흐름이 두루 좋아진다. 그렇게 되면 자율신경 또한 좋아진다.

등 운동을 30분하고 체액을 재보면 산성이 되고, 배 운동을 30분 하고 재어보면 알칼리성이 된다. 그러므로 등 운동과 배 운동, 곧 등 배운동을 하면 체액이 중화된다.

등 운동을 하면 교감신경의 흐름이 좋아지고, 배 운동을 하면 부교감신경인 미주 신경의 흐름이 좋아진다. 등과 배를 같이 움직이면 교감신경과 부교감신경의 길항작용이 알맞게 되어 우리 몸은 튼튼해진다. 처음부터 욕심을 부려 등 운동과 배 운동을 같이 하면 엉망이 되고 만다. 처음에는 등 운동만 하면서 마음속으로 '몸 밖으로 나갈 때는 숨을 내쉬면서 배에 힘을 주고, 몸 쪽으로 들어올 때는 숨을 들이 마시면서 배에 힘을 뺀다.'는 생각만 갖는다. 그러다가 등 운동에 자신이 생기면 배 운동도 같이 한다. 한 달 남짓만 열심히 등 운동을 하면 자신도 모르는 사이에 배 운동도 되고 있음을 알게 된다. 몸은 마음을 따라가기 때문이다.

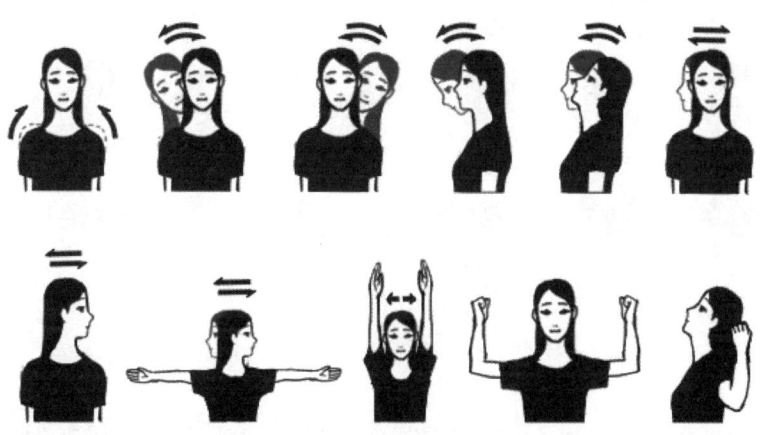

그림5(등배운동준비운동)

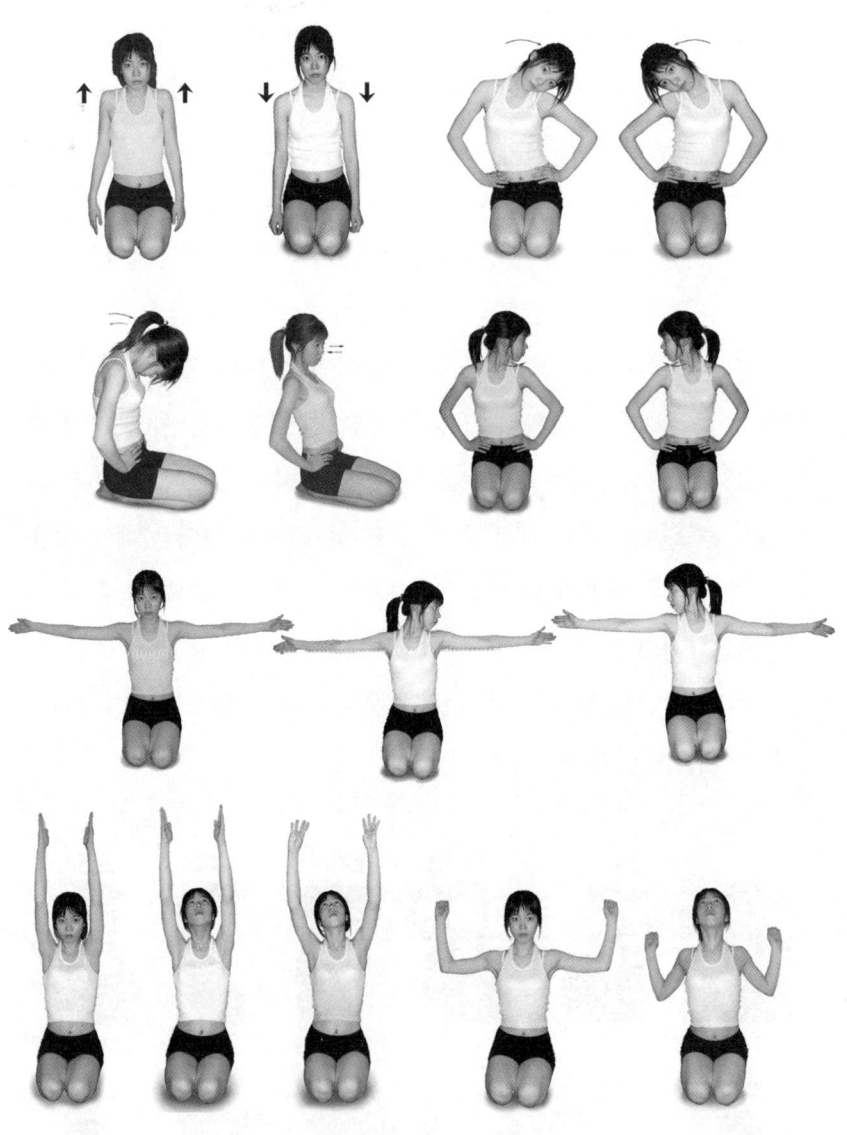

그림5-1(등배운동)

등배운동도 준비운동과 본운동으로 되어 있다. 무릎을 꿇고 앉은 자세에서 등을 바르게 펴고 턱이 들리지 않게 한다.

① 팔을 펴고 어깨를 위로 들어 올렸다가 힘을 빼고 떨어뜨리기를 열 번한다.
② 고개를 오른쪽으로 열 번, 왼쪽으로 열 번 젖힌다.
③ 앞으로 열 번, 뒤로 열 번 젖힌다. 뒤로 젖힐 때는 턱이 들리지 않도록 한다.
④ 오른쪽으로 열 번, 왼쪽으로 열 번 돌린다.
⑤ 팔을 들어 손바닥을 앞으로 한 모습으로 고개를 돌려 오른쪽 한 번 왼쪽 한 번 본다. 독수리가 먹이를 노려보는 날카로운 눈빛으로 보아야 한다.
⑥ 팔을 앞으로 모으면서 위로 올려 위와 같이 오른쪽 한 번, 왼쪽 한 번 본다.
⑦ 손을 보면서 엄지손가락을 구부린 뒤 세끼손가락, 넷째 손가락, 가운데 손가락, 검지 순으로 엄지손가락을 누르듯이 주먹을 쥔다.
⑧ 양팔을 직각으로 구부린 뒤 가슴을 내밀고 목을 젖히면서 힘차게 '얍'하고 마무리 한다.

준비운동이 끝나면 본운동에 들어간다. 무릎을 꿇은 상태에서 다리를 벌린다. 무릎에 새끼손가락을 얹은 다음 팔꿈치를 편다. 이렇게 하면 등이 저절로 펴진다. 엉덩이부터 머리까지 바른 자세로 좌우로 왔다 갔다 한다. 밖으로 나갈 때는 배에 힘을 주면서 숨을 내쉬고, 안으로 들어올 때는 배에 힘을 빼고 숨을 들이 마신다. 등을 펴고 왔다 갔다 하는 것을 등운동이라 하고, 배에 힘을 주었다 뺐다 하는 것을 배운동이라 한다. 이것을 같이 하는 것이 등배운동이다.

등배 운동을 할 때는 물을 조금씩 자주 마셔야 한다. 또한 늘 옳고 좋은 생각을 마음에 새기는 것이 좋다. 아침저녁으로 10분씩 한다. 등배운동 10분이면 1만보 걷는 것과 비슷한 생리적인 효과를 본다.

6) 발목펌프 건강법

이 건강법은 이나가키 다미사쿠가 서식건강법을 바탕으로 만든 운동법이다. 그는 이 요법으로 간경변이나 뇌종양, 뇌경색, 당뇨병, 위장병, 정신병 같은 여러 가지 병을 앓고 있는, 의사가 치료 할 수 없는 5천여 명에 가까운 사람들을 낫게 했다고 한다.

이 운동은 콩팥이 망가져 발목에 힘이 없는 사람들에게도 아주 좋은 운동이다. 아침저녁으로 10분씩 하면, 2만 보 걷는 것보다 좋은 효과를 볼 수 있다. 발목펌프운동은 다리 들핏줄의 피를 심장으로 보내는 일을 돕기 때문에 들핏줄의 피를 잘 돌게 한다. 이렇게 되면 들핏줄 피와 함께 떠돌던 찌꺼기가 잘 빠져나가 피가 깨끗해진다. 피가 깨끗해지면 살갗도 깨끗해지니 잘 배운 발목펌프운동은 난치병을 앓고 있는 사람들에게 열 의사보다 낫다.

(1) 방법

① 먼저 그림과 같이 목 베개 밑에 가장 높은 높낮이 조절판을 붙인다. 그러면 목 베개가 발목펌프운동기로 바뀐다. 그림과 같이 발목의 발목힘줄(아킬레스건) 바로 위쪽을 올려놓는다. 앉아서 발목펌프운동을 하는 사람들이 있는데, 이는 아주 잘못된 것으로서 반드시

누워서 심장의 높이보다 발목의 높이를 높게 하여야 한다.

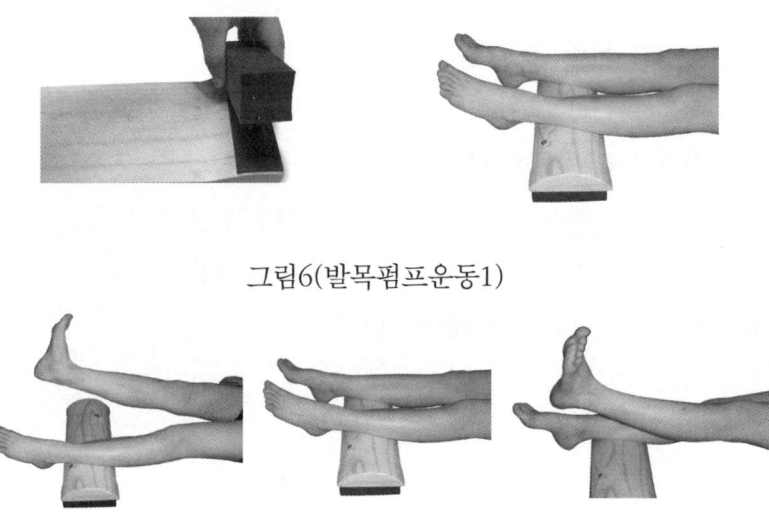

그림6(발목펌프운동1)

그림7(발목펌프운동2)

② 누운 자세에서 그림과 같이 오른쪽 발끝을 무릎 쪽으로 바짝 당기면서 30cm 쯤 들어 올렸다가, 힘을 완전히 빼고 툭 떨어뜨린다. 발끝을 바짝 당기는 까닭은 들핏줄(정맥)을 열어 실핏줄의 피가 발목의 들핏줄 속으로 빨려 들어오게 하려는 것이다.

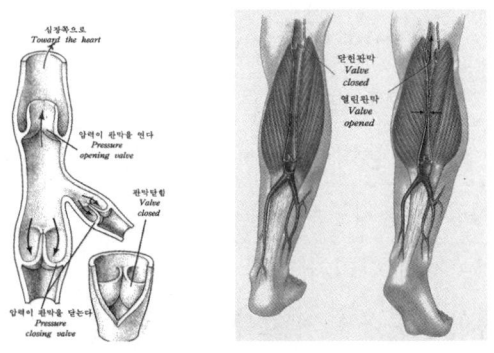

그림8(발목의 들핏줄)

이와 같이 열 번을 되풀이한 다음에, 다리를 바꾸어 왼쪽 다리를 열 번을 되풀이 한다. 처음에는 할 수 있는 만큼만 하다가, 아픔을 이겨낼 만큼 되면 조금씩 늘려간다. 익숙해지면 아침저녁으로 500번씩 하루에 1,000번을 하도록 한다. 발목펌프운동 500번은 1만 보 걷는 것보다 좋은 생리활성 효과가 나타난다.

이 운동은 1초에 한 번을 하는 것이 좋으므로, 1천 번이라야 20분 밖에 안 된다. 하루 20분을 들여 난치병으로부터 벗어날 수 있다면 이보다 좋은 일이 어디 있겠는가!

(2) 효능

발목펌프운동은 피가 잘 흐리지 않아 생기는 거의 모든 병에 좋지만 고혈압, 당뇨, 심장병, 아토피, 비염, 천식, 만성피로, 당뇨, 무릎아픔, 어깨 결림, 허리아픔, 발의 붓기, 냉증, 무좀, 치질, 시력감퇴, 눈의 피로, 잠 못 이룸, 머리아픔, 좌골신경통, 간장병, 백내장, 정맥류, 신경마비, 전립선비대증, 통풍에 참 좋다.

발목 펌프운동을 하면 우리 몸 어디든 피의 흐름이 좋아지지만 그 가운데 가로막 아래의 피의 흐름이 더 좋아진다. 가로막 아래서도 다리와 발의 피의 흐름이 더 좋아지기 때문에 발목 붓는 것이 빠진다. 발목 위쪽을 두들기면서 손목을 두드리면 똥이 잘 나오고 다리 붓는 것이 없어져서 다리가 가볍게 된다. 발목 펌프운동의 기본 원리는 창자 속의 흐름과 피의 흐름을 좋아지게 하는 것이다. 따라서 발목펌프운동을 꾸준히 하면 창자와 세포 속의 독소나 나쁜 찌꺼기를 빠르게 내보내 병의 뿌리를 뽑기 때문에 고치기 힘든 난치병이라도 그 어떤 병이든 좋아진다.

그 밖에도 발목의 건초염, 심장발작, 백내장, 무좀, 치질 같은 무려 5천 여 가지의 병을 막거나 낫게 한다. 아무리 좋은 발목펌프운동이라도 바르게 배워 꾸준히 하여야 병의 뿌리를 뽑을 수 있다.

(3) 반드시 지킬 것

① 발바닥에서 한 뼘쯤(10~20cm)을 두드린다.
② 반드시 누워서 한다.
③ 발끝을 당겨서 들어올린다.
④ 떨어뜨릴 때는 힘을 뺀다.
⑤ 들어 올리는 높이는 30cm까지만 들어올린다.
⑥ 발목펌프건강기의 밑바닥은 반듯해야 한다.
⑦ 바닥에는 반드시 탄력판을 붙여야 한다.
⑧ 오른다리부터 열 번씩 다리를 바꾸어가면서 한다.
⑨ 아침저녁으로 500번씩 한다.

7) 손목펌프운동

발목펌프운동만으로도 온몸의 피의 흐름이 좋아지기는 하지만 가로막 위로는 덜하다. 이때 손목펌프운동을 같이 해주면 더 좋아진다. 손목펌프운동도 발목펌프운동과 마찬가지로 온몸의 피의 흐름을 좋게 하기는 하지만 가로막 위쪽에 피의 흐름을 더 좋게 한다. 손떨림(수전증)이나 손목시림(손목터널증후군)은 발목펌프운동만으로는 큰 도움을 얻기 힘들기 때문에 이러한 병을 막거나 나으려면 손목펌프운동을 같이 하는 것이 좋다.

손목펌프운동은 발목펌프운동이 끝난 뒤 바로 이어서 하는 것이 좋다. 발목펌프운동이 끝나고 손목펌프운동을 할 때는 발목을 발목펌프건강기 위에 올려놓아서는 안 된다. 끝나고 나서도 발목을 발목펌프건강기 위에 올려놓고 있으면 오히려 피의 흐름을 막을 수 있기 때문이다.

목과 허리에 목 베개와 허리받침을 고이고 누워 손목 조금 위를 서로 마주보게 두드려준다. 두 손이 서로 멀어질 때는 손끝에 힘을 주어 편다. 이렇게 하면 손목 속의 들핏줄이 열려 실핏줄 속의 더러워진 피가 빠르게 흘러들어온다. 두드릴 때는 힘을 모두 빼고 두드린다. 손목펌프운동은 얼굴 쪽의 피의 흐름도 좋아지게 하므로 얼굴이 불그레한 사람이 손목펌프운동을 꾸준히 하면 얼굴색이 좋아지고 머리도 맑아진다. 뇌로 가는 피의 흐름이 좋아지면 신경질적인 사람도 차분해진다. 손발이 차고 머리가 뜨거운 병든 몸을 손발이 따뜻하고 머리가 찬 튼튼한 몸으로 바꾸는 운동이다.

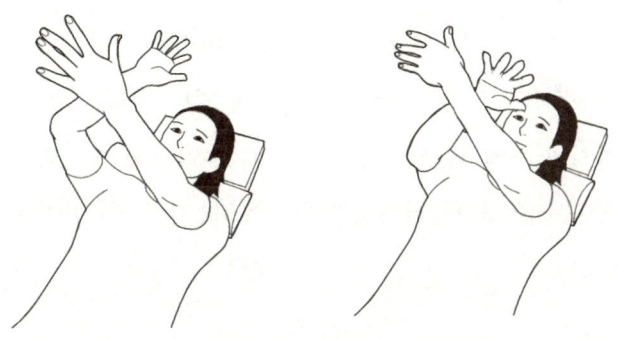

그림9(손목펌프운동)

아침저녁으로 발목펌프운동이 끝난 뒤 200번씩 한다. 발목펌프운동 500번 할 때 손목펌프운동은 200번씩 하는 것이 좋다.

8) 8자로 기기

이 운동은 뼈 기둥을 바로잡고 창자를 튼튼하게 하는 운동이다. 범의 걸음걸이처럼 오른손이 나갈 때 왼발이 나가고, 왼손이 나갈 때 오른발이 나가며 긴다. 배 나온 사람이 걷는 것처럼 여덟 팔(八)자로 기는 것이 아니라, 바닥에 생각의 '8'자를 그려놓고 그 위를 긴다. 말이 걷는 것을 보면 세 발은 언제나 땅을 딛고 있는 것을 볼 수 있다. 이러한 걸음걸이가 네 발 짐승의 가장 바른 걸음걸이다. 8자로 기기도 마찬가지로 오른손과 왼발, 왼손과 오른발이 같이 움직이는 것이 아니라 오른손이 땅에 닿으면 왼발이 땅에서 떨어지며 쫓아오며 긴다. 바른 8자로 기기는 소리를 들으면 범의 걸음걸이와 비슷한 소리가 난다.

네 발로 기어 다니는 짐승은 뼈 기둥이 틀어지는 일도 없으며, 창자가 굳어서 생기는 묵은 찌꺼기(숙변)와 변비도 없다. 네 발 짐승의 걸음걸이처럼 8자로 기면 창자가 좌우로 왔다 갔다 하면서 창자가 늘 움직이기 때문에 창자의 굳은 것이 풀어지고 묵은 찌꺼기와 변비가 사라진다. 이와 함께 면역력을 떨어뜨리는 창자의 상처와 고름이 차츰 가라앉는다.

아토피나 비염, 천식, 크론병, 궤양성대장염을 막으려면 아이를 되도록 오래 기어 다니게 하여야 한다. 옛날에는 많은 아이를 낳아 기르는데다 아침 일찍부터 해질 무렵까지 고된 일을 하여야 했기 때문에 아이에게 많은 관심을 쏟기 힘들었다. 그런 환경에서 자란 아이들은 걷기에 앞서 오래 기어 다녀 뼈 기둥이나 창자가 튼튼하였다. 아이를 한둘만 낳는 요즘은 아이에 대한 관심이 지나칠 만큼 커서 아이가 걷는 시늉만 하면 걷게 하려고 안달이다. '내 아이는 몇 달 만에 걸었다'며 자랑삼아 말하는 엄마들도 흔히 볼 수 있다. 아이들이 병이 많은 까닭이기도 하다.

이뿐만이 아니다. 요즘 아이들은 등이나 허리가 멀쩡한 아이가 드물다. 옛날 어르신들은 젊은 사람들이 허리가 아프다면 '젊은 놈이 허리가 어딨어?'라며 꾸짖으셨다. 허리가 아픈 것은 나이가 들어 뼈가 닳아야 아픈 것으로 아실만큼 허리가 튼튼했다. 어렸을 때 걷기에 앞서 많이 기었기 때문이다.

한 번에 5분씩 네 번을 기면 입덧도 가라앉는다. 내가 제주도에

갔을 때의 일이다. 나들이를 나온 젊은 신혼부부를 만났는데 쇠를 먹어도 녹일 나이에 얼굴이 말이 아니다. 물어보니 속도위반을 하여 아이를 가진 몸으로 결혼을 했다한다. 아직 배가 나올 정도는 아니었다. 8자로 기기를 알려주고 내가 앞서 기면서 따라해 보라고 했다. 처음엔 못 볼 것을 본 것처럼 망설이더니 호통을 치자 따라 한다. 밤늦게 전화가 왔는데 신기하단다. 다음 날 아침 만났는데 얼굴색이 예쁘다. 이처럼 8자로 기기는 창자에 참 좋다.

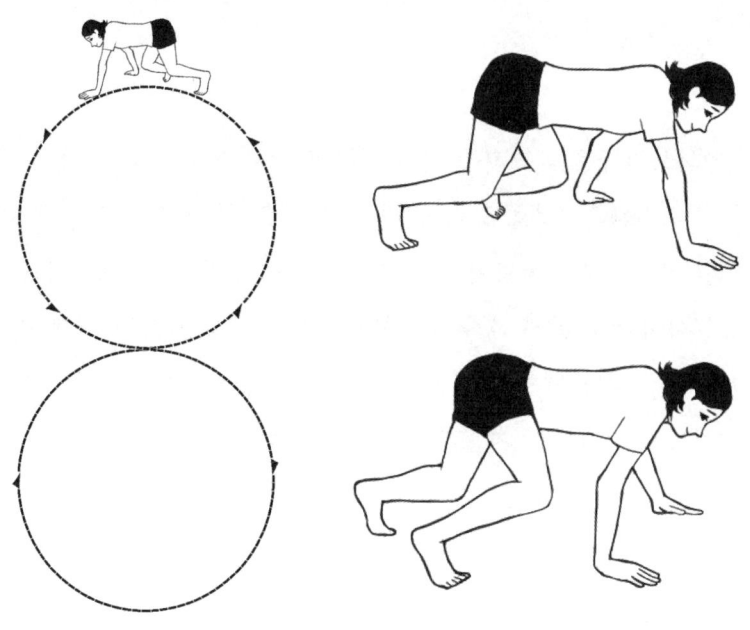

그림10(8자로 기어 다니기)

9) 부채꼴(선형)운동, 상하운동

　발목이 힘이 없으면 콩팥이 힘을 잃고, 발목에 탈이 나면 콩팥이 망가진다. 단단한 것이 센 것이 아니라 부드러운 것이 세다. 일본사람들은 위암이 세계에서 가장 많으면서도 가장 오래 사는 사람들 가운데 하나다. 암이 목숨 줄을 짧게 한다는 것은 누구나 안다. 그런데도 일본사람들이 오래 산다. 이를 두고 여러 가지 까닭을 들먹일 사람들이 있을 줄 안다. 내 생각에는 그들의 먹거리는 좋지 않지만 먹는 버릇이 나쁜 먹거리를 덮어주기 때문이며, 또 하나의 까닭은 앉는 자세에 있다.

　일본사람들은 물고기를 익히지 않고 날 것으로 먹는 사람들이 많다. 물고기를 날 것으로 먹는 것은 불을 쓸 줄 몰랐던 짐승과 다를 바 없었던 때의 그림자이다. 일본은 고구려나 백제의 선진문물이 들어가 사람답게 살게 해줄 때 까지는 말 그대로 짐승과 다를 바 없었다. 고구려와 백제의 문물이 그들을 사람답게 살도록 한지도 벌써 천년이 넘었다. 이제 그들도 불을 써서 먹거리를 익혀 먹는 것에 더 익숙해 졌다. 날 물고기를 아주 좋아하는 사람이 아니라면 일본사람들도 날 것으로 먹는 물고기보다는 익혀먹는 물고기가 많다. 이미 일본사람들의 창자도 날 물고기를 소화하기에는 힘이 드는 창자로 바뀌었다. 이런 창자로 날 물고기를 먹으면 소화기관은 이를 모두 소화할 수 없어 창자는 힘들어 한다. 이것이 잇따르면 지치게 되어 위벽이 망가지면서 암으로 나아간다.

일본사람이라도 모두 날 물고기를 좋아하는 것은 아니다. 창자를 힘들게 하는 먹거리만 먹지 않는다면 일본사람들의 먹는 버릇과 앉는 자세는 본받을만하다. 적게 먹고 바르게 앉는 것은 병 없이 오래 사는 길(무병장수)의 으뜸이다. 방송이나 영화에서 일본사람들이 앉는 것을 보면 무릎을 꿇고 앉는다. 엉덩이가 무릎보다 위로 올라오기 때문에 저절로 허리는 들어가고 등은 나오며 목은 들어가는 척추탄성곡선이 바르게 된다. 척추탄성곡선이 바르면 신경과 피의 흐름이 좋아져 신진대사가 두루 좋아진다. 뿐만 아니라 허리가 들어가고 등이 나오면서 자세가 바르게 되니까 배 속에 있는 모든 장기가 눌리지 않게 되어 모든 소화기관이 좋아지면서 창자의 굳은 것을 비롯해 변비, 묵은 찌꺼기, 창자의 상처와 고름 같은 모든 좋지 않은 것들이 사라지게 된다. 먹거리만 삼가면 무릎 꿇고 앉는 사람은 어지간해서는 병에 걸리지 않게 된다. 이미 걸렸던 병도 차츰 좋아진다.

무릎 꿇고 앉는 자세는 이 밖에도 머리를 맑게 하며 마음을 가라앉히는 것처럼 더 없이 좋은 모습이지만 이 모습으로 앉아보라고 하면 발목이 뜻대로 되지 않아 무릎을 꿇지 못하는 사람들이 많다. 발목이 굳어있거나 뒤틀려 있기 때문이다. 뒤틀린 발목이라도 발목을 부드럽게 하고 가랑이뼈마디(고관절)을 바로잡으면 무릎을 꿇을 수 있다. 발목을 부드럽게 하고 발과 발목의 고름을 가라앉게 하는 운동으로는 부채꼴운동과 상하운동이 있다.

부채꼴운동은 발목을 부드럽게 하는 운동이며 더불어 발가락의 고름을 가라앉히는 운동이기도 하다. 세 번째 발가락과 네 번째 발가락이 만나는 곳을 손가락을 세워 위아래에서 꾹 눌러보면 아픔이 크게 느껴지거나 아픔이 퍼져나가는 사람들이 있는데, 이는 그 곳에 고름이 있기 때문이다. 이런 사람들을 살펴보니 발목부터 머리까지 휘돌아가며 여러 가지 병이 나타나는 것을 알고 이를 그림으로 만들어 둔 이가 있는데 그가 '몰톤'이라는 사람이다. 그래서 그곳의 고름을 일컬어 '몰톤씨병'이라 한다. '몰톤씨병'이 있는 사람은 여러 가지 병에 잘 걸린다. 부채꼴운동을 꾸준히 하면 좋아진다.

등에 큰 베개를 고이고 비스듬히 누워 그림처럼 발목의 복숭아뼈 바로 윗부분을 손으로 잡고 팔꿈치를 무릎 안쪽에 붙인다. 이렇게 하면 팔과 다리가 하나로 움직인다. 나머지 손으로는 발뒤꿈치를 살며시 잡는다. 이 자세에서 발목에 힘을 빼고 부채를 부치듯이 흔든다. 발목이 굳은 사람은 이 운동이 잘 안 된다. 그런 사람일수록 발목이 부드러워질 때까지 더 열심히 하여 발목을 부드럽게 하여야 한다. 발목이 굳어있으면 콩팥이 굳게 되므로 여러 가지 고치기 힘든 병을 앓고 있는 사람들은 부채꼴운동을 열심히 하여 발목부터 부드럽게 하여야 한다.

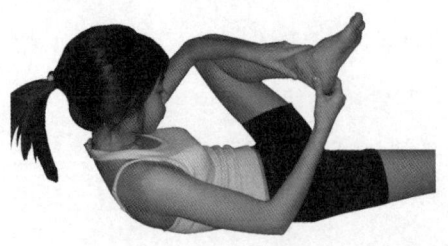 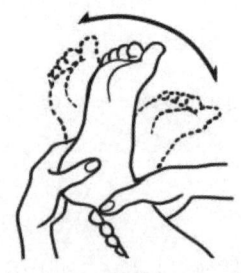

그림11(부채꼴 운동)

복숭아뼈와 발뒤꿈치 사이를 손가락을 세워 위아래에서 꾹 눌러보면 아픔이 크게 느껴지거나 아픔이 전기가 흐르듯 퍼지는 사람들이 있는데, 이는 그 곳에 고름이 있기 때문이다. 이런 사람들을 살펴보니 무릎부터 머리까지 나선형으로 돌아가며 여러 가지 병이 나타나는 것을 알고 이를 그림으로 만들어 둔 이가 있는데 그가 '소오렐'이라는 사람이다. 그래서 그곳의 고름을 일컬어 '소오렐씨병'이라 한다. '소오렐씨병'이 있는 사람도 여러 가지 병에 잘 걸린다. 상하운동을 꾸준히 하면 좋아진다.

등에 큰 베개를 고이고 비스듬히 누워 그림처럼 발목의 복숭아뼈 바로 윗부분을 위아래로 잡고 팔꿈치를 무릎 위쪽에 붙인다. 이렇게 하면 팔과 다리가 하나로 움직인다. 이 자세에서 고개를 끄덕이듯이 발목에 힘을 빼고 위아래로 흔든다. 발목이 굳은 사람은 이 운동이 잘 안 된다. 그런 사람일수록 발목이 부드러워질 때까지 더 열심히 하여 발목을 부드럽게 하여야 한다. 발목이 굳어있으면 콩팥이 굳게 되므로 고치기 힘든 병을 가진 사람일수록 부채꼴운동과 상하운동을 열심히 하여 발목을 부드럽게 하여야 한다.

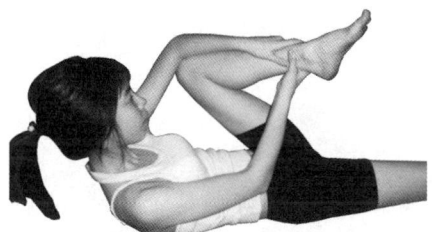

그림12(상하운동)

10) 걷기(계단 오르기, 기립각력법)

발목이 굳은 사람은 발목에 힘이 없다. 무릎을 꿇지도 못한다. 오줌발도 힘이 없고 요실금도 생길 수 있다. 발목을 부드럽게 하고 튼튼히 하는 운동으로는 부채꼴운동과 상하운동이 좋지만 이는 직접 배우지 않으면 바르게 하기 힘들다. 이럴 때 쉽게 할 수 있는 운동이 걷기와 계단 오르기다.

걷기는 되도록 울퉁불퉁한 곳을 피하는 것이 좋다. 발목이 망가질 수 있기 때문이다. 산을 오르기를 좋아하는 사람이라도 산에 오를 때는 몸이 가뿐할 때 올라야 한다. 지쳐있거나 힘이 떨어져 있을 때는 오르지 않는 것이 좋다. 산은 땅바닥이 고르지 못해 발목이 망가지기 쉬운데 몸이 가뿐할 때는 발이 조금 삐더라도 바로 좋아지지만, 지쳐있거나 힘이 떨어져 있을 때는 발목이 조금만 삐끗해도 콩팥이 망가질 수 있기 때문이다. 몸이 가뿐한 때에 산에 오르더라도 '돌다리도 두르려가며 건너는 마음'으로 올라야 한다. 발걸음을 옮길 때는 반드시 땅을 보아 발이 어디에 놓일지 생각하며 올라야 하며, 아름다운 경치를 보고 싶을 때는 두 발을 땅에 붙인 다음 보도록 한다. 이렇게만 한다면 산에 오르는 것을 즐기더라도 콩팥이 망가지는 것을 막을 수 있다.

계단 오르기는 산을 오르는 것과는 달리 발이 어디에 놓일지 미리 알 수 있을 뿐만 아니라 오른 발과 왼 발의 내딛는 폭이 같아 골반을 바로잡는데도 좋다. 막혀 있어서 답답하다면 공원과 같은 트인 곳에 있는 계단을 오르내리면 된다.

　기립각력법이란 두 발을 어깨너비로 벌리고 발을 가지런히 한 다음 그림과 같이 등을 굽히지 말고 곧은 자세로 앉았다 서는 것을 말한다. 등이나 허리를 굽히면 효과가 떨어진다. 이 운동을 바른 자세로 한 번에 백 개를 할 수 있게 되면 웬만한 산은 쉬지 않고 한 번에 오를 수 있게 된다. 창자와 허리가 튼튼해져 나온 배가 들어가고 처진 허리도 달라붙게 되며, 배앓이가 잦은 사람도 차츰 좋아진다. 키가 잘 자라지 않는 아이도 이 운동을 하면 키가 잘 자란다.

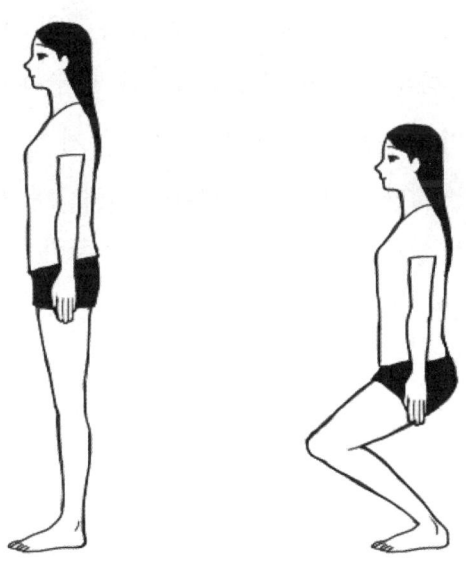

그림13(기립각력법)

2. 의사가 필요 없어지는 자연건강 특수요법

1) 병 주는 잠자리, 병 고치는 잠자리

(1) 병 주는 나쁜 잠자리

가장 악랄한 고문 가운데 하나가 잠을 못 자게 하는 고문이다. 잠을 며칠만 자지 못해도 우리 몸의 생리는 엉망이 되고 만다. 하물며 깊은 잠 한 번 들지 못하는 아토피 아이들의 밤은 얼마나 길고 어두울까? 이런 아픔은 마음만 바꾸면 얼마든지 벗어날 수 있는데 성적에 대한 학부모의 집착이 아이를 잠 못 들게 한다. 이 또한 사랑을 가장한 고문의 다른 모습에 지나지 않는다. 아무리 악랄한 고문도 그 끝이 있게 마련이지만 아토피로 잠 못 이루게 하는 고문은 그 끝이 보이지 않는 기나긴 고문이다. 시작은 있어도 끝이 보이지 않는 고문. 그 시작은 성적에 대한 집착이요, 그 끝은 아이의 꼬이고 뒤틀린 운명으로 이어진다.

부드러운 침대는 무거운 뼈 기둥을 받쳐줄 수 없어 뼈 기둥을 틀어지게 하고, 살갗을 감싸버리니까 살갗이 숨을 쉴 수 없어 살갗을 망가뜨리며 허파를 약하게 하고 콩팥을 병들게 한다. 창자를 굳게 만들어 묵은 찌꺼기와 변비를 부르고 뇌로 가는 피의 흐름을 더디게 하여 머리를 무겁게 하며 뒷목을 뻐근하게 한다.

부드러운 침대에 자는 것만으로도 살갗과 허파에는 고문이 시작된다. 게다가 이부자리에 섬유유연제를 쓰는 것도 모자라 살균 성분이 들어있는 방향 탈취제까지 뿌려댄다. 고문도 이런 고문이 없다. '나쁜 냄새, 좋은 냄새'에서 방향 탈취제나 섬유유연제 같은 것들이 허파와 뇌를 얼마나 망가뜨리는 지 배웠다. 이런 고문을 받고도 멀쩡할 허파가 어디 있겠으며, 제구실을 할 멀쩡한 뇌가 어디 있겠는가?

지난여름 사다리 꼭대기에서 떨어지면서 사다리의 다리 사이에 발이 끼어 부러졌다. 얼굴은 사다리에 부딪치면서 이마와 콧등이 찢어져 많은 피를 흘렸다. 처음에는 얼굴에 흐르는 피 때문에 발이 부러진 지도 몰랐다. 시간이 흐르면서 발이 부어오르고 욱신거려 잠을 이룰 수 없었다. 아침 일찍 구급차를 불러 응급실로 실려 가서 사진을 찍어보니 발뒤꿈치 뼈가 엉망으로 으스러졌다. 시골에서는 수술이 어렵다하여 서울로 가서 수술을 받았다. 그때부터 퇴원할 때까지 열흘 남짓 병원생활을 하는데 침대가 그토록 불편한지 뼈저리게 느낄 수 있었다. 도무지 깊은 잠이 들지 않았다.

발이 부러지기 전에는 하루에 2~3시간 자면서 일을 해도 쓰러지지 않을 만큼 체력에는 자신이 있었다. 다들 나를 보고 철인이라 했다. 내가 그렇게 왕성하게 일을 해 나갈 수 있었던 것은 잠자리 때문이었다. 난 누우면 바로 잠에 빠져 든다. 그래서 비록 2~3시간을 자도 다른 사람 8시간 자는 것과 큰 차이가 없다. 침대에서 자는 사람은 8시간 누워만 있을 뿐 잠든 시간은 3시간을 넘기 힘들다. 난 2~3시간 자더라도 깊은 잠을 잘 수 있으니 8시간 침대에 누워있는 사람들에게 뒤지지 않는 체력으로 일을 할 수 있었던 것이다.

(2) 좋은 잠자리

오동나무로 된 잠자리에서 목과 허리에 목 베개와 허리받침을 고이고 잠을 자면 뼈 기둥이 바르게 되고, 살갗이 숨을 쉴 수 있어 튼튼해진다. 자는 동안 우리 몸은 피가 고이는 것을 막으려고 8시간 기준으로 7천 번 남짓 스스로 떤다. 오동나무 위에서 자면 살갗을 두드

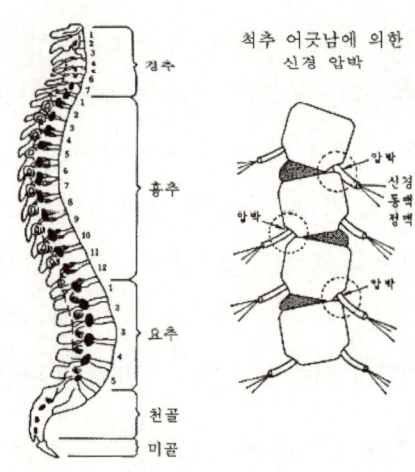

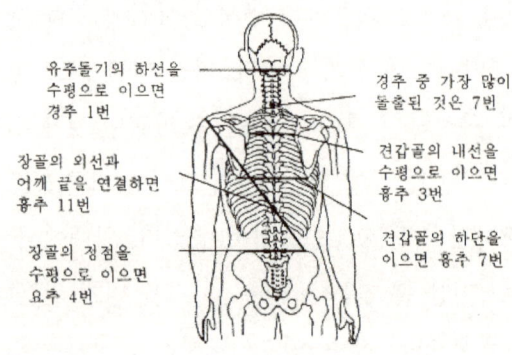

려주어 피가 잘 돌게 되므로 심장과 콩팥이 튼튼해진다.

살갗에는 지각신경이 모여 있어 오동나무에서 자면 지각신경이 좋아진다. 지각신경이 좋아지면 창자의 굳은 것이 풀려 변비와 묵은 찌꺼기가 사라진다. 창자가 좋아지면 머리가 맑아진다. 피가 잘 흐르고 머리가 맑아지면 잠도 잘 자게 된다. 오동나무 위에서 자는 것은 잠 못 이루는 고통으로부터 벗어나는 첫걸음이다.

그림14 오동나무 잠자리(평상)

2) 목뼈를 바로잡아 모든 병을 고치는 목 베개(경침)

베개가 높으면 목숨 줄이 짧아진다는 말이 있다.
왜 그럴까?

목뼈에는 날핏줄(동맥)이 들어갈 수 있는 구멍이 양옆으로 하나씩 뚫려있다. 이 구멍은 날핏줄이 찢어지거나 끊어지는 것을 막으려고 만들어진 것이다. 목이 바른 자세라면 목뼈는 날핏줄을 지키는 구실을 하지만 목이 틀어지면 이야기는 달라진다. 오히려 흐름을 막는 걸림돌이 되고 만다. 뿐만 아니라 뇌로부터 나온 신경이 온몸으로 뻗어나가려면 반드시 목을 지나야 하는데, 목이 바르지 못하면 신경의 흐름에 걸림돌이 되고 만다.

사람은 무거운 머리를 약한 목뼈 위에 얹고 있기 때문에 목뼈가 눌려서 어긋나기 쉽다. 목 베개는 목뼈가 어긋난 것을 고쳐 주고 피가 잘 흐르도록 돕는다. 목 베개는 숨골(연수)이 제구실을 할 수 있게 한다. 숨골은 호흡중추라고도 하며 목숨을 지키는 곳이다. 따라서 목숨을 생각한다면 숨골은 큰뇌(대뇌)나 작은뇌(소뇌)보다도 더 중요한 곳이다. 공해시대를 살아가는 현대인들에게 잘 만든 좋은 목 베개 하나는 열 의사보다 좋은 도우미인 셈이다.

목을 바르게 하여 피의 흐름과 신경의 흐름을 돕는 데는 목 베개가 으뜸이다.

목 베개를 쓰면 네 번째 목뼈를 바로잡을 수 있다. 눈, 안면신경, 허파, 가로막, 간, 부신, 심장, 비장, 코, 이, 목, 두통, 불면증과 같은 병들은 네 번째 목뼈가 다스리기 때문에 네 번째 목뼈를 바로잡으면 이러한 병들이 모두 좋아진다.

뇌척수성 뇌막염, 뇌종양, 신경쇠약, 빈혈, 치통, 귀의 아픔은 두 번째 목뼈부터 여섯 번째 목뼈가 어긋나서 생긴다. 충치는 어깨가 엉키는데서, 어깨가 엉키는 것은 서너 번째 목뼈가 어긋나는 데서 생긴다. 서너 번째 목뼈는 갑상선도 다스린다. 갑상선과 부갑상선, 부갑상선과 칼슘, 칼슘과 치조농루는 뿌리가 같다. 이 모든 것을 목 베개로 바르게 할 수 있다.

요즘 목이 바른 사람을 찾기 힘들게 되었다. 컴퓨터, 휴대폰, 운전, TV 같은 것들이 목뼈의 탄성곡선을 무너뜨려 곧추선 '1자 목'이 된 것 때문인데, 여기에 곁들여 푹신한 베개가 그것을 부채질하고 있다. 베개가 푹신하면 머리의 털구멍을 막아버리기 때문에 털구멍이 숨을 쉬지 못해 찌꺼기가 빠져 나가지 않으니 피가 더러워진다. 더러워진 피가 돌아다니는 머리는 늘 무겁고 맑지 못하다. 이런 머리로 무슨 일을 한들 잘 할 수 있겠는가?

요즘 들어 크게 늘어나는 병이 있다. 바로 목 디스크이다. 목 디스크는 '1자 목'에서 잘 생긴다. 제대로 만든 바른 목 베개를 쓰면 목의 탄성곡선을 되돌릴 수 있어 목 디스크도 거뜬히 낫는다. 목 디스크는 허리디스크와 달리 수술이 잘못되어 신경을 잘못 건드리면 식물인간이 될 수도 있다. 목 베개를 써서 목을 바르게 하면 거의 모든 목 디스크를 고칠 수 있다. 나무토막 하나가 사람의 운명까지도 바꿀 수 있는 것이다.

하지만 안타깝게도 이 땅에는 바르게 만들어진 목 베개를 찾기가 어렵다. 우리 몸에 맞지 않는 목 베개들이 많다. 뿐만 아니라 쓰는 방법 또한 엉터리가 많다. 자칫 병 고치려다 더 큰 병을 얻을 수도 있다.

그렇다면 어떤 목 베개가 바른 목 베개이며, 어떻게 써야 목을 바로잡고 피의 흐름과 신경의 흐름을 좋게 할 수 있을까?

먼저 바른 목 베개부터 찾아보자. 목 베개를 만들 나무는 오동나무가 좋다. 오동나무는 가볍고 옹이가 없어 목뼈를 바로잡는데 으뜸이다. 소나무나 참나무, 편백나무로 만들어 쓰는 사람들이 있는데, 무겁고 옹이가 많아 오히려 목뼈를 틀어지게 할 수 있다. 오동나무는 겨울에는 따뜻하고 여름에는 시원하여 더욱 좋다.

의료기를 파는 곳에 가면 목 베개를 살 수 있다. 다행히도 거의 모든 목 베개들이 오동나무로 만든 것들이다. 하지만 안타깝게도 우리 몸을 생각해 만든 목 베개는 거의 없다. 거의 모든 목 베개들은 동그란 나무를 반으로 자른 것들이어서 우리 목과 맞지 않은 것들이다.

해부학 또는 인체공학을 배운 사람들이라면 결코 그렇게 만들지는 않았을 것이다. 모르거나 알고도 돈을 아끼려고 그렇게 만든 것으로 보인다. 하지만 엉터리로 만든 목 베개를 엉터리인줄 모르고 쓰다가는 자칫 큰 화를 당할 수 있어 안타깝다.

우리 목은 'C'가 아니라 벌어진 'C'자를 엎어놓은 모습을 하고 있다. 따라서 바른 목 베개라면 '⌒'자 모습을 갖추고 있어야 한다. 이렇게 만들지 않는 까닭은 돈이 많이 들고 만들기 어렵기 때문이다. 몸에 좋으라고 쓰는 목 베개라면 돈이 더 들고 어렵다하더라도 바르게 만든 것이 아니면 써서도 만들어서도 안 된다.

그래서 나는 많은 어려움 끝에 요즘 사랑지기 가족들이 쓰고 있는 '⌒'자 모습을 갖춘 목 베개를 만들 수 있었다. 다른 목 베개를 쓰다가 내가 만든 목 베개를 쓰면 한결같이 '너무 편하고 좋다'는 말들을 한다.

그것으로 끝난 것이 아니다. 아래의 지켜야 할 것들을 지키지 않으면 아무리 좋은 목 베개라 할지라도 탈이 날 수도 있다. 좋은 목 베개를 바르게 쓰는 것을 배워보자.

(1) 목 베개의 바른 사용법

① 그림과 같이 높낮이 조절판을 이용해 자신의 목에 맞게 높이를 맞춘다.

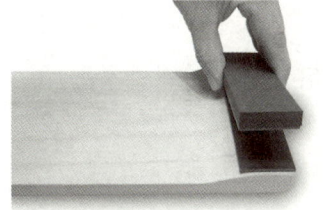
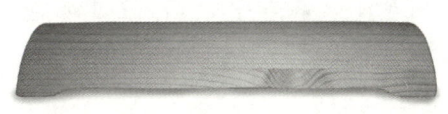

그림15(오동나무 목 베개 높이 맞추기)

② 그림과 같이 수건을 가지런히 목 베개 위에 올려놓는다. 수건은 살갗에 직접 닿기 때문에, 결이 고운 수건을 쓰는 것이 좋다.

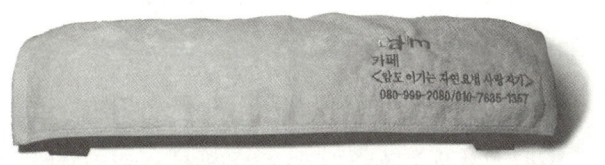

그림16(오동나무 목 배게 위에 수건 올리기)

③ 그림과 같이 뒤통수 밑에 탄력받침대를 고이고, 목 베개를 베고 그대로 자면 된다.

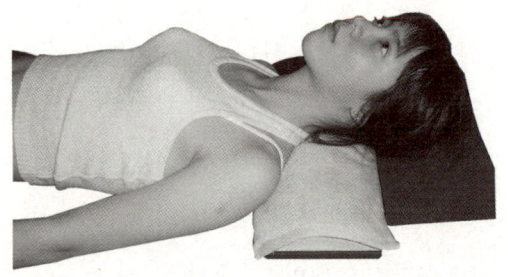

그림17(뒤통수 뒤에 탄력받침 고이기)

목 베개를 베고 누우면 뒤통수가 바닥에서 3.5~4cm 뜬다. 이대로 자면 무거운 머리 때문에 목뒤로 흐르는 들핏줄(:정맥)이 눌려 뇌경색을 부를 수 있다. 그래서 반드시 뒤통수에 탄력받침을 고여야 한다.

(2) 굳어진 목이나 아픔 때문에 움직이기 힘든 목을 풀어주는 운동법

병이 깊어지면 몸이 굳어가면서 목이 뻣뻣해지거나 아픔 때문에 목을 가누기 힘들어질 때가 있다. 목을 바로잡고 목의 피로를 푸는 데는 아래와 같은 운동이 좋다.

이렇게 하면 굳은 목이 부드러워지고 목에 탈이 나는 것을 막을 수 있다. 잘못된 자세로 잠자다 목이 아파서 돌리기 힘들 때도, 아래와 같이 목을 부드럽게 돌려주면 목이 한결 부드러워진다.

① 먼저 그림과 같이 목 베개를 베고 누워 10~20분간 기다린다. 이렇게 되면 중력에 의해 눌렸던 목뼈가 풀리면서 원래의 위치로 되돌아간다.

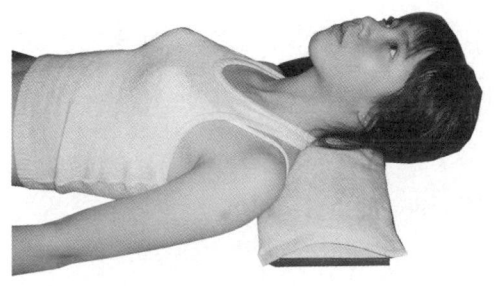

그림18(목 베개 베고 눕기)

② 이번에는 그림과 같이 머리를 오른쪽 왼쪽으로 조금씩 돌린다. 이 때 너무 큰 동작으로 움직이는 것은 좋지 않다. 너무 빨리 돌려서도 안 되며 1초에 한두 번 정도의 속도로 돌리는 것이 좋다.

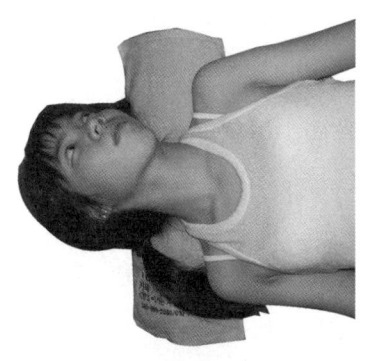 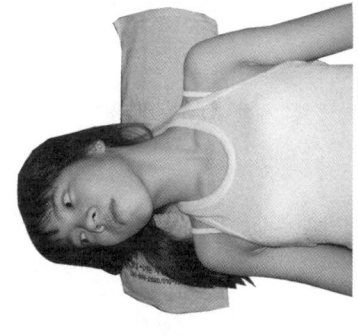

그림19(목 베게 고이고 고개 돌리기)

③ 1분 운동하고 1분 쉬는 식으로 목의 피로가 풀릴 때까지 한다. 욕심을 내서 너무 많이 하면 오히려 목이 뻣뻣해지고 피로가 쌓일 수 있다. 욕심을 부려 빨리 하려하지 말고 천천히 해야 한다. 또한 목 뒤에서 목을 감싸듯이 흐르고 있는 승모근이 꼬이지 않게 너무 크게 흔들지 말고 조금씩만 흔드는 것이 좋다. 그러려면 흔드는 각도가 가운데에서 30°를 넘지 않아야 한다.

(3) 목 베개를 바르게 쓰는 길

사람은 뇌를 지키려고 척추 탄성곡선이 생겼다. 땅과 부딪칠 때 생기는 충격이 발과 뼈마디, 그리고 척추탄성곡선으로 빨아들여 뇌에 미치는 충격을 줄이려 함이다. 목과 허리는 들이가고 등과 엉덩이는 나오게 해서 스프링처럼 튕기는 탄력을 얻을 수 있다. 척추 탄성곡선이 바른 사람은 뼈마디에 아픔이나 병이 없다. 뇌도 충격으로부터 지켜질 수 있어 머리는 언제나 맑고, 집중력도 좋아진다. 뇌종양은 물론 기억력감퇴나 우울증, 불면증 같은 여러 가지 정신병에 걸리는 일도 없게 된다.

목 베개를 바르게 쓰는 길은 그림과 같이 허리에 허리받침을 넣고 다리를 탄력이 좋은 띠로 묶어 골반과 다리의 어긋남을 막으면서 목 베개를 베고 자면 된다.

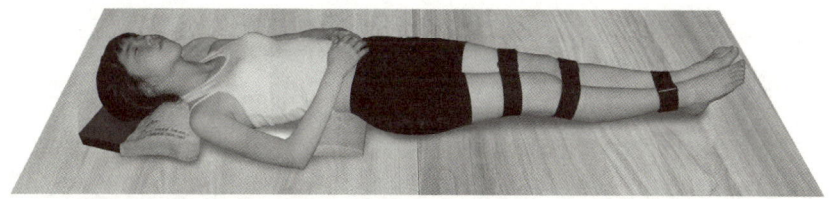

그림20 (바른 잠자리 모습)

해보지 않는 사람들은 '저런 자세로 어떻게 잠을 잘 수 있냐?'고 생각하지만, 이렇게 허리받침을 허리에 넣은 채 다리를 탄력이 좋은 끈으로 묶고, 목 베개를 베고 누워있으면 얼마나 좋은지 모른다.

(4) 허파와 심장, 간을 튼튼하게 하는 건강법

등이 굽은 사람들이 많은데, 등이 굽게 되면 새가슴(pigeon breast)과 같은 모습이 된다. 이렇게 되면 가슴속에 들어있는 장기 곧, 심장과 허파를 누르게 되어 심장과 허파가 제구실을 할 수 없게 된다. 또한 등에도 신경과 핏줄의 흐름이 나빠지면서 등에 찌꺼기가 쌓이고 근육이 뭉치며 살갗이 거칠어지는데, 그대로 두면 거북등이 되어 목까지 망가질 수 있다.

이럴 때 이 건강법으로 허파와 심장으로 가는 신경과 핏줄을 두드려 주면 그곳으로 가는 신경과 피의 흐름이 좋아져 튼튼해진다. 이와 함께 허파의 바로 아래를 흐르는 쓸개나 간으로 가는 신경과 피의 흐름을 좋게 하여 쓸개와 간도 튼튼해진다.

① 그림과 같이 무릎을 꿇고 앉아서 목 베개의 둥근 쪽이 등뼈에 닿도록 두드려준다. 그림처럼 목베게를 수평으로 들었다가 떨어뜨릴 때는 중력의 힘으로 저절로 떨어지도록 한다. 이때 좀 더 세게 두드리고 싶으면 힘을 조금만 더 주면 된다. 일부러 힘을 주어 두드리면 쉽게 지치고 몸에도 그다지 좋지 않다.

처음에는 1분 남짓하다가 익숙해지면 조금씩 늘려 5분 남짓 하도록 한다. 1분만 두드려도 가슴이 뻥 뚫리는 듯한 느낌을 느낄 수 있다. 심장이나 허파가 좋지 않은 사람은 처음 두드릴 때 많이 아플 수 있다. 이럴 때는 힘을 빼고 가볍게 두드리다가 괜찮다 싶으면 조금 더 세게 두드려도 된다.

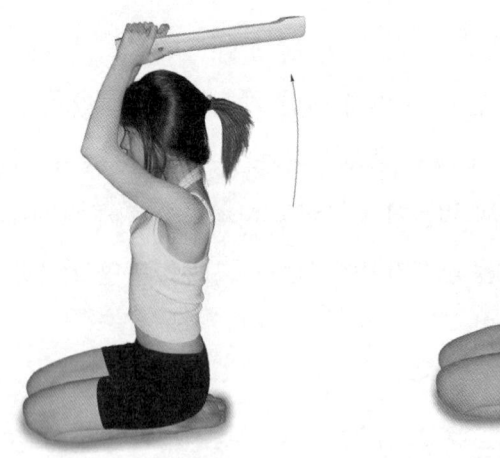 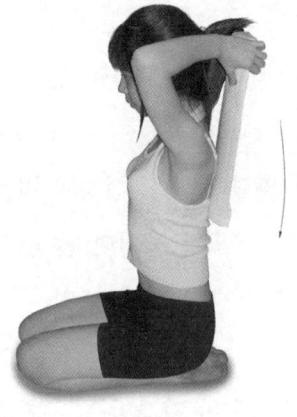

그림21(목 베개로 등 두드리기)

② 또 다른 운동법으로 그림과 같이 등에 목 베개를 넣고 손을 위로 뻗어 몸에 힘을 빼고 발끝을 밀었다 당기기를 2~3분 동안 한다. 이 때 엉덩이가 방바닥에 닿게 되면 발뒤꿈치만 움직이고 몸은 움직이지 않으니 반드시 엉덩이를 들어서 발뒤꿈치가 방바닥에 붙어서 움직이지 않도록 하여야 한다.

이 운동은 힘든 운동이기 때문에 처음에는 30초 남짓부터 하다가 조금씩 늘려 2~3분씩 하도록 한다.

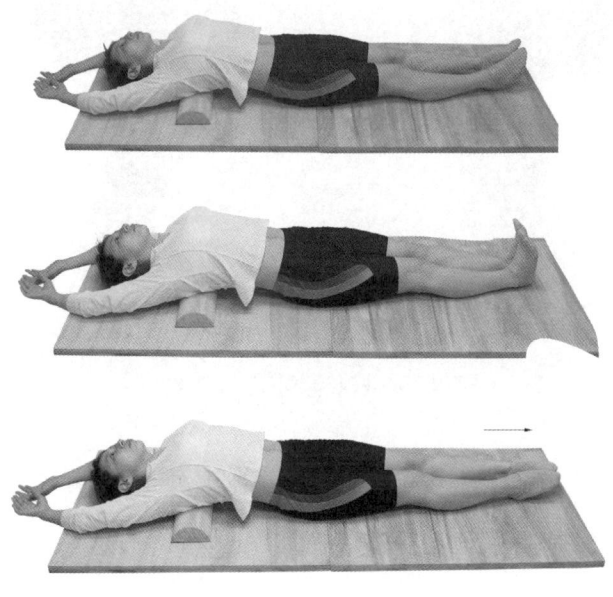

그림22(등에 목 베개 넣고 발 밀었다 당기기)

③ 다음으로는 다리를 그림과 같이 탄력이 좋은 띠로 묶고 구부려 왔다 갔다 한다. 이렇게 하면 등 근육을 보다 쉽게 풀 수 있을 뿐만 아니라, 허리도 부드러워져 허리가 망가지는 것까지 막을 수 있다.

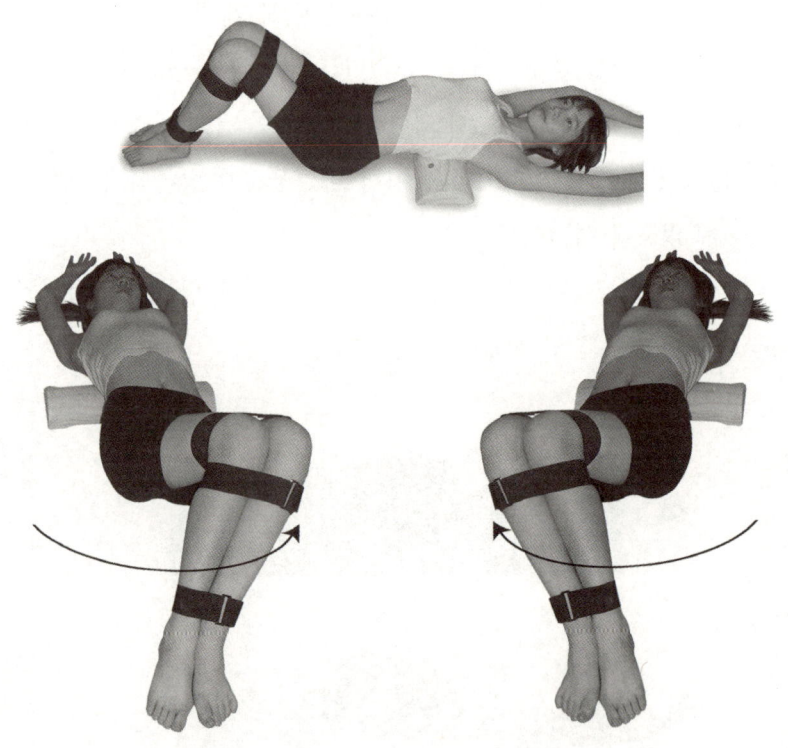

그림23(다리 굽히고 돌리기)

(5) 살갗 밑 기름(피하지방)을 없애고 뱃살을 빼며 굵은 허리를 가늘게 하는 운동법

버릇이라는 것은 무섭다. 자리하긴 쉽지만 몰아내긴 어렵기 때문이다. 눈도 그렇다. 옛날에는 조금은 마르다 싶은 사람들이 튼튼했기 때문에 그렇게 자라는 것이 좋다고 생각했다. 그런데 언제부터인가 뚱뚱한 사람들이 늘어나면서부터 어지간히 살찐 사람은 살찐 사람으로 보지 않게 되었다. 그래서 통통한 사람들도 자기가 살찐 사람이라는 생각을 하지 않고 살아가게 되었다.

우리 생각이 달라졌다고 우리 몸도 달라진 것일까? 아니다. 우리가 통통하여 보기 좋다고 생각하는 그 몸집으로 수많은 병들이 달려들고 있다. 내가 젊었을 때만 해도 '물과 공기가 오염되어 병이 많아지고 있다'고 여겼다. 그땐 서울에서 맑은 하늘 보기가 어려웠으며, 한강물은 썩은 냄새가 날만큼 물도 공기도 너무 더러웠다. 그 말이 맞는다면 요즘은 그때와 견줄 수 없을 만큼 깨끗해졌기 때문에 아픈 사람들이 줄어들어야 한다. 하지만 어찌 된 일인지 날이 갈수록 아픈 사람들은 늘어만 간다. 그 까닭은 여러 가지가 있겠지만 그 가운데 하나가 살찐 사람이 늘어가는 것이다.

아이를 튼튼하게 자라게 하고 싶다면 다소 마른 듯 키워야 한다. 어른들이 보았을 때 복스럽다고 느끼면 벌써 비만세포가 자리하기 시작했다고 보면 된다. 그를 넘어 배가 나오면 창자에 탈이 나기 시작했다는 것을 알아야 한다. 아토피, 비염, 크론병, 류머티즘, 암과 같은 면역체계에 탈이 나서 생기는 병들에 한 걸음 다가서고 있다는 뜻이기도 하다. 뱃살이 찌고, 허리가 두꺼워지면 뼈마디와 발목에도 견디기 힘든 무게가 걸려 뼈마디와 발목은 늘 지치게 된다. 지친 뼈마디와 발목은 언제든지 망가질 수 있다. 발목이 망가지면 몸에 탈이 난 사람들에게 더 깊은 병에 불을 붙이는 꼴이 될 수 있다.

발목이 망가지면 콩팥이 망가지고 이어서 간과 심장까지 망가뜨리므로, 발목은 몸의 주춧돌이 아닐 수 없다. 따라서 뱃살을 빼고 허리를 가늘게 한다는 것은 아름다움을 넘어 고혈압이나 당뇨, 심장병, 아토피, 암 같은 대사성질병은 물론 퇴행성관절염이나 좌골신경통, 성기능 장애 같은 여러 가지 난치병을 막는 길이기도 하다. 뱃살을 빼고 허리를 가늘게 하는 운동법을 배워보자.

① 목 베개의 둥근 쪽을 아랫배 쪽으로 당겨 허벅지에 올려놓은 다음, 머리가 땅에 닿을 만큼 온몸에 힘을 빼고 그림과 같이 인사를 하듯이 윗몸을 구부린다. 이 모습에서 숨을 모두 내뱉고 참을 수 있을 때까지 참는다. 참기 힘들면 들이 마시면서 일어나기를 되풀이한다.

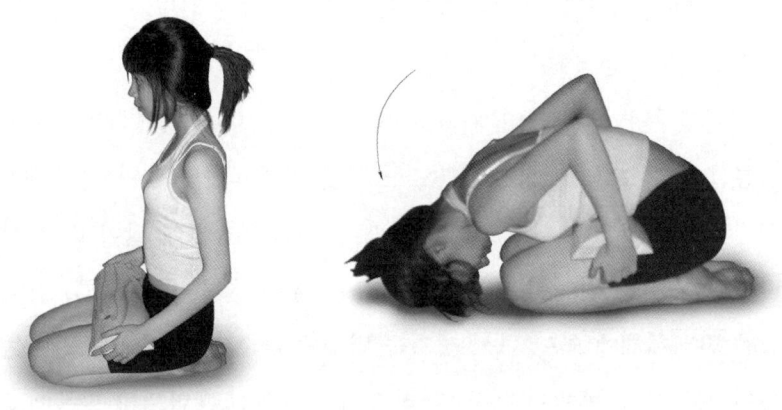

그림24(배에 목 베개 넣고 앞으로 굽히기)

② 그림과 같이 목 베개의 둥근 쪽을 아랫배에 넣고 엎드려 숨을 들이 마신다. 참을 수 있을 때까지 참다가 참기 힘들면 내쉬기를 되풀이한다. 이렇게 하면 아랫배를 고르게 누르게 되어 뱃살을 빼는데 도움이 된다.

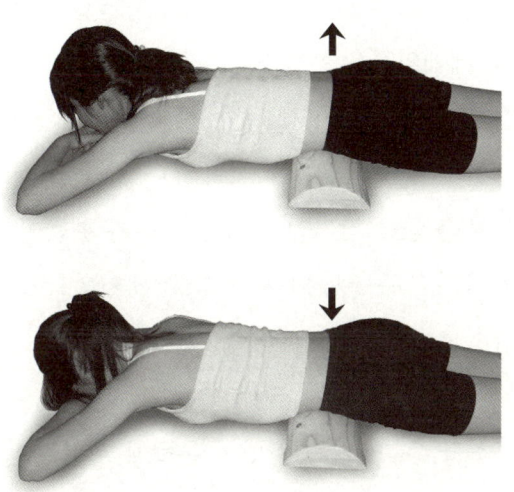

그림25(아랫배에 목 베개 넣고 엎드리기)

(6) 허리를 튼튼하게 하는 건강법

우리 겨레는 세상 그 어디에 내 놓아도 손색이 없는 귀한 문화유산을 지닌 겨레이다. 된장이 그렇고 청국장이 그러하며, 김치가 그렇고 고추장이 그러하다. 그 무엇보다 자랑스런 우리만이 모르고 있는 위대한 문화유산은 온돌과 위대한 글 '한글'이다.

가끔 방송에 나오는 돈푼이나 있어 보이는 사람들 집을 들여다보면 벽난로가 보인다. 잘사는 티를 내고 싶은 사람들만이 아니라 그것이 좋은 것으로 생각해 들여놓는 사람도 많다. 집에 순금으로 만든 황금송아지를 가지고 있으면서 도금된 마차를 타고 다니는 것을 부러워하는 꼴이나 다름없다.

온돌은 세계사에 그 유래를 찾을 수 없는 우리 겨레만이 지닌 잠자리의 꽃이다. 세계인들은 온돌의 과학성에 놀란다. 우리만이 우리 온돌의 가치를 모른다. 문명이 발달할수록 세상이 더 첨단화될수록 온돌은 세계인들의 잠자리를 파고들고 있다. 아무리 뛰어난 첨단과학이라도 온돌보다 좋은 잠자리는 없을 것이기 때문이다. 사랑지기 연수원의 잠자리는 모두 온돌이다. 이 또한 자연의학의 과학성을 보여주는 셈이다.

위대한 글 '한글'은 그 가치에 있어 온돌에 뒤지지 않는 글의 혁명이자 꽃이다. 잘난 체하는 사람들이 쓴 글을 보면 한글보다는 한자가 많다. 심지어 온통 한자투성이인 것도 심심찮게 볼 수 있다. 참 못난 사람들이다. 위대한 글 '한글'을 가지고 있으면서도 '한글'이 얼마나 위대한지 모르는 바보이다. 바보가 잘난 체하는 세상, 꼴불견이다.

못난 사람들이 그리도 떠받드는 한자가 얼마나 못난 글인지 아는 사람들은 다름 아닌 중국 사람들이다. 세계에서 문맹률이 가장 높은 나라는 어느 나라였을까? 중국이 한자를 버리기 전까지는 으뜸이 중국이었다. 이제는 중국이 한자를 버렸기 때문에 부끄러운 1위는 내주었지만 적어도 그들은 한자가 못난 글이라서 부끄러워했다. 어찌 자기나라 글을 모두 아는 사람이 만 명 가운데 한 명도 없을 정도로 못난 글이 있을 수 있겠는가? 그런데 그런 불가사의한 글이 있었다. 바로 한자이다.

그들이 가장 존경하는 사람 1위는 모택동이다. 모택동은 1951년에 "한자는 반드시 뜯어고쳐 소리글자 쪽으로 나아가지 않으면 안 된다"고 말했고, 중국의 근대문학을 낳은 아버지라 할 수 있는 노신(루쉰)은 "한자가 없어지지 않으면 중국은 반드시 망한다."고 까지 말했을 만큼 중국의 지식인들은 한자를 부끄러워했다. 그들이 그토록 버리고자했던 한자를 떠받드는 사람들, 참 못났다. 더 한심한 것은 자신이 '지식인'인 것으로 착각하며 산다는 것이다.

이처럼 우리는 세계사에서 그 유래를 찾을 수 없을 만큼 위대한 문화유산을 지니고 있는 반면 부끄러운 1위도 많다. 그 으뜸이 40대 사망률 세계 1위이며, 이와 함께 허리수술 세계 1위라는 부끄러운 얼굴이다. 허리 아픈 사람들이 많아서일까? 아니다. '행위별 수가제'가 낳은 병폐이다. 고양이에게 생선을 맡겨두었으니 어찌되겠는가?

'행위별 수가제'는 수술 한 번하면 얼마, 주사 한 번 놓으면 얼마 하는 꼴로 행위를 많이 할수록 돈을 많이 받는 제도이다. 이와는 달리 앞선 나라에서 많이 하고 있는 '포괄수가제'는 치료를 한 번 받는데 행위의 많고 적음을 따지지 않고 고루 주는 것을 말한다. 친일청산 하려던 대통령의 목숨까지 잃게 만든 우리의 의식수준에서는 의료제도의 혁명이 절실하다.

어느 의사의 고백에서 알 수 있듯이 허리수술 받은 사람 열 가운데 아홉은 수술을 하지 않아도 되는 사람들이다. 허리 수술을 하여야 할 사람들은 물렁뼈 속의 빨간 것(수핵)이 흘러나온 사람으로서,

이런 사람은 수술한 사람 열 가운데 하나도 안 된다. 나머지 사람들은 이제부터 배우게 될 운동으로 얼마든지 낫을 수 있다. 하물며 의사로부터 수술을 해야 한다는 말을 듣지 않은 사람은 더군다나 쉽게 낫을 수 있는 사람들이다.

이 운동은 허리뿐만이 아니라 목뼈와 등뼈의 뒤틀림도 바로잡아 준다. 뼈와 뼈 사이에는 구멍(추간공)이 있어 이곳으로 신경과 핏줄이 빠져나온다. 뼈 기둥(척주)이 바르면 신경과 핏줄을 지켜주는 구실을 하지만 어긋나 있을 때는 신경의 흐름과 피의 흐름을 가로막는 걸림돌이 된다.

그림에서 볼 수 있듯이 긱긱의 뼈 사이에서 빠져나오는 신경은 자신의 지배영역에 있는 기관이나 세포의 맡은 일을 다스리는 구실을 한다. 예를 들어 여섯 번째 등뼈가 틀어지면 밥통(위)으로 가는 신경 신호의 흐름이 막혀 밥통이 나빠지고, 그 아래 뼈가 어긋나면 췌장이 나빠진다. 창자와 뼈 기둥이 튼튼하면 어떤 병도 생기지 않는다. 병이 생기더라도 창자와 뼈 기둥만 바르고 튼튼하게 해주면 어떤 병이라도 고칠 수 있다.

난치병으로부터 벗어나려면 창자는 물론 뼈 기둥이 튼튼해야 한다. 이제부터 배우는 허리 운동은 난치병을 앓고 있는 사람들에게 더 없이 값진 선물이 될 것이다.

이 운동은 네 단계로 이루어져 있다.

그림처럼 목과 허리에 목 베개와 허리받침을 넣고 눕는다. 허리받침의 가운데 위에 세 번째 허리뼈가 놓이도록 한다. 누워서 허리받침이 위로 올라오지 않도록 손으로 막는다. 이 자세에서 누워서 걷는다. 걸을 때 무릎이 벌어지면 안 된다. 움직임은 되도록 크게 한다. 다리를 뻗을 때는 종아리가 바닥을 힘차게 두드리게 한다. 한 번에 300~500번씩 하루 두세 차례 한다.

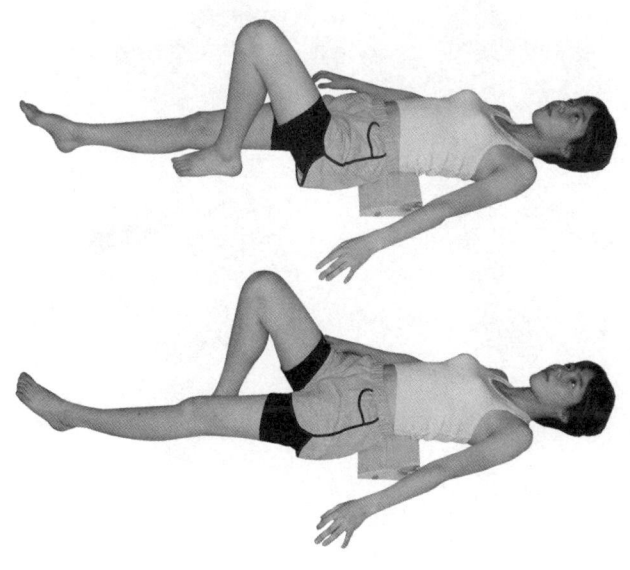

그림26(누워서 걷기)

다음에는 띠로 발목과 무릎을 묶고 눕는다. 허리받침의 가운데 위에 세 번째 허리뼈가 놓이도록 한다. 누워서 허리받침이 위로 올라오지 않도록 손으로 막는다. 다리를 굽히고 오른쪽왼쪽으로 왔다 갔다 한다. 너무 많이 움직이면 엉덩이뼈 돌기가 짓이겨질 수 있으니 가운데를 꼭짓점으로 30°가 넘지 않아야 한다. 한 번에 200~300번씩 하루 두세 차례 한다.

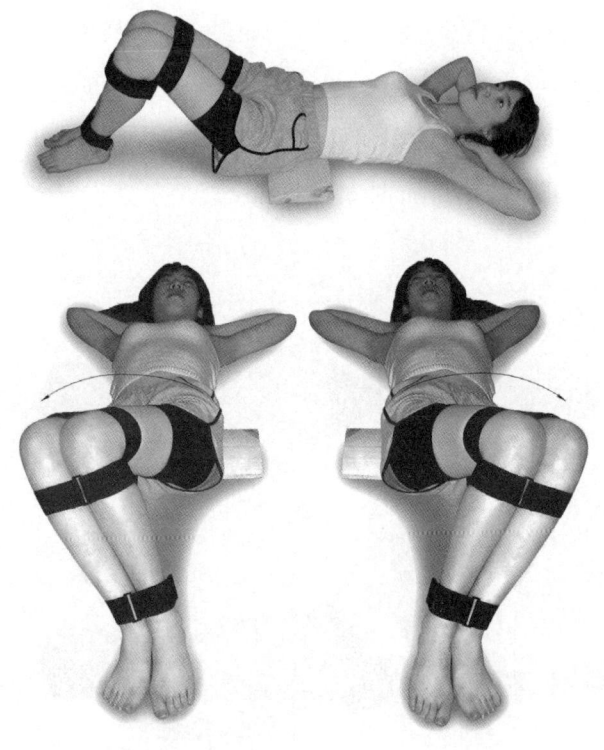

그림27(다리 묶고 왔다 갔다 하기)

이참에는 띠로 발목과 무릎을 묶고 눕는다. 허리받침의 가운데 위에 세 번째 허리뼈가 놓이도록 한다. 누워서 허리받침이 위로 올라오지 않도록 손으로 막는다. 다리를 쭉 펴서 무릎을 바닥에 붙게 한다. 무릎이 들리지 않게 하면서 다리를 번갈아가며 엉덩이 쪽으로 올렸다 내린다. 움직이는 폭이 클수록 좋지만 허리가 움직여서는 안 된다.

이렇게 하면 허리만 좋아지는 것이 아니라 질, 아기집, 오줌길, 전립선, 똥구멍을 문지르고 주물러주어 튼튼하게 한다. 한 번에 100번씩 하루 두세 차례 한다.

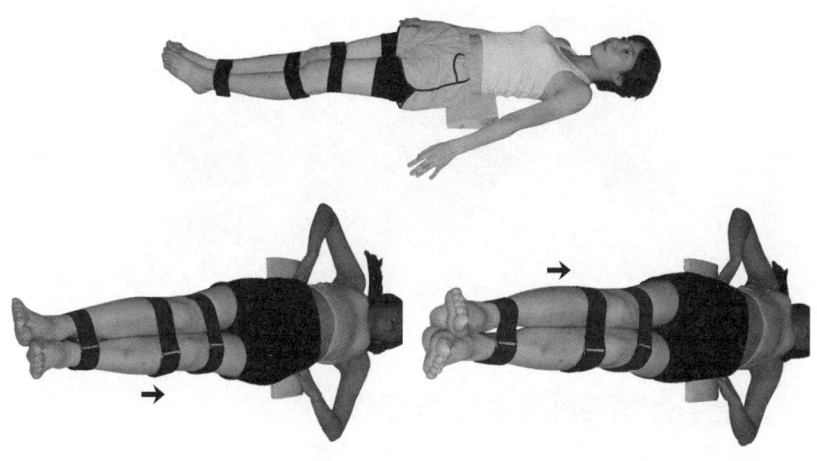

그림28(다리 묶고 엉덩이 비틀기)

마지막으로 띠로 발목과 무릎을 묶고 눕는다. 허리받침의 가운데 위에 세 번째 허리뼈가 놓이도록 한다. 누워 허리받침이 위로 올라오지 않도록 손으로 막는다. 이 모습에서 두 다리를 한꺼번에 굽혔다 편다. 굽힐 때는 발뒤꿈치가 엉덩이에 닿을 만큼 굽히고 펼 때는 쭉 펴서 종아리를 바닥에 두드린다. 허리만 좋아지는 것이 아니라 가랑이뼈마디(고관절)의 어긋남이 바로잡히고, 무릎이 튼튼해진다. 한 번에 100번씩 하루 두세 차례 한다.

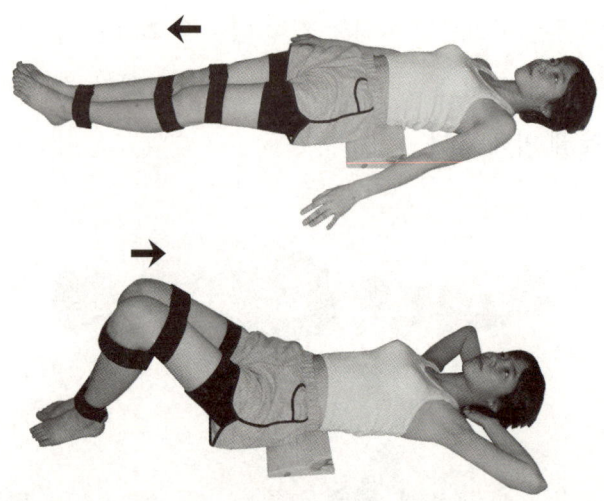

그림29(다리 묶고 굽혔다 펴기)

3) 손발을 따뜻하게 하는 각탕

아토피나 건선, 류머티즘, 크론병을 앓는 사람들은 살갗이 좋지 않아 몸의 기운(체온)을 지키기 힘들기 때문에 손발이 차다. 각탕은 손발의 피의 흐름을 도와서 손발이 차고 머리가 뜨거운 병든 몸을, 손발이 따뜻하고 머리가 찬 튼튼한 몸으로 바꾸어 준다.

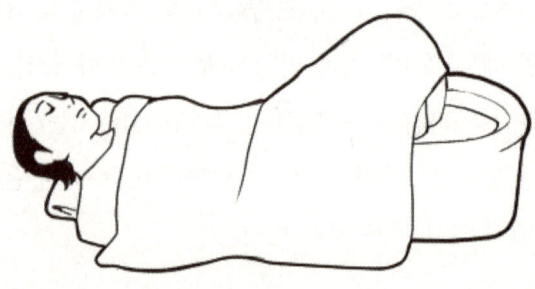

그림30(각탕)

날마다 늦은 3시가 지나서 20분씩 각탕을 하면 감기나 아토피, 비염, 콩팥병, 고혈압, 당뇨병, 통풍 같은 거의 모든 난치병을 막거나 낫을 수 있다.

각탕을 한 뒤에는 땀과 함께 빠져나간 소금과 비타민C와 미네랄을 반드시 빠져나간 만큼 더해 주어야 한다. 그러므로 각탕 뒤에는 감잎차와 바다풀소금을 꼭 먹어야 한다.

발에 탈이 나면 심장, 핏줄, 콩팥이 망가진다. 발이 차가워지면 코에 고름이 생겨 기관지염과 허파고름(폐렴)에 이르게 된다. 손에 탈이 나면 허파가 나빠져서 이산화탄소를 비롯한 여러 가지 찌꺼기를 내보내는 것이 어려워지고 산소와 질소를 받아들이는 것도 힘들게 된다.

각탕은, 아토피나 고뿔, 비염, 당뇨병, 콩팥병, 심장병, 손발이 찬 것, 통풍에 아주 좋다. 그 밖에도 머리아픔, 고열을 비롯한 모든 열병, 허파결핵, 허파고름, 늑막염, 뇌염, 요독증, 생리통, 위장병, 간장병, 마취제의 부작용에 좋다.

또한 임산부, 잠 못 이룸, 혈액순환장애, 심근경색, 약물중독, 호흡곤란, 홍역, 천연두, 성홍열, 장티푸스, 살갗물집(수두), 풍진, 신경통, 류머티즘, 빈혈, 뼈 무름(골연화증), 생리불순, 발육부진, 산 중독을 비롯한 거의 모든 병에 좋다.

(1) 각탕과 전자파 그리고 누전 위험

각탕은 발목펌프건강법과 함께 피의 흐름이 나빠서 생기는 병을 다스리는 아주 좋은 건강법이지만 전자파나 누전위험으로부터 벗어나기 힘들다는 걸림돌을 지니고 있다.

전자파와 누설전류는 전기를 쓰면 생기는 찌꺼기이다. 물을 쓰지 않는 각탕기는 물을 쓰지 않기 때문에 누전에 따른 감전위험이 없을 뿐만 아니라 각탕을 하면서 모관운동이나 붕어운동까지 할 수 있어 각탕의 효과를 한층 높일 수 있다.

(2) 각탕은 땀을 내기 위한 것인가?

다른 곳에서 팔고 있는 각탕기 가운데는 각탕의 원리조차 모르고 그저 땀만 내게 하려고 만든 것들이 많다. 언젠가 이러한 각탕기의 엉터리 작동원리를 바로잡고자 만든 사람을 만난 때가 있다. 그들이 만든 각탕기의 잘못을 알려주었지만 '각탕은 땀만 내면 된다'며 말을 들으려고도 하지 않았다. 그 때 내 말을 듣고 그 잘못을 바로잡았다면, 그러한 엉터리 각탕기로 열성홍반과 같은 평생 낫기 힘든 자국을 남기는 죄를 짓는 일은 없었을 것이다.

각탕은 단지 땀만 내기 위한 것이 아니다. 그런데도 오로지 땀만 내면 된다는 생각으로 쓰는 사람들은 자칫 되돌리기 힘든 흉터를 남길 수 있다. 적어도 겨레의 건강을 생각하는 일을 하는 사람은 나쁜 먹거리나 엉터리 건강기를 만들어서는 안 된다. 45℃가 넘어가는 각 탕기는 몸을 지켜주는 건강기가 아니라 몸을 망가뜨리는 나쁜 기구에 지나지 않는다.

반신욕은 가로막 위쪽의 장기는 차게 하고 가로막 아래쪽의 장기는 뜨겁게 하여 오장육부의 맡은 일과 어울림을 깨뜨린다. 오장육부의 어울림이 깨지면 암을 비롯한 여러 가지 병에 걸릴 수 있다. 몸을 생각한다면 반신욕을 해서는 안 된다.

4) 기침, 고뿔(감기), 허파고름(폐렴)을 고치는 겨자찜질 요즘 고뿔 때문에 힘들어 하는 사람들이 참 많다. 고뿔은 바이러스 때문에 걸리는 병이기 때문에 약이 없다. 그런데도 우리나라에는 어떻게 고뿔약이라는 것들이 그렇게 많은지 모르겠다.

요즘 감기 때문에 힘들어 하는 사람들이 참 많다. 감기는 바이러스 때문에 걸리는 병이기 때문에 약이 없다. 그런데도 우리나라에는 어떻게 감기약이라는 것들이 그렇게 많은지 모르겠다.

아이들은 숨길(기관지)과 허파가 여리기 때문에 고뿔이나 허파고름에 걸리기 쉽다. 더군다나 아토피 아이들은 숨길과 허파가 더 많은 일을 해야 하기 때문에 고뿔이나 허파고름에 걸리면 큰 탈이 날 수 있다.

겨자찜질은 고뿔이나 허파고름, 기침(늑막염, 허파결핵, 후두결핵, 고뿔…), 신경통, 어깨가 뻐근할 때, 중이염, 충수염, 히스테리, 피로 회복, 인후염, 심장병, 콩팥병 같은 여러 가지 병을 다스리는데 참 좋은 자연의학특수요법이다. 그 가운데 몸이 차가워지는 병인 암에는 병인 암에는 더욱 좋다.

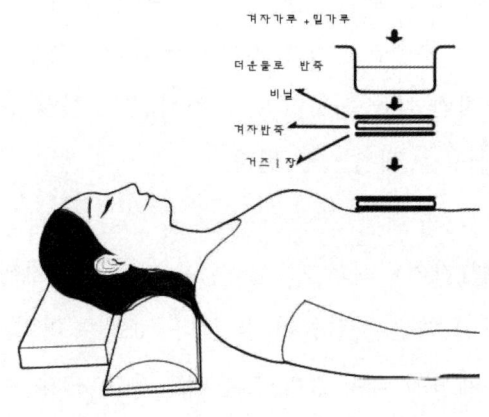

그림31(겨자찜질)

이제부터 우리 겨레가 가장 많이 가장 오래 앓고 있는 고뿔을 물리칠 든든한 도우미인 겨자찜질을 배워보자.

55℃ 안팎의 따끈한 물에 겨자와 통밀가루를 7:3으로 섞어 반죽을 만든다. 살갗이 여린 어린이는 겨자와 밀가루를 같이 한다. 갓난아이는 밀가루 쪽을 많이 한다.

그런 다음 면과 같은 천에 약 3mm안팎의 두께로 편다. 크기는 가슴을 덮을 만큼이면 된다. 그 위에 천 한 겹을 대고, 천 쪽을 아픈 곳(환부)의 살갗에 붙인다. 처음에는 따끔따끔하다가 차츰 화끈화끈 뜨거워진다.

얼마만큼 지나면 겨자반죽 천의 끝을 들어 보고 살갗이 붉게 되어 있으면, 천을 떼어내고 더운물에 짠 수건으로 가볍게 닦아낸 후, 마른수건을 네 겹 쯤 정도로 덮어둔다. 5분 안에 빨갛게 되는 것은 효과가 잘 나타난 편이고, 병도 가벼운 것으로 볼 수가 있다.

20분이 지나도 빨갛게 되지 않거나, 빨갛게 되어도 곧 없어지면 병이 깊다는 것을 뜻한다. 20분이 지나도 빨갛게 되지 않을 때는 잠깐 멈추고, 토종오이를 붙여 살갗이 익는 것을 막는다. 40~50분 지난 다음 다시 찜질을 한다.

허파고름은 빨갛게 되지 않으면 몇 번이라도 빨갛게 될 때까지 꾸준히 한다. 이럴 때에는 20분 동안 붙이고, 40분 동안 쉬었다가 다시 20분 동안 붙여준다. 다시 말해 한 시간에 한 번씩 해야 한다. 이때 빨갛게 되지 않는다고 해서 하다가 그만두어서는 안 된다. 허파고름으로 의사도 손을 땐 아이가 열한 차례 만에 빨갛게 된 뒤에 되살아나기도 하였다.

겨자반죽 때문에 살갗이 헐 때에는 토종오이를 붙인다. 토종오이가 없으면 올리브기름이나 물마그밀을 섞어 바른다. 토종오이나 수세미 물을 짜서 바르면 더 좋다. 다리물(각탕)과 같이 할 때는 여름에는 다리물을 한 뒤에 겨울엔 다리물 하기에 앞서 하는 것이 좋다.

5) 변비와 묵은 찌꺼기를 없애는 자연의학 관장

창자 속의 독소를 없애고 묵은 찌꺼기를 내보내 여러 가지 병을 막거나 낫게 하는 건강법으로서, 창자의 고름이나 상처를 낫게 하고 모자란 물을 채워준다. 고혈압, 당뇨, 심장병, 아토피, 암을 비롯한 거의 모든 병은 창자 속의 묵은 찌꺼기와 독소 때문에 창자 끈끈막(점막)에 상처와 고름이 생겨 일어나는 병들이므로 자연의학 관장을 바르게 배워 꾸준히 해야 한다.

낫을 때까지는 치유법으로, 낫고 난 뒤에는 막기 위해 한다. 이러한 병을 앓고 있는 사람이 자연의학 관장을 하지 않고 낫고자하는 것은 우물에서 숭늉 찾는 것이나 다를 바 없다.

어린아이가 갑자기 쓰러지거나 열이 오를 때, 관장을 하면 열이 내리고 아이는 바로 일어서게 된다. 뇌일혈과 중풍 같은 떨림(발작)을 일으키는 병에도 관장을 하면 바로 풀린다. 일사병이나 뇌염이 걱정될 때도, 관장을 하면 좋아진다.

관장은 창자가 비어 있을 때 하면 더 좋다. 밥을 먹지 않을 때는 관장을 한다. 현대의학에 의한 약물관장은 자칫 큰 탈을 일으킬 수 있으므로 반드시 자연건강법에 따른 관장을 해야 한다. 관장은 된장찜질과 함께하면 그 효과가 더욱 좋아진다. 된장찜질 하기에 앞서 예비관장을 하고 된장찜질이 끝난 뒤에는 본관장을 한다.

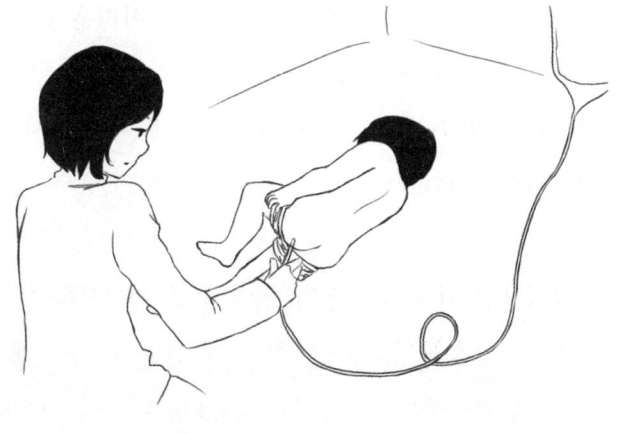

그림32(자연의학 관장)

① 물에 물마그밀 1%와 구운 소금 1~2 찻숟가락을 넣고 여기에 더운물을 부어 27℃로 만든다.

② 바로 누워 무릎을 굽힌 모습으로 다리를 자연스럽게 벌린다.

③ 똥구멍과 관장기 끝에 올리브기름을 바르고 똥구멍이 다치지 않도록 천천히 집어넣는다. 어른은 7cm쯤, 어린아이는 3cm 남짓 집어넣는다.

④ 입을 자연스럽게 벌리고, 되도록 배의 힘을 빼야 한다. 넣는 양은 사람에 따라 다르지만, 본관장은 두 살 아래의 어린아이는 30~60cc, 두 살에서 네 살은 100~300cc, 다섯 살에서 열 살 아이는 300~500cc, 어른은 500~1000cc를 넣도록 한다. 예비관장은 본관장의 10%를 넣는다.

⑤ 넣다가 똥이 마려우면 잠깐 멈추었다가, 마려운 것이 가라앉으면 다시 넣는다. 1 ℓ 가 넘지 않는다면 되도록 참을 수 있는 한 많이 넣는 것이 좋다. 멈추었다가 다시 넣는데도 똥이 또다시 바로 마려우면 그만 넣어도 된다.

⑥ 다 넣었으면 관장액이 창자 속에 고루 퍼지도록 1~2분 동안 쉰 다음 천천히 무릎붕어운동을 5분 남짓 한다. 이때에 배를 시계바늘 방향으로 문질러주는 것이 좋다. 자세를 바꾸어 왼쪽이 아래로 가도록 돌아누운 모습으로 3~5분 동안 천천히 흔들어 준다. 다시 모습을 바꾸어 오른쪽이 밑으로 가는 모습으로 같이 흔들어 준다.

⑦ 소형건강기가 있다면 붕어운동을 15분 동안 한 뒤에 똥을 누는 것이 좋지만, 건강기가 없다면 무릎붕어운동을 10~15분 동안 하고서 똥을 누면 된다. 물이 아예 나오지 않을 수도 있는데, 이것은 우리 몸에 물이 모자라 빨아들인 것이기 때문에 걱정하지 않아도 된다.

⑧ 바로 누워 하기가 부끄러울 때는 관장의 효과는 조금 떨어질 수 있지만 다음과 같이 해도 된다. 오른쪽이 아래로 가도록 하여 베개를 베고 누운 모습으로, 오른쪽 다리는 펴고 왼쪽다리를 굽힌다. 뒤에서 똥구멍과 관장기 끝에 올리브기름을 발라서 똥구멍에 천천히 관장기의 끝을 집어넣는다. 관장액을 넣고 나면 왼쪽을 밑으로 가도록 모습을 바꾸고 똥구멍을 누르면서 3~5분 동안 천천히 흔들어 준다. 그 다음은 위와 같이 하면 된다.

관장은 창자 속에 독소와 찌꺼기가 많거나 상처와 고름이 있는 사람들의 건강지킴이로서 더 없이 좋은 자연의학특수요법이다. 지나치면 창자가 제구실을 하지 못하게 되므로 너무 자주 너무 오래 하는 것은 좋지 않다. 특별한 때가 아니면 하루 두 번이 넘게 하지 않는 것이 좋으며, 열흘이 넘게 이어서 하는 것도 좋지 않다. 넣는 양도 한 번에 1 l 를 넘어서는 안 된다.

내가 아는 사람 가운데 어떤 아낙은 예비관장이라 하여 1,500cc를 넣고 다시 본관장이라 하여 1,500cc를 넣는다. 이렇게 하면 창자가 늘어나 혹 때려다 더 큰 혹을 붙이는 꼴이 된다. 우리 몸의 생리를 모르는 데서 비롯된다. 본관장도 1 l 를 넘어서는 안 되지만 예비관장은 100cc를 넘어서는 안 된다. 예비관장 1,500cc는 무려 알맞은 양의 15배나 되는 양이다.

모든 병의 뿌리는 창자와 뼈 기둥에 탈이 난 것 때문이라고 배웠다. 창자를 탈나게 하는 것은 여러 가지가 있지만 창자가 늘어나 주물러주는 것(분절운동)과 밀어내는 것(연동운동)을 제대로 하지 못하는 것도 그 가운데 하나다.

'자연건강캠프'는 여드레 동안만 하니까 먹던 안 먹던 창자가 늘어나거나 줄어드는 것이 크지 않지만, '아토피 완치의 길'은 짧아도 보름이며, 제대로 하면 석 달에서 다섯 달을 함께 한다. 이 때 먹거리는 농약이나 비료를 뿌리지 않은 깨끗하고 영양 많은 유기농 푸성귀와 열매를 먹지만 그보다 중요한 것은 적게 먹는 것이다. 적게 먹거나 안 먹는 가장 큰 까닭은 늘어난 창자를 줄어들게 하려 함이다.

그런데 관장을 할 때 너무 많은 양을 집어넣으면 창자가 늘어나 작은 것을 얻으려다 큰 것을 잃는 잘못을 저지르게 된다. 독소와 찌꺼기가 빠져나가 개운한 것은 바로 느낄 수 있으니까 좋아할지 몰라도 창자가 늘어나면 주물러주는 것과 밀어내는 것이 무디게 되어 창자는 더욱 힘을 잃고 만다. 창자가 늘어나는 것은 잠깐 동안에 늘어나지만 줄어드는 것은 아주 오래 걸린다.

아토피 아이들은 너무 많이 먹는 아이들이 많다. 이런 아이가 그 아낙과 같은 잘못된 길잡이(지도자)를 만난다면 이는 돌이킬 수 없는 재앙이 될 수 있다. 그 아낙이 우리 몸의 생리를 조금이라도 알고 있었다면 이런 말도 안 되는 짓을 하지는 않을 것이다. 아토피의 고통으로부터 하루빨리 벗어나고 싶은 마음은 이해가 되지만 그렇다고 그 아낙의 책에 쓰인 거짓 엉터리 길잡이를 보고 잘못된 길잡이를 찾는 것은 아이에게 더 큰 마음의 상처를 남길 수 있다.

본보기(체험담)나 들먹이는 사람들을 따라서는 안 되는 까닭이 여기에 있다. 슬기로운 어버이라면 길잡이를 따를 때 늪으로 끌고 갈 길잡이인지 낫는 길로 이끌 과학적이고 합리적인 길잡이인지 잘 생각하고 따라야 한다.

관장을 처음 할 때는 열흘 동안 이어서 하고 그 뒤에는 일주일에 한두 번 하는 꼴로 꾸준히 한다. 이렇게 하면 창자가 힘을 잃은 것도 막을 수 있고 창자 속에 독소와 찌꺼기가 쌓이는 것도 막을 수 있다.

6) 살갗을 튼튼하게 하고 체액을 중화시켜 난치병을 고치는 냉온욕

냉온욕은 목욕을 할 때에 찬물과 더운물을 1분씩 들어갔다 나오는 것을 말한다. 냉온욕은 살갗을 튼튼하게 함은 물론 피의 흐름을 좋게 하고 체액을 중화시킴으로써, 여러 가지 병을 막거나 낫게 한다.

찬물은 살갗과 핏줄을 줄어들게 하고, 따뜻한 물은 늘어나게 하여 살갗과 핏줄에 튀길심(탄력)을 준다. 핏줄에 튀길심이 좋아지면 심장의 튀길심이 좋아져 피의 흐름이 좋아지게 된다. 피의 흐름이 좋아지면 피떡(어혈)이라 불리는 고인 피(울혈)가 풀린다.

찬물에 들어가면 산성으로 기울고, 따뜻한 물에 들어가면 알칼리로 기울게 되므로, 체액이 중화되어 몸이 튼튼해진다. 따뜻한 물에만 오래 있으면 미주신경을 건드려 체액이 알칼리가 되고, 땀과 함께 소금과 비타민C를 잃게 된다. 이를 채워주지 않으면 창자의 끈끈막이 힘을 잃고 살갗이 거칠어진다.

냉온욕을 꾸준히 하면 아토피는 물론 고혈압, 저혈압, 당뇨, 고뿔, 만성피로, 머리아픔, 간장병, 콩팥병, 심장병, 신경통, 류머티즘, 천식, 편두통 같은 여러 가지 순환기병이 좋아진다. 미열이 있는 사람도 냉온욕을 하면 곧 낫는다. 살갗이 튼튼해지므로 아토피나 건선도 낫는다.

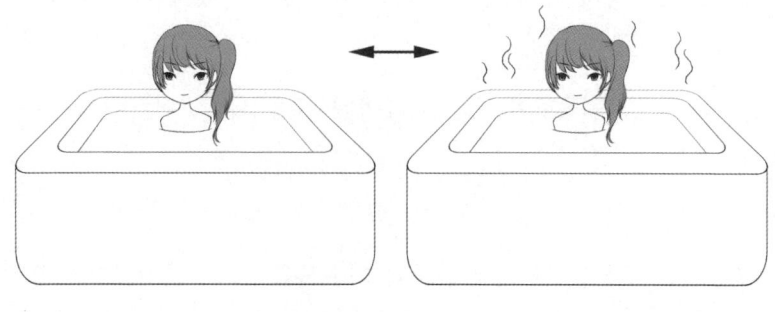

그림33(냉온욕)

목욕물 1톤에 찬물에는 잘 걸러 묵힌 목초액 200~300cc를, 따뜻한 물에는 허브추출물 100cc를 넣는다. 목초액은 살갗을 약산성으로 만들어 부드럽고 탄력 있게 한다. 허브추출물은 몸과 마음의 긴장을 풀어주고 마음을 아늑하게 하며 머리를 맑게 한다. 이 밖에도 세균을 죽이고 살갗세포를 되살리며, 피의 흐름을 좋게 하고 아픔을 줄여주며, 찌꺼기를 없애고 면역력을 높이며, 스트레스를 없애고 기억력을 좋게 한다. 덜 걸러진 목초액은 벤조피렌이나 타르, 페놀, 메탄올과 같은 발암물질이 들어있으니 잘 걸러진 목초액을 써야 한다.

① 찬물에서 시작하여 찬물에서 끝낸다. 처음부터 찬물에 들어가는 것이 힘들 때는 처음에는 서서 무릎까지만 들어가고, 다음에는 무릎을 꿇고 아랫배까지 들어가고, 다음에는 가슴까지 들어가면서 차츰 익숙해지면 목까지 들어간다.

② 그것도 힘들다면 익숙해질 때까지는 더운물에 먼저 들어가 몸

을 따뜻하게 한 뒤에, 찬물에 들어가도 된다. 끝날 때는 반드시 찬물에서 끝내야 한다.

③ 손발이 따뜻하고 머리는 찬 튼튼한 몸을 만들려면 더운물에서는 빗장뼈(쇄골)까지만 들어가고 찬물에서는 숨을 쉴 수 있는 한 되도록 깊게 들어가는 것이 좋다. 아토피 아이들은 태열이라 하여 머리는 뜨겁고 손발은 찬 병든 몸이다. 이를 손발이 따뜻하고 머리는 찬 튼튼한 몸으로 만들려면 찬물에 들어갈 때는 머리까지 집어넣은 것이 좋다. 참을 수 있는 한 찬물 속에서 숨을 참고 있다가 참기 힘들면 나온다.

④ 따뜻한 물의 온도는 41~43℃, 찬물의 온도는 14~15℃가 가장 좋지만 익숙해질 때까지는 찬물의 온도를 견딜 수 있는 만큼까지 올렸다가 익숙해지면 조금씩 온도를 내려 알맞은 온도로 해도 된다.

⑤ 냉온욕을 하고 난 뒤 몸이 떨리거나 지치는 사람도 찬물의 온도를 조금 높여서 하다가 점점 낮추어 14~15℃가 되게 한다.

⑥ 냉온욕이 끝난 뒤에는 물방울이 흘러내리지 않을 때까지 기다렸다가 목초액을 뿌리고 목초액이 스며들면 허브추출물을 뿌린다.

⑦ 살갗이 숨을 쉴 수 있도록 바로 옷을 입지 말고 5~10분 동안 몸을 말린 뒤 옷을 입는다. 바로 몸을 따뜻하게 하지 말고, 바람을 쏘인 뒤 서서히 몸을 따뜻하게 하는 것이 좋다.

⑧ 냉온욕을 할 때, 언짢은 마음, 조마조마한 마음, 여린 마음은 냉온욕의 효과를 떨어뜨린다. 평온한 마음, 기쁜 마음으로 하는 것이 좋다.

⑨ 밥 먹고 나서는 2시간 쯤 지나서 하고, 밥 먹기 앞이면 30분 넘게 사이를 두고 해야 한다.

⑩ 운동을 할 때는 운동을 먼저하고 냉온욕을 한다.

⑪ 동맥경화가 걱정되는 사람, 고혈압이나 심장병이 깊은 사람은 온도차가 적은 쪽에서 시작하여 조금씩 늘려간다.

⑫ 매독성 간장병이나 간경변(간경화), 위축성신부전증, 동맥경화가 깊은 사람은 풍욕을 적어도 석 달은 넘게 한 다음에 서서히 좋아지는 것을 보아가면서 하도록 한다.

⑬ 더운물에 들어가면 살갗이 늘어나고 찬물에 들어가면 살갗이 줄어들어 때가 저절로 떨어져 나간다. 비누는 살갗을 거칠게 하고 뼈를 무르게 하므로 써서는 안 된다.

⑭ 따뜻한 물에서 하는 목욕은 땀과 함께 소금, 미네랄, 비타민C를 잃게 되고, 산과 알칼리의 어울림을 깨뜨려 몸에 탈이 날 수 있다. 따라서 찜질방이나 사우나는 멀리하는 것이 좋다. 그러나 냉온욕은 이런 걱정을 하지 않아도 된다.

⑮ 찬물에 들어가서는 운동을 하거나 아픈 곳을 주물러주고, 더운 물에 들어가서는 가슴을 펴고 모습을 바르게 하는 것이 좋다.

⑯ 냉온욕으로 신진대사를 잘 되게 한 뒤에는, 날푸성귀를 먹어 세포를 잘 자라게 하고 병든 세포를 되살릴 수 있도록 도와주어야 한다.

⑰ 43℃보다 높은 더운물은 살갗의 단백질을 망가뜨리고 효소가 일을 하는 것을 막는다. 따라서 각탕이나 냉온욕을 할 때, 따뜻한 물의 온도가 지나치게 높지 않도록 하여야 한다.

7) 25분 냉욕

14~15℃의 찬물(높게는 18℃까지)에 25분 동안 들어갔다가, 그 뒤에 8~10회의 냉온욕을 하는 것을 말한다. 처음의 20분 동안 가만히 있다가 마지막 5분 동안 손발을 움직인다. 겨울에는 아주 좋다. 25분 냉욕이 끝난 뒤에는 몸이 떨리지 않을 때까지만 냉온욕을 한다.

몸이 떨리는 것은 몸속에 쌓였던 설탕이나 알코올을 태우는 것으로서, 이런 것을 많이 먹은 사람일수록 더 떨린다.

찬물에서 25분 넘게 하는 것은 산이 넘치게 되어 좋지 않다. 당분이나 알코올을 태우는 자연건강법으로서, 단 것을 많이 먹는 요즘 사람들에게 좋은 건강법이다. 당뇨병이나 술독 때문에 생기는 병에 아주 좋다.

　25분 냉욕은 몸속에 남아도는 넘치는 당분과 알코올을 태워 없애려는 자연건강특수요법으로서 한 달에 한 번 또는 계절에 한 번만 하여야 한다. 열흘 동안 끊임없이 25분 냉욕을 시키는 어리석은 사람이 있다고 한다. 인체생리를 모르는 데서 비롯된 위험하기 그지없는 짓이다. 이틀 넘게 25분 냉욕을 이어서하면 몸바탕이 산성으로 더 기울게 되어 모든 병의 뿌리가 된다. 병 고치러 갔다가 병을 부르는 몸바탕만 얻어온 셈이다.

　제주에 사는 한 아낙은 그 사람 밑에서 열흘 동안 25분 냉욕을 하고서 몸의 털이란 털이 너무 많이 빠져버렸고, 같이 들어갔던 남편은 뇌경색까지 이르게 되었는데도 그렇게 만든 사람, 그렇게 된 사람 모두가 그 까닭을 모른다. 모르는 것이 나은 것일까, 더 나쁜 것일까? 하물며 살아온 나날보다 살아가야 할 나날이 훨씬 많이 남은 젊은이들이라면 잘못된 길잡이를 만난다는 것, 그것은 호미로 막을 것을 가래로도 막기 힘들게 될 수도 있음을 잊어서는 안 된다.

8) 열을 내리고 변비, 묵은 찌꺼기를 없애는 된장 찜질

　된장찜질은 열을 내리게 하고 변비를 없애주며, 숨쉬기가 부드러워지고 오줌을 잘 나오게 하는 자연건강 특수요법이다. 된장찜질을 하면 배에 물이 찬 것(복수)이 복막염이 좋아진다. 창자의 움직임이 좋아지기 때문이다. 아토피는 물론 복막염, 뇌일혈, 중풍, 물찬 배,

허파결핵, 창자결핵, 결핵성 복막염, 콩팥결핵, 늑막염, 배가 부푼 것, 똥이 잘 안 나오는 것, 열이 나는 여러 가지 병에 매우 좋은 자연건강특수요법이다.

똥을 한꺼번에 많이 싸고 난 다음에는 창자가 붙는 것을 막아야 하므로, 묽은 미음이나 미네랄식이섬유 같은 것으로 창자를 채워주는 것이 좋다.

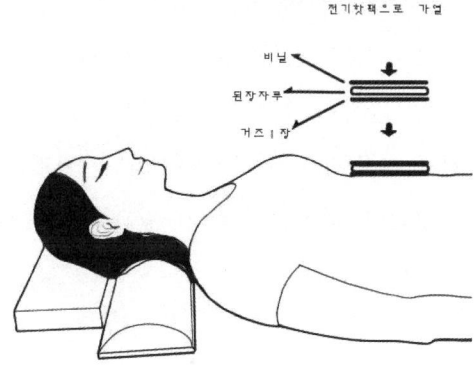

그림34(된장찜질)

천으로 된 천으로 배를 덮을 만큼의 크기로 된장을 담을 포대를 만든 뒤, 여기에 된장을 넣어 5mm남짓의 두께가 되도록 골고루 편다. 이렇게 만든 된장 팩을 배 위에 올리고 그 위에 비닐을 덮는다. 비닐 위에 따뜻하게 할 수 있는 찜질팩을 올리고 배 묶는 띠(복대)로 묶는다.

된장찜질을 하기 바로 앞에 50~100cc의 예비관장을 한 다음, 된장찜질이 끝나고 본 관장을 하면 변비와 묵은 찌꺼기를 내보내는데 아주 좋다. 관장을 하고 나서 배가 아파 올 때, 붕어운동이나 무릎붕어운동을 하면 많은 똥을 싸게 된다. 예비관장을 할 때 너무 많이 넣으면 참기 힘들 수 있으므로, 100cc를 넘지 않는 것이 좋다.

아토피나 고혈압, 당뇨, 심장병 같은 여러 가지 난치병은 뿌리가 여러 가지이지만 그 가운데 가장 큰 뿌리는 창자의 탈이다. 창자 속에 묵은 찌꺼기를 비롯한 여러 가지 독소와 찌꺼기가 쌓이면 병이 된다는 것은 누구나 알 것이다. 그러나 더 큰 것을 모르는 이들이 많다. 창자가 늘어나면 창자의 주물러 주는 것과 밀어내는 것이 힘을 잃어 묵은 찌꺼기를 비롯한 여러 가지 독소와 찌꺼기를 내보내는 일이 어려워진다는 것이다. 예비관장을 50~100cc로 한 까닭이 여기에 있다.

몇몇 민간요법 지도자들 가운데는 예비관장을 한다며 500cc 넘게, 심지어 1,500cc를 넣도록 하는 이들이 있다. 이런 길잡이를 만나는 것, 그것 또한 아픔의 씨앗이 될 수 있다. 창자에 탈이 난 아토피, 비염, 천식, 크론병, 류머티즘, 건선, 궤양성대장염 같은 병을 앓고 있는 사람들은 열흘 동안의 지나친 예비관장만으로도 돌이킬 수 없는 화를 입을 수 있다. 재앙이 아닐 수 없다.

만약 된장찜질 팩이 뜨거워 살갗이 데인 사람은, 토종오이를 붙이거나 수세미 또는 토종오이 물을 바르면 된다. 토종오이나 수세미가 없으면 물마그밀이나 올리브기름을 바른다. 된장찜질이 냄새가 난다하여 싫은 사람은 메밀범벅을 붙여도 되는데, 메밀 범벅은 메밀 한 홉에 구운 소금 5그램을 넣고 물을 조금 부어 잘 갠 다음, 55℃ 안팎의 뜨거운 물을 부어 범벅처럼 만들어 천에 펴서 배에 붙인다.

공주의 어떤 사람은 된장찜질이 냄새가 난다하여 숯찜질을 가르치는데 많은 사람들이 몰려든다고 한다. 안타깝기 그지없는 일이다. 숯은 구멍이 많아 그 구멍으로 몸속의 독소와 찌꺼기를 빨아들여 병을 낫게 한다는 말인데, 하나는 알고 둘을 모르는 딱한 사람이다.

숯은 우리가 생각하는 것만큼 빨리 몸속의 독소나 찌꺼기를 빨아들이지 못한다. 그것도 먹어서 몸속으로 들어갔을 때 일이지 몸밖에서 살갗에 붙이는 것은 더욱 그렇다. 살갗에 붙이면 살갗으로 저절로 빠져나오는 것만 빨아들일 뿐이지 더 빨리 빠져나오도록 부채질하지는 못한다.

숯으로 된장찜질 흉내를 내려다보니 숯가루가 날리고 숯이 한쪽으로 쏠려 힘들었던가 보다. 그래서 그런지 숯에다 올리브기름을 넣어 반죽을 만들어 된장처럼 붙이게 한다고 한다. 숯으로만 하여도 그다지 큰 도움을 얻기 힘든데, 게다가 숯에 올리브기름까지 넣는다면 그것은 그야말로 웃기는 짓이 아닐 수 없다. 그나마 숯이 가지고 있는 구멍까지 기름이 막아버리기 때문이다. 구멍을 막아버렸는데 어디다가 몸속의 독소와 찌꺼기를 빨아들인다는 말인가?

이런 웃기는 짓이 어찌 공주의 아낙만이 저지르는 짓이겠는가? 그래서 내가 갈 길이 멀고 할 일도 많은 것이 아닐까!

9) 눈과 뇌를 맑게 하는 목뼈 큰 돌기 두드리기

(1) 머리의 디딤돌 목

목은 심장에서 나온 피가 머리 쪽으로 갈 때 반드시 지나야만 하는 길목이다. 그 길목이 바르면 머리로 가는 피의 흐름이 좋아 눈, 코, 잎, 귀, 뇌가 맑고 튼튼해진다. 하지만 우리의 잘못된 버릇 때문에 목뼈가 틀어지거나 탈이 나면 머리로 가는 피의 흐름이 나빠지게 되어 그 피를 받아 일을 해야 할 눈, 코, 입, 귀, 뇌를 비롯한 모든 곳에 탈이 나게 된다.

뿐만 아니라 머리로부터 갈라져 온몸으로 퍼져 나가는 신경의 길목 또한 목이기 때문에 목뼈가 바르면 허파와 심장을 비롯한 우리 몸의 모든 장기와 조직, 세포가 제구실을 할 수 있다. 하지만 우리의 잘못된 버릇이 한두 가지가 아니어서 목뼈가 바른 사람을 찾기 힘들다. 그러나보니 몸에 아무런 탈도 나지 않은 튼튼한 사람은 찾기 힘들게 되었다.

목이 좋지 않아 몸에 탈이 났을 때, 가장 바른 길은 목뼈를 바로잡는 것이다. 그러나 목뼈를 바로 잡는다는 것은 하루아침에 할 수 있는 일이 아니다. 목뼈를 바로 잡을 때까지 기다릴 수 없을 때에 참 좋은 자연건강특수요법이 '목뼈 큰 돌기 두드리기'다.

(2) 효능

① '몸이 천 냥이라면 눈은 구백 냥이다'는 말이 있듯이 눈은 아무리 값지다고 해도 지나치지 않은 만큼 값지다. 목뼈가 틀어지거나 탈이 나면 가장 먼저 탈이 나는 것이 눈이다. 눈은 우리 몸에서 가장 깨끗한 피가 흘러들어가는 곳이기 때문이다.

목뼈 큰 돌기 두드리기는 눈, 코, 잎, 귀, 뇌를 비롯한 우리 몸의 거의 모든 장기와 조직, 세포에 도움을 주지만, 그 가운데 가장 큰 도움을 주는 곳이 눈이다. 잘 배워 꾸준히 하면눈이 잘 안보이거나(시력저하), 뿌옇게 보이거나(백내장), 눈동자가 푸르게 되어 잘 안 보이는 것(녹내장)을 막는데 아주 좋다.

② 목이 좋지 않으면 숨길(기관지)과 허파도 나빠진다. 이럴 때 목뼈 큰 돌기 두드리기를 해주면 한결 숨 쉬는 것이 부드러워진다. 이 밖에도 뇌종양이나 알레르기비염, 천식, 중이염, 인후염, 시력저하, 백내장, 녹내장과 같은 머리나 목, 어깨 쪽에 탈이 나서 생기는 병을 다스리는데도 쓰인다. 밥 길(식도)이나 밥통, 염통(심장)에 탈이 난 것도 다스릴 수 있다.

③ 딸꾹질도 멈추게 할 수 있으며, 코피가 멎지 않고 흐를 때 이 요법을 하면, 목뼈 큰 돌기를 두드리면, 허파가 힘을 되찾으면서 피

를 빨아들이므로 코피가 멎게 된다. 이처럼 허파가 힘을 되찾기 때문에 아토피는 물론 고뿔이나 천식, 비염도 좋아진다.

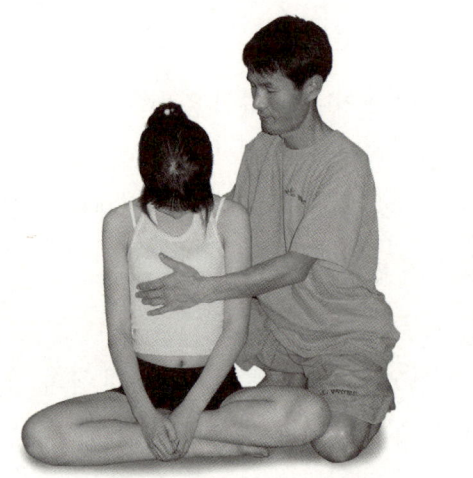 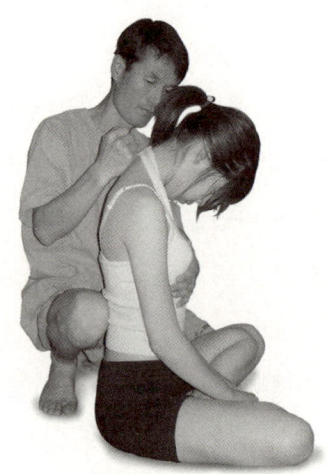

그림35(목뼈 큰 돌기 두드리기)

(3) 방법

① 받는 사람은 앉은 모습으로 목에 힘을 빼고, 머리를 가볍게 숙인다. 온몸의 힘을 빼고, 몸을 부드럽게 해야 한다.

② 열 번째 등뼈에 무릎을 고이고 왼손은 오목가슴(명치)에 댄 다음, 오른손으로 주먹을 가볍게 쥔 채 새끼손가락 쪽의 두툼한 곳으로 목뼈 가운데 가장 큰 돌기를 1초에 3~5회의 빠르기로 1~2분 동안 두드린다.

③ 두드리는 빠르기와 세기는 되도록 달라지지 말고 그대로여야

한다.

10) 배앓이에 참 좋은 배 약손

배앓이가 잦은 사람들은 창자가 좋지 않다. 창자가 좋지 않으면 배앓이가 잦고 설사와 변비가 오락가락한다. 설사와 변비는 얼굴만 다를 뿐 몸통은 같다. 이제부터 배우게 될 '배 약손'을 변비나 설사는 물론 아토피나 비염, 천식, 크론병, 류머티즘, 건선, 궤양성대장염, 대장암, 난소암, 자궁암과 같이 창자가 좋지 않은 사람들에게 바르게 배워 꾸준히 해주면 배앓이나 설사, 변비를 막을 수 있음은 물론 묵은 찌꺼기도 잘 빠진다. 이미 배앓이나 설사, 변비가 있을 때도 해주면 가라앉는다.

바르게 배우기는 어려워도 한 번 제대로 배워두면 그 쏠쏠이에 놀란다. 처음에는 배앓이나 설사, 변비만 없어지지만 날마다 꾸준히 하면 모르는 사이 얼굴이 밝아지고 살갗이 부드러워지며 어느새 살갗이 깨끗해지고 있음을 알게 된다. 잠자리에 들기 앞서 배 약손을 해주면 가려움으로 잠 못 이루던 아이도 스르르 잠든다. 이 모두가 창자가 깨끗해지고 튼튼해지면 나타나는 일들이다. 창자가 좋아야 삶이 아름다워진다.

이 좋은 배 약손은 안타깝게도 그림이나 동영상으로는 배울 수 없다. 흉내만 낼 뿐이다. 그래가지고는 이러한 아픔을 덜어줄 수 없다. 이 자리에 함께하여 느껴보고 그 느낌을 아픔을 겪는 사람들에게 전

해줄 수 있을 때 배 약손의 참맛을 알 수 있기 때문이다. 배 약손의 뜻을 알려주고 배 약손을 바로 눈앞에서 하나하나 꼼꼼히 알려주어도 제대로 따라하는 사람이 거의 없다. 한 사람 한 사람 돌아다니면서 한 번씩 해주어도 그 느낌 그대로 따라하지 못한다. 몇 번 때론 몇 십번 느껴보게 하고 해보게 한 뒤에야 바른 모습이 나온다. 그때 그 맛을 무엇에 견줄 수 있으랴!

배 약손은 세 가지로 이루어진다. 먼저 아이의 배꼽과 나의 배꼽이 나란히 되도록 앉는다. 받는 사람의 옷을 배가 모두 드러나도록 올리고 내린다. 올리는 것은 오목가슴이 모두 드러나도록 올리며, 내리는 것은 오줌보 아래까지 내린다. 다 자란 사람이라면 털이 난 곳까지 내리면 된다. 우리 몸의 창자는 시계 침이 돌아가는 방향으로 자리하고 있다. 배 약손을 할 때도 같은 방향으로 쓸어주어야 한다. 되도록 큰 원을 그리면서 쓸어주어야 하며 손에 힘을 주지 말고 천천히 쓸어준다. '엄마 손은 약손'하며 배를 쓸어 주시던 어머니의 모습을 떠올리며 하면 약손이 더 힘을 얻는다. 한 번 할 때 1분 남짓은 하여야 한다.

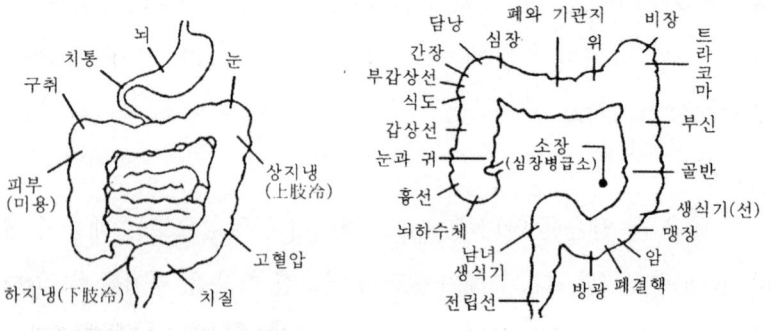

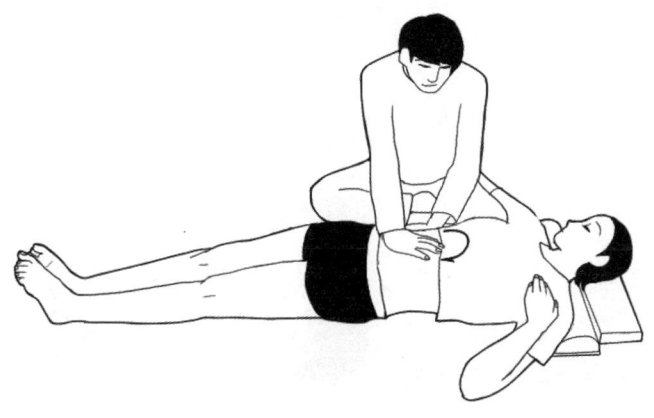

그림36(둥그렇게 배 쓸어주기)

첫 단계가 끝나면 받는 사람의 얼굴을 보고 앉는다. 나의 무릎이 받는 사람의 배꼽과 나란히 앉는 것이 좋다. 손을 벌리고 손바닥과 가운데 손가락이 만나는 곳을 받는 사람의 배꼽에 올려놓는다. 엄지손가락은 그 자리에 두고 새끼손가락을 되도록 넓게 벌린다. 손에 힘을 빼고 배를 흔들어준다. 받는 사람의 머리끝부터 발끝까지 부드럽게 흔들려야 한다. 뚝뚝 끊어지듯이 멈춤이 있어서는 안 된다. 짐승이 걸을 때 배가 흔들리듯이 흔들려야 한다. 배에 가스가 차서 부풀어 오를 때 이렇게 해주면 방귀가 나오면서 배가 한결 부드러워진다. 수술을 하고 나서 방귀가 나오지 않으면 목숨까지 위태로울 수 있다. 이럴 때 배 약손을 해주면 엉망으로 흐트러져 있던 창자가 자기자리를 찾아가면서 방귀가 나오고 배가 부드러워진다. 이 동작도 1분 남짓 해준다.

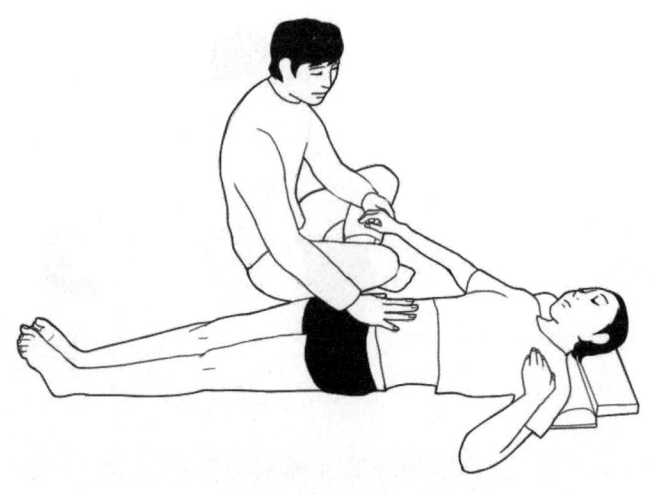

그림37(배 흔들기)

　마지막으로 받는 사람을 보며 나의 배꼽과 받는 사람의 배꼽이 나란히 되도록 한다. 어렸을 때 땅따먹기 하듯이 손을 쭉 펴고 오른손가락과 왼손가락이 서로 겹치지 않게 하면서 배를 밀었다 당긴다. 손금이 배의 거죽을 끌고 다녀야 한다. 배앓이나 설사가 잦은 사람들은 창자에 탈이 나있기 때문에 누르지 말고 손금의 마찰력만으로 끌고 다닌다.

　민간요법 하는 사람들을 보면 배 속에 묵은 찌꺼기를 뺀다며 눈물이 찔끔 날 만큼 배를 누르거나 찔러댄다. 하나를 얻으려다 아홉을 잃을 수 있는 위험천만의 짓이다. 창자에 피가 세나오는 크론병이라면 자칫 응급실에 실려 갈 수도 있다. 넘침은 모자람만 못하다. 난치병은 끈기 있는 사람만이 완치의 길에서 웃을 수 있다. 서두르면 한 땀도 뜨기 전에 실은 바늘에서 벗어나고 만다.

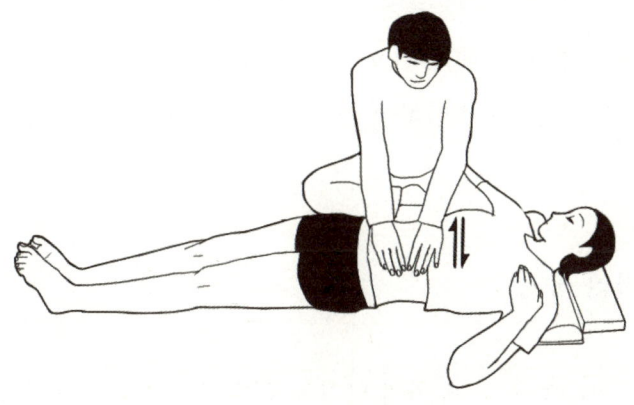

그림38(배 밀었다 당기기)

11) 아토피와 건선에 참 좋은 자연의학 보습제 엽록소요법

(1) 엽록소요법이란

녹즙 속의 엽록소로 살갗이나 점막의 고름과 상처를 낫게 하는 요법이다. 독성이 없는 천연보습제로도 아주 좋다. 피와 엽록소는 생김새가 비슷한데, 피는 세포 가운데 철분(Fe)이 자리하고 있는데, 엽록소는 세포 가운데에 마그네슘(Mg)이 자리하고 있다는 것이 다르다. 그래서 엽록소를 식물의 피라고 한다. 마그네슘은 모아 줄이는 구실을 하여 살갗이나 점막의 상처와 고름을 낫게 한다.

(2) 쓰임새

아토피나 건선은 물론 인후카타르, 편도선염, 비염, 살갗병, 습진,

치질, 목이 쉰 것을 비롯하여 여러 가지 고름을 없애는데 좋다. 또 기생충 때문에 생긴 배앓이, 딸꾹질, 그밖에 여드름, 주근깨, 갈색얼룩점, 모반(나면서부터 살갗에 생긴 붉거나 푸른 반점) 같은 것에도 쓴다.

(3) 따라 하기

① 살갗에 쓸 때는, 세 가지 남짓의 푸른 푸성귀 잎을 줄기나 잎맥을 빼내고 즙을 짜서, 여기에 올리브기름을 넣으면서 잘 섞는다. 그리하여 엽록소 1에 기름 8~12배(음부는 8배, 똥구멍은 9배, 살갗은 10배, 머리는 11배, 얼굴은 12배)로 만든다. 차가운 날씨에는 며칠을 두고 써도 되지만 여름철에는 썩을 수 있으므로 그날그날 만들어 쓰는 것이 좋다.

이것을 아픈 곳에 바른다. 살갗을 희게 하려면 잠자리에 들기에 앞서 엷게 바른 다음 얼마만큼 마르면 잔다. 콧구멍에는 솜이나 천에 적셔서 골고루 바르거나 넣어둔다. 자궁염이나 자궁근종, 질염을 비롯한 질이나 자궁에 탈이 났을 때는 곤약으로 만든 막대에 거꾸로 눈을 내고, 여기에 엽록소기름을 개어서 바르고, 이것을 질이나 자궁 속에 끼워 넣어 둔다. 낮에 하고 다니기 거북하다면 자는 동안만이라도 좋다.

질의 가장 큰 지름은 오른손 엄지손톱의 가로의 폭(둥글게 잰다)의 두 배이다. 자궁 지름의 $\frac{1}{3}$(보통 사람이면 새끼손가락 굵기)의 것

굵기로, 길이는 새끼손가락의 두 배 반만큼의 곤약막대를 만든다. 여기에 1.5cm 마다 거꾸로 눈을 내고, 소금물로 데치면 굳어진다. 이것을 곤약막대로 쓴다. 물수산화마그네슘을 그대로 써도 된다. 사내는 곤약에 구멍을 낸 다음 여기에 엽록소를 바르고 구멍에 끼워 넣으면 헐은 것이나 썩어 문드러진 것도 낫는다.

푸른 푸성귀 세 가지 남짓을 찧어서 줄거리를 뺀 것 8%, 바셀린 90%, 복숭아씨를 태워서 가루로 만든 것 2%, 거기에 캠퍼(천연방부제)를 조금 넣고 섞어서 개면 만능고약이 된다. 치질 같은 것에는 잎 푸성귀를 9%로 한다.

냉온욕을 할 때는 찬물(1톤)에 잎푸성귀 즙 한 잔을 넣고, 더운물에는 잘 걸러진 목초액을 넣는다.

② 편도선염이나 인후카타르, 목이 쉬었을 때는 60cc의 녹즙을 세 배의 물에 타서 묽게 하여 가글가글하고, 그대로 마신다. 꿀을 두세 방울을 넣으면 마시기 좋다.

기생충 때문에 배가 아플 때는 60cc쯤 되는 즙을 만들어 마시거나 짓이긴 그대로를 먹고 붕어운동을 5~10분 동안 하면 배앓이가 멎는다. 그 때 구충제를 먹는다. 심한 딸꾹질을 할 때에도 위와 같이 녹즙을 먹고, 구충제를 먹으면 멎는다. 이 때 붕어운동을 함께하는 것이 좋다.

(4) 지켜야 할 것

① 살갗에 쓸 때는 녹즙은 7%가 알맞으며, 10%보다 많으면 도리어 나쁠 수 있다.

② 편도선염이나 인후카타르, 목이 쉬었을 때에는 녹즙으로 가글가글한 뒤 얼마 동안 물이나 차, 그 밖의 먹거리를 먹지 않도록 한다.

③ 녹즙을 만들 때는 들풀보다 푸성귀가 좋다. 되도록 맛이 부드러운 것을 쓴다.

④ 모반(나면서부터 살갗에 생긴 붉거나 푸른 반점, 반점보다 너비가 넓음)을 없애는 데는 엽록소기름을 이레 동안, 다음에 수산화마그네슘과 올리브기름을 같은 부피로 섞은 것을 이레 동안, 마지막으로 토란고약찜질을 이레 동안 붙인다. 이 것을 세 번 되풀이하면 없어진다.

12) 암도 낫을 수 있는 신비의 특수요법 풍욕

(1) 풍욕이란

풍욕이란 살갗으로 여러 가지 병의 뿌리가 되는 나쁜 찌꺼기와 이산화탄소를 내보내고, 산소와 질소를 받아들이는 요법으로서 암도 이길 수 있는 아주 좋은 자연건강 특수요법이다.

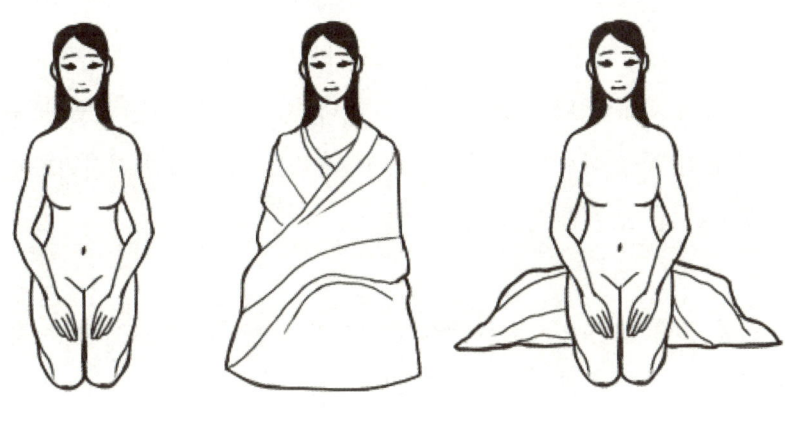

그림39(풍욕)

옷을 모두 벗고 이불을 덮었다 벗었다 한다. 이불을 벗고 있는 동안에는 몸속에 남아도는 기름이나 단 것을 태우는 산화작용이 거세게 일어나므로 몸바탕이 잠깐 동안 산성으로 기울게 된다. 이불을 덮고 있는 동안에는 몸이 서서히 따뜻해지므로, 산화작용이 멈추면서 체액이 알칼리로 기울게 되어 풍욕을 하는 동안에 체액이 중화된다.

이불을 덮고 있을 때는, 땀과 함께 이산화탄소와 찌꺼기가 빠져나온다. 이불을 벗고 있는 동안에는 바람 속에 있던 산소가 몸속으로 들어와 암을 비롯한 여러 가지 병을 일으키는 아주 나쁜 일산화탄소(CO)를 산화시켜 독성이 없는 이산화탄소(CO_2)로 만든다. 일산화탄소(CO)는 연탄가스와 같아서 세포와 조직을 굳어지게 만들어 암을 비롯한 모든 병의 뿌리가 되기 때문에 풍욕이야말로 난치병을 이기는 아주 좋은 자연건강특수요법이다.

　풍욕은 창문을 열어 바람이 잘 드나들게 한 뒤에 하는 것이 좋다. 그러나 겨울처럼 날씨가 추워서 견디기 힘들 때는, 창문을 열어 바람을 드나들게 한 다음 창문을 닫고 한다. 풍욕을 할 때는 옷을 모두 벗고 잠깐 동안 바람을 쏘인 다음, 이불을 덮고 1분 동안 기다리다가 풍욕 DVD를 보면서 따라 하면 된다.

　풍욕 DVD는 자연요법사랑지기만이 가지고 있는 보면서 하는 풍욕의 길잡이다. 다른 곳에서는 소리만 들리는 풍욕CD나 카세트테이프를 쓴다.

　나비효과라는 말이 있다. 아마존의 나비 날개 짓 하나가 북아메리카로 올라가면 허리케인이 될 수 있다는 말로, 처음의 작은 다름이 끝에 가서는 엄청나게 달라질 수 있음을 뜻하는 말이다. 사랑지기 풍욕과 다른 곳의 풍욕도 그와 같다.

　다른 곳에서 하는 풍욕은 처음 한두 번 할 때는 사랑지기 풍욕과 그다지 다름을 느끼지 못하겠지만 사흘이 지나고 열흘이 지나고 한 달이 지나면서 차츰 짜증이 날 것이다. 어떤 이는 풍욕은 좋은데 너무 오래 듣다보니 그 사람 목소리만 들어도 짜증이 난다면서, 보면서 따라하는 사랑지기 풍욕이 너무 좋다며 어쩔 줄 몰라 하였다.

　그렇다. 사랑지기 풍욕은 보면서 따라 하기 때문에 지루하지 않고 즐겁게 할 수 있으며, 뿐만 아니라 달마조심법과 스포츠마사지를 알맞게 넣어 두었기 때문에 살갗을 부드럽게 하고 튼튼하게 하여 주므로 이보다 좋은 것이 어디 있겠는가?

(2) 풍욕을 할 때 꼭 지켜야 할 것

① 젖먹이는 벗고 있는 것은 90초까지, 열 살까지는 100초까지만 하는 것이 좋다.

② 몸이 너무 힘이 없어서 누워서 해야 할 때는 벗고 있는 것은 40초까지는 바로 누운 모습으로, 50초에서 70초까지는 오른쪽을 위로하고 누운 모습으로, 80초에서 100초까지는 왼쪽을 위로하여 누운 모습으로, 그리고 100초부터는 다시 바로 누운 모습으로 하는 것이 좋다.

③ 처음의 벗고 있는 것을 20초로 한 것은, 우리 몸속의 피가 몸 구석구석을 한 바퀴 도는데 걸리는 시간을 생각해 만든 것이다. 그리고 벗고 있는 시간과 덮고 있는 시간을 1:3 으로 한 것은 체액을 중화시키려는 것이다.

④ ④ 풍욕은 해 뜰 무렵과 해 질 무렵에 할 때가 가장 좋다. 해 뜰 무렵에는 자외선으로 살갗에 붙은 세균을 죽이고, 해 질 무렵에는 적외선을 받아들여 병든 세포를 되살린다.

⑤ 아토피나 건선이 깊은 사람은 처음에는 하루에 3~5회에서 시작하여 차츰 익숙해지면 조금씩 늘려나간다. 풍욕은 많이 할수록 좋다. 아토피나 암을 나으려면 하루에 일곱 번 남짓은 해주는 것이 좋으며 열한 번 할 수 있다면 더 없이 좋다. 도시에 사는 사람들은 깨끗한 바람을 쏘일 수 없으니 더 많이 하여야 한다.

⑥ 밥 먹기 앞에는 괜찮지만 밥 먹은 뒤에는 30분 남짓 사이를 두는 것이 좋다.

⑦ 풍욕 뒤에 목욕을 하는 것은 괜찮지만 목욕을 하고 나서는 1시간 남짓 지난 뒤에 풍욕을 해야 한다. 목욕을 하고 바로 풍욕을 하면 털구멍이 막혀있어 좋지 않다.

⑧ 튼튼한 사람은 처음 한 달 동안은 하루도 쉬지 말고 이어서하고, 한 달 뒤에는 이틀이나 사흘 쉬고 다시 세 달 동안 쉬지 않고 한다. 암이나 아토피, 건선을 앓고 있는 사람들은 이것을 네 번 되풀이하여 한 해 동안 꾸준히 한다. 쉬지 않고 꾸준히 하면 더 좋다.

⑨ 풍욕을 하다가 살갗에 부스럼이 돋아나거나 가려움증이 더 깊어지기도 한다. 열이 나거나 기침이 나오는 것처럼 없던 것들이 나타나기도 하고 이미 앓고 있던 것들이 더 깊어지기도 한다. 이것은 좋아지려는 것이므로 걱정하지 말고 해야 한다. 그러나 증상이 너무 깊어질 때는 잠시 멈추었다가 다시 해도 된다.

⑩ 벗고 있을 때는 몸의 굳어진 곳을 주무르거나 달마조심법을 따라서 하고, 덮고 있을 때는 가만히 앉아 자기암시를 하거나 명상을 하는 것이 좋다.

13) 암도 이기는 갯벌황토찜질

(1) 갯벌황토찜질이란

암은 분명 낫기 쉬운 병이 아니다. 그렇다고 해서 또 결코 못 고칠 병도 아니다. 암을 이기는 데는 한동안은 암과의 싸움에만 모든 것을 쏟아야 한다. 암을 고치려면 마음부터 바꿔야 한다. 목숨보다 돈에 마음을 빼앗긴다면 목숨을 지키기 쉽지 않을 것이기 때문이다. 그 다음으로 암의 특성을 알고 그에 따른 전략과 전술을 써야 한다.

암의 특성은 일곱 가지로 나눌 수 있지만 암의 특성이 그 어떤 것이든 독을 없애고 피를 깨끗하게 하는 것이 가장 먼저 할 일이다. 암이 좋아하는 것, 곧 몸 안에 가득 찬 독을 없애지 않으면 암이 결코 몸으로부터 떠나지 않기 때문이다. 몸속에 찌든 찌꺼기를 없애는데 갯벌황토찜질만한 것은 없다.

갯벌황토찜질은 갯벌과 황토만을 쓴 것이 아니라, 갯벌과 황토에 게르마늄, 일라이트, 제오라이트, 맥반석, 카오링볼 따위를 아우른 것이다. 갯벌황토찜질을 비롯해 게르마늄지장약수 및 맥반석, 일라이트, 소나무, 목초액을 쓴 황토방, 약수로 만든 발효효소와 같은 것들이 모두 모여 몸속의 갖가지 독을 없애고 암을 비롯한 여러 가지 병을 물리치는 도우미가 되게 하였다. 이러한 것들은 저마다 구실이 달라 서로 어우러지면 아무리 무서운 암이라 할지라도 풀이 꺾일 수밖에 없을 것이다.

이 가운데 갯벌황토찜질은 온몸이 독을 담은 항아리나 마찬가지인, 아토피나 건선을 비롯해 간암이나 쓸개길 암, 콩팥암을 앓고 있는 사람들에게 큰 도움을 주리라 믿는다. 게다가 암이 따뜻한 것을 싫어한다는 것을 생각하면 암 환우에게 이보다 좋은 것은 없을 것이다. 따라서 암에 걸린 사람이라면 반드시 갯벌황토찜질을 해야 한다. 갯벌황토찜질을 하면서 공기 맑고 물 좋은 곳에서 하루 일곱 번 남짓 풍욕을 곁들인다면 암을 물리치는데 더 없이 좋은 도우미가 될 것이다.

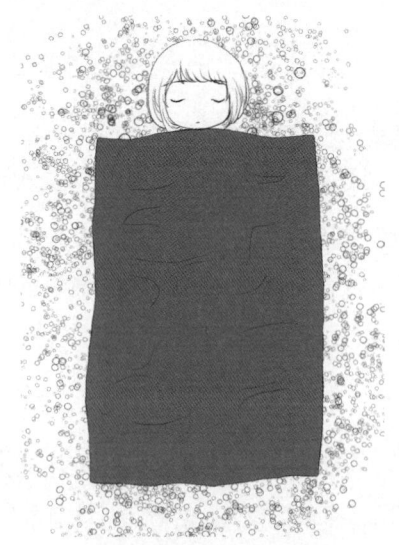

그림40(갯벌황토찜질)

(2) 갯벌황토찜질의 쓰임새

① 암세포 자람 억누르기: 독을 빨아내는 힘이 세기 때문에 암세포가 내뿜는 독을 빨아낸다. 이와 함께 온몸 구석구석에 아주 센 원적외선과 음이온을 불어넣어 따뜻한 것과 원적외선을 싫어하는 암세포가 자라는 것을 막는다.

② 물찬 배 및 부은 것(부종) 빼기: 된장찜질이나 푸성귀 죽은 배에 물이 차거나 부은 것에 좋지만, 끝(말기)에 가서는 그다지 큰 도움이 안 된다. 갯벌황토찜질은 갯벌과 황토, 맥반석, 게르마늄, 일라이트, 제오라이트, 음이온볼, 항균볼과 같은 것들이 더러운 찌꺼기를 빨아들이고, 독을 없애며, 신진대사를 잘 되게 하고, 세포를 잘 자라게 하여 배에 물이 찬 것과 부은 것을 빼준다.

③ 간암, 간경화, 간경변: 간이 나빠지면 독을 없애는 일을 제대로 할 수 없게 된다. 이렇게 되면 모르는 사이 몸속에는 많은 독이 쌓이게 되는데, 이 같은 독 때문에 간은 물론 오장육부를 비롯한 모든 장기와 세포들이 독으로 굳어가면서 죽게 된다.

간은 죽음의 길목에 이르러서야 나빠진 것을 느낄 수 있어, 몸으로 느낄 때가 되면 이미 늦다고 보아야 한다. 간암으로 몇 달 살지 못할 사람들도 아직 아무런 느낌이 없다고 해서 함부로 사는 사람들이 많다. 그러다가 갑자기 나빠져 서너 달 사이에 죽음을 맞이하곤 한다. 당신도 그 길을 따라가겠는가? 간이 좋지 않은 사람들은 몸으로 느끼는 것에 마음을 두어서는 안 된다. 몸에 느낌이 없다고 하더라도 언제든 목숨을 잃을 수도 있다는 것을 잊지 말고 갯벌황토찜질을 꾸준히 하여 미리 독을 없애야 한다. 그 길을 멀리한다면 당신도 언젠가는 가서는 안 될 길로 갈 수 있다는 것을 잊지 말기를 바란다.

④ 자궁암, 자궁근종, 자궁내막염: 자궁암이나 자궁근종, 자궁내막염과 같은 자궁병도 6대 법칙을 꾸준히 하고, 미네랄식이섬유와 발효효소를 마셔서 창자 속의 묵은 찌꺼기와 독소를 내보내면서, 갯벌황토찜질로 독과 고름을 빨아내면 좋아진다.

⑤ 변비, 묵은 찌꺼기: 창자가 좋지 않은 사람은 배가 차다. 갯벌황토찜질을 하게 되면 창자 속의 독이 빠져 나오고, 배가 따뜻해져 창자의 움직임이 좋아지므로 묵은 찌꺼기가 빠지게 되고, 변비가 낫게 된다.

⑥ 우리 몸의 대청소: 갯벌황토찜질은 몸을 깨끗이 하는 쪽에서는 밥 굶기와 같은 도움을 얻을 수 있다. 누구나 할 수 있는 믿을 수 있는 찜질이며, 어떤 병에도 큰 도움을 주는 찜질이기도 하다.

⑦ 임신중독: 임신중독이 생기면, 바로 밥 굶기와 함께 갯벌황토찜질을 해주면 사나흘이면 좋아진다.

⑧ 고뿔: 고뿔이나 허파고름도 무릎아래찜질과 함께 갯벌황토찜질을 몇 차례 하면 쉽게 낫는다.

⑨ 살갗 가꾸기: 갯벌황토찜질로 몸속의 독을 뽑아내면 살갗도 깨끗해진다.

⑩ 티눈: 티눈도 목초액과 갯벌황토찜질을 꾸준히 하면 없어진다. 티눈을 뽑아내려면 무릎 아래까지만 찜질을 하는 갯벌황토찜질도 좋다.

⑪ 식중독: 상한 먹거리나 복어 알에 중독되었을 때는 소금을 물에 짙게 탄 것을 한 그릇 가득 마셔서 토해낸 뒤, 조금 엷게 다시 한 그릇 가득 마시면 조금 있다가 설사와 같은 똥이 쏟아진다. 그렇게 한 뒤에 갯벌황토찜질을 하고 나면 개운해진다.

⑫ 허리아픔, 어깨 결림, 신경통: 신경통으로 허리나 어깨가 아파 견딜 수 없는 사람도 6대 법칙과 갯벌황토찜질을 꾸준히 하면 거의 낫는다.

⑬ 관절염: 허리베개와 특수 모관운동 및 토란고약을 쓰면서 갯벌황토찜질을 하면 어지간한 관절염은 한 달 남짓이면 개운해진다.

(3) 갯벌황토찜질을 할 때 알아둘 일

① 찌꺼기 태움: 처음에 갯벌황토찜질을 하면, 발이나 배가 욱신거리면서 힘차게 맥이 뛰는 것을 느낄 수 있다. 배가 꿀꿀 하면서 방귀가 나오거나 트림이 나오기도 하고, 때로는 구역질이 나기도 하며

사람에 따라 여러 가지로 나타난다. 이런 것은 모두 몸을 대청소하려고 몸 안에 있는 찌꺼기들을 태워 없애면서 만들어진 가스가 나오는 것이다.

② 독 빼내기: 튼튼한 사람은 땀구멍이 열리기 쉽고, 살갗호흡도 잘되기 때문에 갯벌황토찜질을 하는 동안 기분 좋게 잠들 수 있다. 그러나 몸이 좋지 않은 사람이나 갯벌황토찜질에 익숙하지 않는 사람은 땀구멍이 제대로 열리지 않아, 몸에서 찌꺼기들을 내보내려고 애를 써도 내보내지 못하기 때문에 첫날은 괴로워서 자지 못하는 사람도 있다.

③ 나아가는 길목: 병을 앓고 있는 환우나 병을 앓은 적이 있는 사람은 갯벌황토찜질을 하면 죽어가던 신경이 되살아나므로, 처음에는 아픈 곳에 더 큰 아픔이 생기기도 하고, 아토피 같은 여러 가지 병이 도지는 명현현상이 일어나기도 한다.

④ 가려움, 두드러기: 갯벌황토찜질을 하면, 몸이 몹시 가렵기도 하고, 살갗병을 앓은 적이 없는 사람인데도 두드러기 같은 것이 돋아나기도 한다.

⑤ 두통, 구역질: 밥통이 나쁜 사람은 배가 슬슬 아프기도 하고, 머리가 아프거나 구역질과 같은 여러 가지 탈이 나타나기도 한다. 그것은 자신도 모르는 사이에, 몸속에서 빠져 나온 독이 코로 다시 몸속에 들어오면서, 역겨움에 머리가 아프고 구역질이 나는 것이다.

이때는 토종오이 짠 물이나 수세미물을 한 모금씩 마시면서, 즙을 짜고 남은 찌꺼기를 머리에 붙이고 있으면 머리가 맑아지고 구역질이 멈춘다.

⑥ 명현현상: 이러한 일들이 나타나면, 명현현상에 대해서 모르는 사람은 병이 오히려 커지는 것으로 잘못 알고, 갯벌황토찜질을 그만두거나 약물에 손을 대기도 한다. 그러나 이것은 낫기 위한 몸부림으로서, 병의 뿌리가 되었던 몸속의 찌꺼기를 한꺼번에 내보내다가 나타나는 것이다. 살갗이 독을 한꺼번에 내보내는 것이 버거워 나타나는 탈이기도 하고, 독으로 저리던 신경이 풀리면서 나타나는 탈이기도 하다. 기뻐할 일이지 걱정할 일은 아니다.

⑦ 긴장을 풀 것: 아늑한 마음으로 긴장을 풀고 힘써 하다보면, 반드시 좋은 열매를 얻을 수 있을 것이다.

⑧ 생각의 틀을 깨자: 병은 무조건 나쁘다는 생각으로 병을 원수 보듯 하는 사람들이 참 많다. 환우가 하루 종일 병에만 매달려 생각의 틀을 벗어나지 못하면 병을 이길 수 없다. 한발 비켜 되돌아보면 병을 불러들인 것도 당신이요, 병을 키운 것도 당신이다. 거기서 한 걸음을 더 비켜 되돌아보면 병은 원수가 아니라, 잘못된 나를 바른 길로 이끄는 스승이라는 것도 깨닫게 될 것이다.

이렇게 되면 끝없는 탐욕으로부터 한 걸음 비켜서게 되고 탐욕으로부터 멀어지면 마음은 가라앉게 되니, 온몸이 부드러워지고 가벼

워져 모든 세포가 기운을 얻게 된다. 땀구멍도 자연스럽게 열려, 열린 땀구멍으로 묵은 때가 빠져나가 모르는 사이에 병은 멀어지고 건강은 가까워지게 된다.

⑨ 물, 감잎, 칠면초발효효소: 땀을 흘리게 되면 물이 빠져나가므로, 피가 끈끈해져서 신진대사가 잘 안 되고, 몸이 나른해지면서 기운이 빠질 수 있다. 이때는 감잎과 칠면초효소를 시원한 물과 함께 조금씩 자주 마셔야 한다.

⑩ 빈혈, 병이 깊은 사람: 빈혈이 있거나 병이 깊은 사람은 너무 오래하지 않는 것이 좋다. 더욱이 고혈압이나 심장병이 깊은 사람은 열이 올리가면 숨쉬기 힘들어질 수 있어 큰일이 날 수 있다. 갯벌황토찜질이 좋다고 너무 무리해서는 안 된다.

⑪ 사람을 멀리 함: 갯벌황토찜질을 하면, 갯벌이나 황토, 게르마늄, 맥반석, 일라이트, 제오라이트와 같은 것들이 독을 빨아들이기 때문에, 몸속에 쌓였던 독이 한꺼번에 빠져 나오면서 지독한 냄새를 풍기기도 한다. 그러므로 밥 굶기를 할 때와 마찬가지로 되도록 말을 적게 하고 사람을 만나지 않는 것이 좋다. 환우 자신은 그다지 느끼지 못해도, 다른 사람들은 구역질이 나올 만큼 역겨운 냄새를 참아야 하는 때도 있기 때문이다.

⑫ 쉼: 갯벌황토찜질을 한 다음 날은, 잠이 쏟아진다. 몸이 지친 때에는 며칠 쉬었다 하거나, 이틀이나 사흘에 하루씩 하다가 익숙해

지면 자주 하도록 한다.

⑬ 밥통병, 저혈압: 밥통이 탈이 난 사람은 갯벌황토찜질을 하다가 토하기도 하고, 때로는 갯벌황토찜질을 끝내고 목욕을 한 뒤에 머리가 무겁고 아찔해지면서 토하는 사람도 있다. 저혈압이 있는 사람이 밥통이 나쁠 때, 밥통 속에 들어있는 찌꺼기를 토해내는 것이므로 좋은 일이다.

⑭ 부인과병: 아무렇지도 않던 사람이, 갯벌황토찜질을 하였는데 갑자기 어깨에 자주색 뾰루지가 생기기도 한다. 이것 또한 생식기에 쌓여 있던 독이 한꺼번에 빠져 나오면서 뭉친 것이다. 그것이 그대로 눌러 붙게 되면 나쁜 혹(악성종양)이나 고치기 힘든 병의 뿌리가 된다.

14) 물찬 배(복수)에 참 좋은 푸성귀 죽

간경변(간경화)이나 간암, 난소암 같은 것이 깊어지면 배에 물이 찰 수 있는데, 이때 푸성귀를 넣어 죽을 쑤어 먹으면 물이 빠진다. 푸성귀 속에 들어있는 칼륨이 나트륨을 몸밖으로 밀어내기 때문이다.

(1) 쓰임새

죽은 보름에 하루 먹는 것이 좋다. 콩팥병, 물혹, 물찬 배, 소금 넘침(염분 과잉)에 좋다.

(2) 따라 하기

　죽을 쑬 때에 쌀 속에 무, 당근, 시금치, 상추, 배추, 번행초, 순무 따위를 넣는다. 때에 따라서는 토란, 고구마, 우엉 따위를 작고 가늘게 썰어서 넣어도 좋다. 간장이나 소금을 비롯해 짠 것은 아무 것도 넣지 않아야 한다.

　죽을 먹는 날에는 죽만 먹고, 그 밖에는 아무 것도 먹어서는 안 된다. 이날은 소금 없는 날과 단것 없는 날을 곁들이는 것이 된다. 죽에 들어가는 푸성귀는 쌀과 비슷한 만큼 넣는 것이 좋으며, 푸성귀가 많을수록 그 날은 오줌을 자주 싸게 된다. 한 시간 사이보다 더 자주 싸는 사람은 푸성귀를 좀 줄이면 된다.

　오줌이 많은 것은 몸속의 넘치는 소금이 한꺼번에 빠져나가기 때문인데, 죽 먹는 날이 지나면 몸속에서 소금을 빨아들이는 힘이 아주 좋아지기 때문에 소금이 넘치거나 모자라는 일이 없게 된다.

　나이 지긋한 분들이나 영양이 모자란 사람은 영양맞춤의 뜻으로도 한 달에 두세 번 푸성귀 죽을 먹는 것이 좋다. 튼튼한 사람이라도 자연건강법을 늘 가까이하면서 보름에 하루 꼴로 하는 것이 바람직하다. 더욱이 소금을 삼가야 할 사람, 20분 목욕을 하고 있는 사람은 소금 먹는 것에 지나침과 모자람을 다스리려면 보름에 하루는 반드시 죽 먹는 날을 두어야 한다.

15) 배에 물이 찰 때 다리나 발까지 물이 차는 것을 막는 발목떨기

배에 물이 차는 것도 걸림돌이지만, 더 큰 걸림돌은 배에 차올랐던 물이 다리나 발까지 차오르는 것이다. 이렇게 되면 다리나 발의 피 흐름이 더디게 되어 차츰 다리나 발이 썩게 된다.

그래서 배에 물이 찬 사람이 다리나 발까지 부어오르면 죽음의 어귀에 들어선 것으로 받아들인다. 따라서 건강을 되찾으려면 다리나 발까지는 부어오르지 않도록 하여야 한다. 다리나 발까지 부어오르면 되도록 빨리 빼내야 한다.

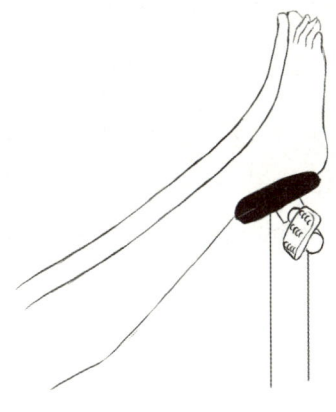

그림41(발목떨기)

물찬 배 때문에 다리나 발이 부어오르는 것을 막거나 빼내는 것으로 가장 좋은 것이 발목떨기이다. 그림과 같이 소형건강기 위에 발목을 올리고 떨어주면 된다.

따라 하기는 쉬워 보여도 몸에는 아주 좋다. 한 번에 5~30분씩 하루에 3~5차례 해준다. 이미 다리나 발이 부어올랐을 때는 빠질 때까지 꾸준히 하여야 한다.

16) 콩팥을 튼튼하게 하는 특수요법

공해시대를 살아가는 요즘 사람들에게 멀쩡할 콩팥은 거의 없다. 그런데도 의사가 콩팥병이라고 말할 때까지 콩팥을 망가뜨려야만 그때서야 발등의 불을 끄느라 호들갑이다. 하지만 아쉽게도 콩팥에 탈이 났다는 말을 의사로부터 듣고 나면 그 어느 질환보다도 되살리기가 어렵게 된다. 왜냐하면 콩팥은 하루 동안 쉴 사이 없이 일을 해야 하기 때문에 스스로를 되돌아 볼 짬이 나기 힘들기 때문이다.

게다가 콩팥은 간과 함께 '침묵의 장기'라는 말을 들을 만큼 둔하여 어지간히 망가져서는 느낄 수 없으니 아파서 의사를 찾을 때는 이미 되돌리기에는 너무 멀리 가버린 때가 많다.

심지어 밥을 거를 때(단식)도 다른 모든 조직이나 장기는 쉴 수가 있어서 스스로를 되돌아보고 다스릴 수 있지만, 콩팥은 밥을 거를 때 더 많은 찌꺼기가 한꺼번에 몰아닥치기 때문에 그럴 때도 콩팥만은 쉴 사이 없이 일을 해야 한다.

그렇게 되지 않으려면 날마다 콩팥을 튼튼하게 하는 특수요법을 꾸준히 하여야 한다. 다리를 30° 들어서 다시 30° 벌린 자세에서 양쪽 발을 번갈아 비트는 것이다. 왼쪽 발은 왼쪽 콩팥을 오른쪽 발은 오른쪽 콩팥을 다스리게 된다.

콩팥 강화법 앞뒤에는 반드시 발목펌프운동이나 모관운동을 해서 피가 잘 돌게 하여야 한다.

17) 심장을 튼튼하게 하는 특수요법

몇 해 앞서 있었던 일이다. 부산 통도사에 불공을 드리러 가셨던 할머니께서 갑자기 급성심근경색으로 하루를 넘기지 못하고 돌아가실 것이란 말이 들려왔다. 허겁지겁 먼 길을 달려갔는데, 이미 수축기 혈압이 70까지 떨어져 죽음을 코앞에 두고 있었으며, 의사의 말도 '심장근육의 70%가 이미 죽었으며 강심제를 놓아도 갈수록 혈압이 떨어지고 있다. 혈압이 60밑으로 떨어지면 죽는데, 이런 흐름이라면 몇 시간 뒤면 죽을 것이다'며 아무렇지 않게 말하였다.

죽음을 그렇게 아무렇지 않게 말할 수 있다는 것이 의사의 특권인 것 같아 소름이 끼쳤다. 그래서 '내가 보기엔 죽지 않을 것 같다. 피는 심장이 돌리는 것이 아니라 실핏줄이 돌린다. 나는 이런 환우를 여러 사람 되살린 바 있으니 내게 맡겨달라'고 그들에게 부탁했다. 그러나 뜻밖에도 '안 된다'고 차갑게 말하였다. '어차피 죽을 것인데, 편히 죽게 하자, 그리고 당신의 방법은 비 의학적이기 때문에 허락할 수 없다'는 것이었다. 여기에 그들과 나눈 어처구니없는 이야기들을 다 적을 수 없음을 헤아려 주길 바란다.

아무리 말을 해도 죽여야지 살리면 안 된다는 것이었다. 할 수 없이 한바탕 싸우고 돌아와 심장 강화법과 모관운동을 한 시간 동안 하였다. 그것은 사람의 힘이 아닌 몸속에 잠들어 있던 힘이라고 생각된다. 어지간히 힘 좋은 사람 아니면 한 시간 동안 모관운동과 심장강화법을 할 수 없기 때문이다. 이제 와서 생각해도 어떻게 그 힘든 요법을 한 시간이나 했는지 모르겠다.

그런데 면회시간이 끝날 무렵 기적이 일어났다. 혈압이 80 남짓으로 올라간 것이다. 이제 살겠구나 생각하고 뜬눈으로 밤을 지세고 다음날 아침 면회시간에 들어가 보니 더는 혈압이 떨어지지 않고 있었다. 특수요법을 몰랐다면 의사의 말만 믿고 그대로 죽음을 받아들였을 것이다.

밤잠도 제대로 못 자고 엄청난 힘을 썼기 때문에 지쳐야 하는데도 지치거나 그다지 힘들지 않았다. 그래서 다시 한 시간 동안 심장강화법과 모관운동을 하니 과연 '뿌린 대로 거둔다'는 말과 같이 혈압은 더 올라가 90을 웃돌고 있었다. 이렇게 되자 간호원들이 양팔을 붙들고 특수요법을 하지 못하도록 말렸다. '이렇게 좋아지는데 왜 말리느냐'고 말했지만 '우리들 마음대로 하는 일이 아니다. 의사가 시키니 어쩔 수 없다'며 막무가내였다.

그런데 마지막으로 지나가는 간호원 아가씨가 귓속말로 소곤거렸다. '이젠 강심제 한 둘은 빼내도 되겠다'라고. 그 뒤로도 두 번을 하여 정상혈압에 가까운 110/70이 되어 마음을 놓을 수가 있었다. 하루도 넘기기 힘들다고 하셨던 분이, 그 뒤로도 아홉 해를 더 사시다 여든 다섯 살이 되던 해에 돌아가셨다.

이렇듯 심장강화법을 비롯한 특수요법은 의사가 필요 없는 아름다운 나라를 만들어 가는데 참 좋은 도우미이다.

심장강화법은 신장강화법과 같은 모습에서 조금 달리 한다. 다시 말해, 30° 벌린 모습에서 30°를 들고서 새끼발가락 쪽의 도톰한 부분을 반대쪽 어깨를 보면서 천천히 밀어주는 운동이다. 왼쪽 발은 왼쪽 심장을 오른쪽 발은 오른쪽 심장을 다스린다. 심장이 가운데서 조금 왼쪽으로 기울어 있으므로 다급할 때는 왼쪽 발을 주로 다스려 주면 된다.

18) 핏줄을 튼튼하게 하는 특수요법

핏줄만 튼튼하면 병에 잘 걸리지 않으며, 이미 걸렸다하더라도 낫기가 쉽다. 핏줄은 날핏줄과 실핏줄, 들핏줄로 크게 세 가지로 나눌 수 있는데, 그 가운데 이번에 배울 특수요법의 도움을 많이 받는 핏줄은 들핏줄이다.

들핏줄이 나빠지면 쥐가 자주 나고 핏줄이 굵어지면서 튀어나오기도 하는데, 이를 두고 다리에 많이 나타난다 하여, 다리 들핏줄 피고임(하지정맥류)이라 한다. 이럴 때 이제부터 배우게 될 특수요법을 해주면 아주 좋다. 하지만 그럴 때까지 기다리지 말고 미리 탈이

나지 않았을 때 해주면 훨씬 쉽게 탈이 나는 것을 막을 수 있다.

이 특수요법을 배우기에 앞서 먼저 피와 핏줄을 배워보자

(1) 피

- 어른 몸무게의 1/11로 5리터 안팎쯤 된다.
- 알갱이(고형성분)인 피 알갱이(혈구)가 물(액체)인 핏물(혈장)에 떠있는 모습이다.
- 피는 물보다 네 배쯤 걸쭉하다.

☑ 혈장
☑ 혈구
    백혈구
    적혈구
    혈소판

(2) 혈장(plasma)

☑ 모든 피의 55%쯤 된다.
☑ 90%가 물, 7% 단백질, 3% 무기염류,
    나머지가 효소, 당분, 아미노산, 지방, 호르몬, 기체

☑ 혈장 단백질 가운데
    54%가 알부민albumin

38%가 글로블린globulin(감마글로블린, 항체)

7%가 휘브리노오젠fibrinogen(혈액응고제)

☑ 혈청[血淸, blood serum]

혈장단백질인 피브리노겐이 피브린으로 바뀌는 피 멈춤(혈액응고) 때 혈장

알부민+글로불린[globulin]

(3) 혈구(blood cells)

☑ 적혈구[赤血球, erythrocyte, RBC]

적혈구의 지름 7~8μm, 두께 1~2μm

어른 1mm^3에 500만 개쯤 된다.

넉 달(120일) 산다.

골수에서 하루에 2,000억 개쯤 만들어 진다.

1초에 200만~1,000만 개의 적혈구가 죽고 지라, 간, 골수에서 부수어 내보낸다.

헤모글로빈은 98%의 산소를 세포로 옮겨준다.

☑ 백혈구[白血球, leukocyte, WBC]

크기: 림프구(5~15μm), 백혈구(8~15μm)

어른 피의 1mm^3에 5,000~10,000개(3억 5천만 개)쯤 들어있다.

골수에서 60~70%, 흉선 비장 간 림프절에서 나머지가 만들어 진다.

하루에 100억 개씩 만들어 진다.

백혈구의 종류: 과립성백혈구(중성백혈구(neutrophil), 염기성백혈구(basophil), 산성백혈구(eosinophil)), 단핵구(monocyte)와 대식세포(macrophage), 림프구(lymphocyte)

백혈구: 갓난아이 때 가장 많다가 차츰 어른과 같아진다.

림프구: 갓난아이 때 적으나 그 뒤 네 해 동안 가장 높다가 차츰 어른과 같아진다.

☑ 혈소판[血小板, platelet]

크기 2~4㎛

하루 4,000억 개씩 만들어 진다.

피를 엉기게 하고 바이러스와 같은 여러 가지 이물질들을 먹어 치운다.

포유동물의 피에서만 볼 수 있는 핵이 없고 색깔도 없는 작은 알갱이다.

골수의 거대세포(megakaryocyte)가 삶을 다해 세포질이 피 속으로 떨어져 나갈 때 만들어 진다.

태어날 때는 적지만 석 달이 지나면 어른과 같아진다.

골수에서 만들어지고 비장에 담아 둔다.

(4) 핏줄
- 핏줄의 길이 112,000km
- 지구 둘레 40,500km
- 피가 온몸을 한 바퀴 도는 시간: 19~23초(22.5초)

☑ 날핏줄(동맥)

    대동맥 = 1cm 남짓

    중동맥 = 0.5mm~1cm

    소동맥 = 20μm~0.5mm

☑ 들핏줄(정맥)

- 정맥 판막

중력에 맞섬(한 방향으로 움직이도록 함)

근육이 줄어들면서 들핏줄을 짜주어서 피의 흐름을 도와준다.

정맥판보다 중력이 셀 때는 정맥판이 힘을 잃어 들핏줄이 늘어나거나 굵어진다.

☑ 실핏줄(모세혈관)

- 소동맥(세동맥)과 소정맥(세정맥)을 잇는 작은 핏줄을 말한다.
- 실핏줄의 굵기: 7~10μm
- 머리카락 굵기: 0.05~0.15mm(0.06~0.01mm)
- 실핏줄의 벽에는 구멍이 있어 이곳으로 세포에 산소와 영양을 들여보내고, 이산화탄소와 찌꺼기를 받아들인다.
- 적혈구와 혈장 단백질은 모세혈관 벽을 드나들지 못한다.
- 백혈구는 아메바 운동을 하기 때문에 쉽게 벽을 드나든다.
- 팔과 다리에 70% 남짓, 손과 발에 35% 남짓이 있다.

이제 피와 핏줄을 배웠으니 핏줄을 튼튼하게 하는 특수요법을 배워보자.

핏줄을 튼튼하게 하는 특수요법은 콩팥을 튼튼하게 하는 특수요법과 같은 모습에서 조금 달리 한다. 다시 말해, 30° 벌린 모습에서 30°를 들고서 발가락이 달린 뼈 언저리를 손바닥으로 밀었다가 당기기를 되풀이 한다. 당길 때 발목이 아프지 않도록 뒷꿈치도 같이 당겨준다.

들핏줄이 줄어들거나 굳어있는 사람들은 발을 밀면 뒷다리가 당기면서 아픔을 느끼기도 한다. 굳었던 들핏줄이 풀리고 줄었던 들핏줄이 늘어나기 때문이다. 이렇게 꾸준히 하면 들핏줄이 부드러워지고 튼튼해지기 때문에 뒷다리의 피의 흐름이 좋아져 오래 걸어도 지치지 않고 늘어나 튀어나왔던 핏줄(하지정맥류)도 줄어들고 들어간다.

19) 치매를 막고 집중력을 높이는 손뼉 치기

(1) 손뼉(박수)만 잘 쳐도 튼튼해진다.

손뼉을 치면 머리를 맑게 하고 머릿속 피와 신경의 흐름을 좋게 하는데 도움이 된다.

손뼉을 빠르게 치기만 해도 숨 쉬는 것이 빨라지고 온몸이 따뜻해지는 것을 느낄 수 있다. 손은 우리 몸에서 신경과 실핏줄이 가장 많이 있는 곳이기 때문이다. 따라서 제대로 손뼉을 치는 것만으로도 몸을 튼튼하게 하고 병을 막는데 도움을 얻을 수 있다.

걷기를 하면서 손뼉을 치면 몸무게도 빠지면서 피의 흐름도 빨라지고 모든 신진대사가 좋아진다. 그 가운데 손뼉은 뇌를 좋게 하는데 아주 큰 도움을 준다. 뇌졸중으로 한쪽 손을 쓰지 못하는 사람에게 멀쩡한 손으로 움직일 수 없는 손을 긁어 주었더니 굳어서 죽어가던 뇌에서 두 배나 빨리 뇌세포가 되살아났으며, 굳어있던 손의 움직임도 두 배나 늘었다. 이밖에도 손뼉을 치면 스트레스를 풀고 집중력이 좋아지며, 치매를 막는데도 도움을 얻을 수 있다.

하지만 아무렇게나 손뼉을 친다고 도움을 얻을 수 있는 것은 아니며, 다음 세 가지를 지켜야만 큰 도움을 얻을 수 있다.

첫째, 반드시 심장 위에서 쳐야 한다. 심장에서 나온 피는 손으로 내려갈 때 허파에서 걸러진 피가 내려가기 때문에 내려갈 때는 잘 내려간다. 게다가 심장이 밀어주고 땅까지 당기니 얼마나 잘 내려가겠는가?

하지만 올라올 때는 이와는 달리 몸속의 찌꺼기를 그득 끌어 앉고 올라와야 하는데, 밑으로 흘러도 그다지 빠르지 않을 피의 흐름이 땅의 힘을 거슬러 올라가야 하니 얼마나 힘이 들겠는가? 이럴 때 손을 심장 아래로 두고 손뼉을 치면 올라가려던 피가 잘 올라갈리 없다. 따라서 손뼉을 칠 때는 반드시 심장 위에서 쳐야 한다.

둘째, 우리 몸의 피가 온몸을 돌고 다시 심장으로 되돌아가려면 피가 깨끗하지 못한 요즘 사람들을 생각할 때 적어도 30초 남짓은 걸린다. 따라서 손뼉을 칠 때는 30초 남짓은 쳐야만 제대로 된 도움을 얻을 수 있다.

셋째, 손뼉을 칠 때는 손끝을 부딪치도록 쳐야 하며, 살살치지 말고 힘차게 쳐야 한다. 손끝에는 공명을 일으키는 구멍이 있어서 이를 펴서 두드리게 되면 우리 몸의 100조 개나 되는 세포에 그 울림을 보내주어 잠들었던 세포를 깨우기 때문이다.

(2) 치매를 막고 집중력을 높이는 손뼉 치기

머리를 많이 쓰고 머리가 좋은 사람은 치매에 걸리지 않은 것으로 아는 사람들이 많다. 이와 함께 치매는 나이가 들면 생기는 병쯤으로 아는 사람들도 많다. 다시 말해 '나는 젊으니까 치매는 걸리지 않겠지!' 하는 생각 말이다.

그럴까?
아니다. 치매는 머리가 나빠서 생기는 것도 아니며, 머리를 쓰지 않아서 생기는 것도 아니고, 젊다고 해서 치매가 생기지 않는 것도 아니다. 몇 해 앞의 이야기다. 우리나라에서 두세 번째 가는 이름 있는 대학의 교수 아내가 젊은 나이에 치매가 생겨 나의 도움을 받고 싶다고 하여 사랑지기 자연건강캠프에 들어오라고 하였다.

만나보니 아직은 젊고 아름다운 아낙이 몸도 스스로 가누지 못하고 도우미의 도움을 받아 비틀거리며 걷고 있었다. 안타까워 물어보니 벌써 다섯 해가 지났단다. 그때가 쉰셋이었으니 마흔여덟 부터 그랬었나보다. 열흘 동안의 자연건강캠프에 함께하여 돌아갈 무렵에는 웃기도 할 만큼 좋아졌는데, 그 아낙의 아버님이 우리나라에서 이름이 널리 알려진 변호사인데, 따님을 보더니 눈물을 흘리더란다. '이렇게 웃는 것을 보는 것만으로도 더 바랄 것이 없다'면서 말이다.

그렇다.
우리 뇌는 나이도 돈도 머리의 좋고 나쁨도 따지지 않지만 길만 알면 죽을 때까지 치매 걱정하지 않고 잘 살다가 갈 수 있다. 이제부터 배울 손뼉 치기는 치매만 막는 것이 아니라 집중력도 좋아지니 자라나는 아이들과도 함께하면 집안에 웃음이 끊이지 않을 것이다.

그림처럼 한 손은 주먹을 쥐고 한 손은 펴고서 손바닥 가운데를 치면 된다. 번갈아가면서 치는 것인데, 그냥 치면 재미없어 오래하지 않을 수 있으니 노래에 맞추어 하면 좋다. 예를 들어 '학교 종'에 맞추어 한다면, 처음에는 한 소절에 손뼉 치기 한 번을 하다가, 다음 달에는 한 소절에 두 번, 그 다음 달에는 세 번을 치면 더는 치매 걱정을 하지 않아도 되며, 집중력도 몰라보게 좋아진다.

오른쪽 손바닥을 치면 왼쪽 뇌의 흐름이 좋아지고, 왼쪽 손바닥을 치면 오른쪽 뇌가 좋아지는데, 이렇게 하면 뇌만 좋아지는 것이 아니라 오른 뇌와 왼 뇌 사이의 뇌의 다리인 뇌량이 튼튼해진다. 뇌의 다리가 튼튼해지면 오른 뇌와 왼 뇌가 서로 어울려 조금 탈이 나려해도 그 탈을 거두어들인다. 그러니 치매 걱정은 하지 않아도 되는 것이다.

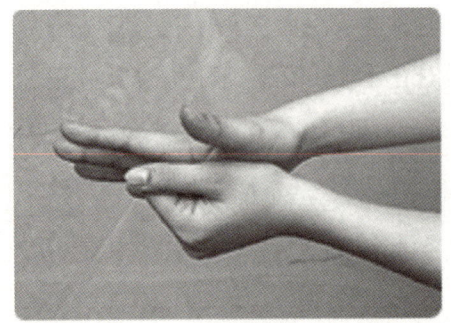

주먹으로 손뼉 치기
한쪽 손은 펴고 한쪽 손은 주먹을 쥔 채로 번갈아 손뼉을 친다.
치매를 막고 집중력을 높이는데 도움이 된다.

20) 참을 수 없는 아픔을 덜어주는 냉온찜질

암은 아프지 않는 암도 있지만 참기 힘든 아픔이 끊임없이 이어지는 암도 있다. 이를 두고 아이 낳는 것과 견주는 사람도 있다. 아이 한둘 낳는 것도 참기 힘든 아픔이 따르는데 날마다 이런 아픔이 끊이지 않는다면 어찌 참겠는가? 이럴 때 좋은 것이 냉온찜질이다.

이 찜질은 암은 물론 관절염, 통풍, 류머티즘, 허리아픔, 배앓이, 갈비뼈 아픔(늑간 신경통)을 비롯한 여러 가지 아픔을 더는데 아주 좋다.

(1) 따라 하기

찬물과 더운물을 따로 담아두고, 수건을 적셔 두었다가 아래 그림과 번갈아 가면서 아픈 곳에 찜질을 하면 된다. 더운물은 41~43℃, 찬물은 14~15℃가 좋다.

찬물	20분	14분	10분	7분	5분	3분30초	2분30초	1분40초	1분	1분
더운물	14분	10분	7분	5분	3분30초	2분30초	1분40초	1분	1분	1분

 위의 그림은 본보기일 뿐, 그림의 처음부터 하지 않아도 되며, 나이와 몸바탕에 따라, 아픈 곳이 어디냐에 따라, 얼마나 아프냐에 따라 달리 하여도 된다. 살갗이 약한 사람은 더운찜질을 할 때는 살갗 위에 헝겊을 한 겹 대고 그 위에 찜질을 해도 된다. 찜질을 마치고 난 뒤에 몸속의 찌꺼기가 잘 빠져나가도록 콩팥을 튼튼하게 하는 특수요법을 해 주어도 좋다.

21) 삐거나 멍들었을 때 좋은 감자통밀반죽(첩약찜질)

 삐거나 멍들었을 때 흔히 쓰는 것이 침으로 구멍을 뚫어 피를 뽑는 것이다. 이렇게 하면 시원할 수는 있어도 몸에는 그다지 좋은 것은 아니다. 이럴 때 좋은 것이 이제부터 배울 감자범벅이다.

 퉁퉁 부어올라 손을 쓰기 힘든 사람도 이렇게 하여 나은 사람도 있으니 믿고 해볼만 하다고 생각된다. 게다가 돈도 그다지 들지 않으니 따라해 보자.

(1) 감자통밀반죽 만들기

 ① 감자를 씻어 껍질 채 강판에 갈아 물기를 살짝 짜 낸다.

② 감자와 같은 양의 통밀가루를 여기에 넣고, 여기에 생강을 10~20%를 넣어 골고루 섞어준다

③ 반죽이 잘 되었으면 비닐을 깔고 그 위에 거즈를 올린 다음 그 위에 다시 비닐을 깐 다음 비닐을 들추고 비닐과 거즈 사이에 반죽을 넣고 5mm안팎의 두께로 골고루 편다.

④ 골고루 폈으면 맨 아래 비닐을 떼어낸다. 그러면 위의 비닐과 거즈 사이에 반죽이 들어있는 모습이 된다.

⑤ 이것을 아픈 곳에 닿도록 붙이고 끈으로 묶거나 압박붕대로 묶어둔다. 너무 세게 묶으면 피의 흐름이 나빠지므로 가볍게 묶도록 한다.

⑥ 다섯 시간 남짓 싸두었다가 떼어낸다. 너무 오래 두면 살갗이 헐 수 있으므로 여덟 시간은 넘지 않게 하는 것이 좋다.

옛날에 요즘처럼 약이 흔하지 않을 때는 다치거나 삐면 덜 익은 통밀을 짓찧어 붙여주면 잘 낫곤 했다. 위의 감자반죽은 이러한 통밀에 감자의 비타민C, 생강의 진저롤 같은 좋은 성분들을 더불어 가져다 쓴 것이다.

22) 간을 지키고 튼튼하게 하는 갯벌황토찜질

간은 따뜻하게 비장은 차게 하여야 한다는 말이 있다. 더군다나 간이 나빠진 사람들은 간이 굳으면서 차가워진다. 이럴 때 이제부터 배울 갯벌황토찜질을 해주면 참 좋다.

간을 덮을 수 있을 만큼의 작은 주머니를 만들어 그 속에 달궈진 갯벌황토를 넣고 간의 위에 20분 동안 찜질을 해주는 것이다. 이렇게 하면 황토나 갯벌, 일라이트, 제오라이트, 맥반석, 게르마늄, 카오링볼 속의 구멍 속으로 몸속의 독소와 노폐물을 빨아들이고 원적외선과 음이온을 불어넣어 굳어가는 간을 풀어주고 튼튼하게 해준다.

모든 돌들은 데우면 원적외선과 음이온을 내놓지만 그 가운데 갯벌이나 황토, 게르마늄, 맥반석, 일라이트, 제오라이트, 카오링볼은 아주 많은 원적외선과 음이온을 내놓을 뿐만 아니라, 이러한 돌들은 구멍이 많아 몸속의 독소와 찌꺼기를 빨아들이는 힘이 세다.

주머니에 넣어 데우다보면 주머니가 탈 수 있으므로 냄비 같은 것에 쏟아서 데운 다음 데워지면 주머니에 넣어 쓰는 것이 좋다. 온도는 41~43℃가 좋은데 처음부터 이렇게 하면 얼마 안가서 식어버리기 때문에 처음에는 50~70℃로 데워야 하는 동안 조금씩 식어 끝날 때쯤이면 알맞은 온도가 된다.

뜨거운 것을 그냥 살갗에 데면 익어버릴 수 있으므로 수건으로 몇 겹을 둘러서 겉 온도가 41~43℃가 되면 간이 있는 곳의 살갗에 올려 둔다. 식으면 한 겹을 벗겨 따뜻하게 하다가 또 식으면 벗겨내면서 하면 된다.

너무 오래하면 오히려 탈이 날 수 있으므로 길어야 30분을 넘지 않도록 한다. 잠들기에 앞서 하면 더욱 좋다. 열흘 동안 이어서 하다가 하루는 냉찜질을 하는 것을 되풀이 하여 굳은 것이 풀어지고 찬 것이 따뜻해질 때까지 한다.

23) 창자를 튼튼하게 하는 배 쓸기

모든 병은 창자와 뼈 기둥에 탈이 나서 생긴다고 배웠다. 이제부터 배울 '배 쓸기'는 자꾸만 힘을 잃어가는 요즘 사람들의 창자를 튼튼하게 하는 특수요법이다. 배 쓸기는 수건을 찬물로 적셔, 배꼽 언저리를 쓸어주는 것을 말한다.

이렇게 해주면 창자는 물론 뇌, 척수 신경, 핏줄, 심장, 콩팥, 생식기, 살갗, 팔다리가 튼튼해진다. 배 속에 들어있는 큰창자, 작은창자는 물론 여기에 이어져 있는 태양신경총과, 척수 신경, 핏줄, 심장, 콩팥, 생식기, 살갗, 팔다리로 가는 피의 흐름이 아주 좋아진다.

밴더 박사는 배 쓸기로 거의 모든 환우가 원기를 되찾아 엄청난 치료효과를 볼 수 있다고 한다.

(1) 따라 하기

수건에 찬물을 적셔서 배꼽 언저리를 쓸어준다. 처음에는 배꼽에서 가까운 곳에서부터 시작하여 조금씩 바깥으로 넓혀가면서 문질러준다. 배꼽의 가까운 쪽은 1초에 두 번의 빠르기로 바깥쪽은 1초에 한 번의 빠르기로 차츰 넓혀 가며 배를 시계 방향으로 돌려가며 문지른다.

문지르는 것은 끊기지 말고 이어서 하여야 한다. 하다가 멈추면 원기를 되돌리는 것이 느려진다. 문지르는 것은 세게 오랫동안 할수록 좋다. 설사를 자주하는 사람은 거꾸로 돌려서 하는 것이 좋다. 또 사타구니와 회음부는 배 쓸기 10~20회마다 한 번씩 재빨리 쓸어준다.

배 쓸기를 할 때의 물은 12~15℃가 좋다. 처음에는 2~3분에서 시작하여 차츰 늘려 병을 앓고 있는 사람은 5분, 몸이 조금 안 좋은 사람은 15분, 튼튼한 사람은 30분까지 한다. 30분이 넘으면 도리어 좋지 않을 수 있으니 27분을 넘지 않도록 한다. 냉온욕을 하고 있는 사람은 냉온욕의 하다가 하거나 냉온욕을 마친 뒤에 옷을 벗고 그대로 하고 다시 목욕을 해도 좋다.

병이 깊어 누워있는 사람은 반듯이 누워 배만 드러내놓고 하며 다리에는 주머니를 끼워 따뜻하게 하고 찬물에 적셨다가 짠 수건을 갈아 가면서 하루에 두 번에서 네 번을 한다.

(2) 반드시 지켜야 할 것

배 쓸기는 5분은 넘겨야 좋다. 그렇지 않으면 효과가 없다. 다만 몸이 튼튼한 사람은 여름에는 5분, 겨울에는 7분만 하여도 효과를 볼 수 있다.

복막염이 있는 사람은 배 냉온찜질을 하고 나서 배 쓸기를 한다.

치질이 있는 사람은 배 쓸기를 마친 뒤 물마그밀과 올리브기름을 똥구멍에 바르면 좋다. 배에 부스럼 같은 것이 생기면 물마그밀을 발라 두고 사흘 동안 배쓸기를 멈춘다.

류머티즘이나 신경통을 앓고 있는 사람은 손을 찬물에 적시기 힘들면 비닐장갑을 끼고 하여도 된다. 배 쓸기를 하다 보면 배가 아파오는 때가 있는데 이는 좋아지는 길목이므로 놀라지 말고 해도 된다.

배 쓸기를 하다가 떨림(반사운동)을 일으키는 때는 어느 곳이든 급소를 탁 때리면 떨림이 멈춘다. 밴더 박사는 배 쓸기를 서른 해 동안 몇 천이나 되는 환우들에게 써서 좋은 효과를 보았고, 미열이 있거나 류머티즘을 앓고 있는 사람들에게도 꾸준히 할 것을 권하고 있다.

24) 아낙들을 지키는 아랫도리 냉온찜질

아낙들은 아랫배가 차서는 안 된다고 한다. 그 까닭은 그곳이 차면 희거나 누런색 또는 붉은 색의 끈끈한 것이 흐르는데 이것은 아낙들의 몸에 탈이 나고 있음을 알리는 것일 수 있다. 이럴 때 앞으로 배울 아랫도리 냉온찜질을 해주면 아랫배가 따뜻해지면서 질과 자궁이 깔끔해진다.

생리불순에도 좋으며 잠을 이루지 못하는 사람, 손발이나 엉덩이가 찬 사람들에게 아주 좋다. 자궁암이나 자궁근종에도 쓰인다.

(1) 따라 하기

엉덩이가 들어 갈 수 있는 그릇을 두 개에 한 쪽에는 따뜻한 물을, 다른 한쪽에 찬물을 붓는다. 발을 앉았다 섰다 하기에 힘을 받을 수 있는 알맞은 너비로 벌리고 허리와 엉덩이만 벗고서 찬물과 따뜻한 물에 1분씩 번갈아가면서 세 번 담근다.

25) 발목을 부드럽고 튼튼하게 하는 발목 냉온욕

발목에 탈이 나면 콩팥이 망가지고 이어서 우리 몸의 여러 장기와 조직으로 퍼져 나간다. 이럴 때 좋은 것이 발목 냉온욕이다. 콩팥은 물론 요독증, 복막염, 방광염, 자궁내막염, 장염 같은 여러 가지 병을 막거나 낫는데 도움을 준다. 무좀이나 동상에도 좋다. 무좀이나 동상에 걸린 사람은 찬물과 더운물을 마흔 다섯 차례 왔다 갔다 한다. 곧 90분(1시간 반)동안 하는 것으로서 하다보면 자연스럽게 낫는다.

(1) 따라 하기

두 개의 그릇에 한 쪽에 더운물(40~43℃)와 한쪽에 찬물(14~5℃)을 넣고 발을 무릎 아래 복사뼈 밑까지 담근다. 찬물과 더운물을 세 번씩 번갈아 담근다.

반드시 더운물에서 시작하여 찬물에서 끝내어야 한다. 더운물에서 끝내면 발목이 늘어나 도리어 하나를 얻으려다 둘을 잃을 수 있기 때문이다. 더운물에서 찬물로, 찬물에서 더운물로 옮길 때는 발목의 물을 가볍게 닦아 낸 뒤 옮긴다. 그렇지 않으면 찬물도 더운물도 식거나 덥혀져서 좋지 않다.

(2) 반드시 지킬 것

발이나 발목이 헐거나 짓무른 사람은 물속에 태운 명반을 차 숟가락으로 하나씩 넣는 것이 좋다. 마친 뒤에는 물 마그밀을 바른다. 언제나 찬물에서 끝내고, 물기를 잘 닦은 뒤 양말을 신는다.

더운물이 식으면 미리 주전자에 뜨거운 물을 마련해 두었다가 식으면 이것을 조금씩 부어 따뜻하게 맞추면서 한다.

26) 들핏줄(정맥)을 지키는 다리 묶음 띠

발이나 다리가 굳거나 차가워지면 들핏줄이 힘을 잃으면서 늘어나거나 곪게 된다. 들핏줄이 곪으면(정맥염) 편도선염, 폐렴, 폐결핵, 인두와 후두염, 귀, 코, 눈, 이 같은 곳에 병이 생기며, 류머티즘, 관절염, 신경통, 치질 같은 것에도 걸리기 쉽다. 이와 함께 심장병, 콩팥병, 핏줄병 같은 것에도 잘 걸린다. 이럴 때 다리 묶음 띠를 쓰면 이러한 병들을 막거나 좋아진다.

다리 묶음 띠는 발의 탈을 다스리는 것으로 발목펌프운동이나 모관운동과 같이하면 더욱 좋다. 다리 묶음 띠로 발과 다리를 부드럽고 튼튼하고 따뜻하게 하면, 뼈 기둥이 바로 잡히고, 가랑이뼈마디(고관절)가 빠진 것, 납작발(평발), X자나 O자 다리, 발의 관절염을 비롯하여 그 밖의 발의 탈(몰튼씨병, 소렐씨병, 겔러씨병…)을 막거나 좋아지며, 핏줄 언저리가 발갛게 붓고 만지면 아주 아프면서 열이 나기도 하는 병(혈전정맥염-하지정맥류가 심해져서 오는 합병증)들도 막을 수 있거나 좋아진다.

(1) 따라 하기

- 먼저 잠들기 두 시간 앞에 모관운동이나 발목펌프운동을 한다.

- 미리 마련해 둔 다리 묶음 띠(각반)를 발끝에서부터 허벅다리의 가운데까지 감는다. 발끝 쪽일수록 세게 빈틈이 없이 감는다.

- 두 발을 30~45cm(자신 무릎 높이)의 높은 곳(이불이나 방석 같은 부드러운 것을 뭉쳐서 둥글게 하면 좋다)에 올린 채 가만히 있는다.

- 2시간 동안 그대로 있다가 다리 묶음 띠를 풀고 다시 모관 운동이나 발목펌프 운동을 하고 잔다.

(2) 반드시 지킬 것

• 밤새도록 감아 두면 도리어 피의 흐름을 막아 좋지 않으므로 잊지 말고 두 시간 뒤에는 풀고 모관운동이나 발목펌프, 손목펌프 운동을 하고 자야 한다.

발이 방바닥으로 내려와 있으면 밤새 감아 두어도 그다지 나쁘지는 않다.

• 다리 묶음 띠를 묶고 있으면 몸이 따뜻해지거나 차가워지는 사람도 있으며, 심장이 두근거리는 사람도 있는데 좋아지려는 것이므로 크게 걱정하지 않아도 된다.

• 다리 묶음 띠를 묶고 있을 때 열이 나는 사람은 감잎차나 토종오이 물, 수세미 물을 한 잔 마셔서 육각수와 비타민C를 더해주면 좋다.

• 다리 묶음 띠로 곪는 것(염증)이 다시 나타나기도 하는데, 이때는 마그밀로 양치질을 하거나 온찜질 또는 겨자찜질을 하면 좋다.

27) 머리를 맑게 하고 막힌 코를 뚫는 뒤통수 차게 하기

머리가 뜨겁고 손발이 찬 것은 오랜 옛날부터 모든 병의 뿌리라 하였다. 요즘은 드라마를 보면 크게 놀라게 될 때 뒤통수를 잡고 쓰러지는 것을 자주 볼 수 있다. 그만큼 요즘 사람들의 핏줄이 나빠져 있고 피의 흐름이 더디다는 것을 보여주는 본보기다. 이런 사람일수록 이제부터 배울 뒤통수 차게 하기를 꾸준히 해주어야 한다.

뒤통수 차게 하기는 목의 위쪽에서 생길 수 있는 여러 가지 병, 그 가운데 머리아픔(두통), 코 막힘, 콧물, 여러 가지의 입속 병(구강질환)에 좋다. 날마다 아침, 저녁으로 두 번하거나 잠자리에 들기에 앞서 하고 잠을 자면 좋다.

(1) 따라 하기

먼저 반듯이 누워서 베개를 빼고 뒤통수가 들어갈 만큼의 큰 그릇 속에 뒤통수를 넣고 물이 넘치지 않을 만큼 찬물을 천천히 넣는다.

10℃ 일 때 1분, 15℃에서는 2분, 20℃에서는 3분 동안 담근다.
끝나면 마른 수건으로 잘 닦아낸다.

28) 흔들림을 바로잡는 나막신

나라 안팎이 뒤숭숭하다보니 멀쩡한 것을 찾기가 힘들게 되었다. 그래서 그런지 어지럽다는 사람들이 많다. 자주 어지럽거나 눈을 감고 있으면 바로 쓰러지는 사람들은 이제부터 배울 나막신을 써보자. 그러면 빙글빙글 돌던 것들이 제자리를 잡고 어지럽던 생각들도 바로 잡히게 될 것이다.

뒷굽이 없는 나막신을 신고 20분 쯤 서 있으면 굽 높이 신발과 거꾸로 들핏줄이 펴지면서 피의 흐름이 좋아진다. 무거웠던 다리가 가볍게 되며, 들핏줄의 흐름이 나빠 생길 수 있는 여러 가지 병들을 막거나 좋아지게 된다.

(1) 따라 하기

나막신을 신고 딱딱한 바닥에서 1분 남짓 바른 자세로 움직이지 않고 설 수 있도록 꾸준히 되풀이 하면 온몸의 근육이 움직이므로 피와 신경의 흐름이 좋아져서 여러 가지 병을 막거나 좋아지게 할 수 있다.

29) 갑상선과 부갑상선을 지키는 칠복향

요즘 갑상선질환이 부쩍 늘고 있다. 갑상선호르몬은 많아도 탈을 일으키고, 모자라도 탈을 일으킨다. 이것을 알맞게 다스리는 것이 뇌하수체이다.

갑상선 호르몬은 우리 몸의 대사 속도를 다스린다. 정상보다 많이 나오면 신진대사가 빨라져 지나친 열이 생긴다. 몸이 더워지고 땀이 많이 나며, 살이 빠지게 된다. 또한 자율신경이 지나치게 되어 염통이 빨리 뛰고 밥통이 너무 빨리 움직이며 똥을 자주 누거나 설사를 하게 되고, 신경이 날카로워지며 손발이 떨리는 것이 나타날 수도 있다.

너무 적게 나오면 우리 몸의 신진대사가 떨어지면서, 열이 줄어든다. 추위를 많이 타고 땀이 잘 나지 않으며, 얼굴과 손발이 붓고 잘 먹지 않는데도 살이 찐다. 자율신경이 둔해져 맥박이 느려지며 창자의 움직임이 느려져 변비가 생기기도 한다. 머리의 움직임도 느려져 말이 느려지며 기억력이 떨어진다.

갑상선 호르몬이 나오는 것은 뇌하수체가 다스린다. 뇌하수체는 갑상선 자극호르몬을 내보내는 것으로서 갑상선이 제구실을 하게하여 언제나 쓰임새만큼만 갑상선 호르몬을 내보낸다. 따라서 뇌하수체가 망가지면 갑상선은 망가지지 않아도 갑상선 호르몬을 내보내는 일이 뒤죽박죽이 된다.

칠복향은 여러 가지 비타민과 영양소의 모자람을 채워 줄 수 있을 뿐만 아니라, 갑상선 호르몬을 만드는 데도 쓰인다. 날마다 숟가락으로 두 개쯤 씩 먹는다.

(1) 만들기

① 검정콩가루 1홉- 볶아서 가루로 만든다.
② 메밀가루 1홉
③ 통밀가루 1홉
④ 옥수수가루 1홉- 우리 옥수수를 곱게 가루 낸 것을 쓴다.
⑤ 깨(흰깨/검정깨/붉은깨) 소주잔으로 한 개씩- 볶아서 가루로 만든다.

⑥ 다시마가루 반 홉- 불에 쬐어서 가루로 만든다.

⑦ ①~④를 질그릇에 넣고 가볍게 볶은 다음, 여기에 ⑤와 ⑥을 넣는다.

⑧ 알맞게 식은 다음에 원당 또는 올리고당, 조청 같은 것을 넣어 입맛에 맞게 넣어 먹는다.

사랑지기 텃밭에는 옥수수가 무럭무럭 자라고 있다. 물론 농약이나 비료는 한 톨도 쓰지 않고 효소찌꺼기와 퇴비로만 길렀다. 올 해는 갑상선이 좋지 않은 사랑지기 가족을 생각해 칠복향을 만들어 볼 생각이다.

30) 암을 이기는 푸성귀 달인 물(채소수프)

일본의 '다페이시가스'씨가 처음 만들어 알린 푸성귀 달인 물(채소수프)을 그가 말한 것을 그대로 알려드리니 알맞게 쓰도록 하자.

푸성귀 달인 물은 우리 몸의 세포를 이어주는 콜라겐을 늘려주어 젊음을 지켜주고 병든 세포를 되살리는데 도움을 준다. 이와 함께 몸속에서 서른 가지 남짓의 항생물질이 만들어 진다. 이 가운데 아미치로신이나 아자치로신과 같은 암세포에 달라붙는 특수한 물질이 늘어나 암이 자라는 것을 막는다. 이 때 만들어지는 체세포는 암에 대한 면역을 가지고 있기 때문에 다시 암에 걸리지 않는다.

푸성귀 달인 물 200cc와 현미차 200cc를 45분 사이를 두고 먹게 되면 위와 같은 체세포가 늘어난다. 위와 같이 하루에 아침점심 저녁으로 세 차례 먹게 하고 있다. 이때 항암제나 그 밖의 약물을 써서는 안 된다고 하니 조심하기 바란다. 푸성귀 달인 물로 체세포와 백혈구, 혈소판를 늘리고 T세포를 세 배의 빠르기로 일을 할 수 있게 하여 암과 싸울 힘을 좋게 하는 것이 목적이라고 한다. 이렇게 하면 면역력이 좋아져 암이나 에이즈 같은 여러 가지 면역질환에 도움이 된다.

현미차는 오줌을 잘 나가게 하고 인슐린을 도와 당을 빨리 분해하도록 하고, 배에 찬 물을 빨리 빠져나가게 한다. 푸성귀 달인 물과 현미차를 하루에 2.6 l 남짓을 스무날 남짓 먹으면 피와 핏줄을 깨끗하게 하여 심장병을 앓고 있는 사람도 좋아진다.

(1) 알아두면 좋은 것

푸성귀 달인 물을 먹으면 몸이 달라지므로 아래와 같은 것을 생각해야만 한다.
① 이레 남짓 푸성귀 달인 물을 마시면, 술을 마셔도 잘 취하지 않는다. 숙취도 없어지므로 술을 끊기도 쉽다. 술을 늘 마시던 사람은 술을 마시지 못하게 되기도 한다.
② 아낙은 나이가 들어도 생리가 바르게 되며, 아이를 갖거나 낳는 것도 쉬워진다.

(2) 마련 할 것

① 무: 한 개

② 무 잎: 한 개(무 잎은 잎이 있는 때 마련해 두었다가 바람이 잘 드나드는 곳에서 말려 둔다.)

③ 당근: 두 개

④ 우엉: 한 개(작은 것은 두 개)

⑤ 표고버섯: 네 개(햇빛에서 말린 것)

(3) 푸성귀 달인 물 만들기

① 푸성귀는 호일에 싸두거나 물에 담가 두면 안 된다.

② 그릇은 알루미늄으로 만든 것이나 질그릇이 좋다.

③ 무나 당근, 우엉은 뿌리를 쓰는 푸성귀로서 농약을 많이 빨아들이므로 반드시 유기농을 써야 한다.

④ 푸성귀는 너무 잘게 썰지 말고 좀 크게 껍질 채 썰도록 한다.

⑤ 푸성귀의 세 배의 물을 붓는다.

⑥ 끓을 때까지 뚜껑을 열지 않는다. 끓었으면 불을 줄여 1시간 동안 더 끓인다.

⑦ 이것을 차처럼 먹는다.

⑧ 먹고 남은 것은 다 식은 뒤 유리그릇이나 유리병에 넣어 둔다.

⑨ 남은 찌꺼기는 된장국이나 국수의 국물 속에 넣어 먹어도 된다.

⑩ 꽃 그릇(화분)에 먹고 남은 푸성귀 달인 물을 부어 주면 잘 자란다.

나무뿌리로부터 조금 떨어진 곳에 찌꺼기를 묻어두면 잘 자란다.

(4) 반드시 지킬 것

① 푸성귀를 많이 넣는다고 좋은 것은 아니니 알맞게 넣도록 한다.

② 다른 약초나 그 밖의 푸성귀는 넣지 않도록 한다. 때에 따라서는 청산가리보다도 센 독성으로 바뀔 수 있기 때문이다.

③ 혈압이 높은 사람은 푸성귀 달인 물을 먹으면 한 달쯤이면 내려가므로 조금씩 줄여 가도록 한다. 한 달쯤 먹다가 그치도록 한다. 갑자기 끊게 되면 좋지 않으므로 천천히 줄여 나간다.

(5) 알아둘 것

① 얼굴·손발·온몸에 습진이 나타나며 가려운 사람도 있지만 오래 가지 않는다.

② 오랫동안 약을 먹고 있는 사람은 증상이 더 깊어질 수 있는데, 그 가운데 아토피를 앓고 있는 사람은 처음에는 조금씩 먹다가 차츰 늘려도 된다.

③ 머리를 다쳤거나 뇌의 핏줄이 좋지 않은 며칠 동안에 머리가 아플 수 있지만 곧 사라지니 걱정하지 않아도 된다.

④ 눈이 침침해지거나 눈 주위가 가렵기도 하지만 곧 사라진다. 그 뒤로는 오히려 눈이 맑아진다.

⑤ 결핵이나 허파에 병을 앓았던 사람이나 앓고 있는 사람은 벌꿀과 무로 만든 기침을 멈추는 약을 기침이 날 때마다 먹고 나서 이틀이 지난 뒤 푸성귀 달인 물을 서서히 먹도록 한다. 푸성귀 달인 물을

먹게 되면 기침이 나게 되는데 곧 멈추니 걱정하지 않아도 된다.

　⑥ 부인과 질병이 있는 사람은 푸성귀 달인 물을 먹기 시작하면 허리가 무거워지거나 무지근한 느낌이 얼마 동안 이어지거나 대하가 많아지기도 하지만 곧 좋아진다.

　이밖에도 부작용과 같은 증상이 잠깐 동안 나타나는 수가 있는데 이것은 부작용이 아닌 호전반응이므로 걱정하지 않아도 된다.

31) 요실금과 습관성유산을 막는 사타구니 조이기

　옛날에는 많은 아이를 낳았어도 유산을 하는 사람들은 적었다. 그런데 요즘은 너무 적게 걷고 꼭 끼는 옷을 입으며, 물을 적게 먹어 유산을 하는 사람들이 많다. 이런 사람들은 질이나 자궁이 힘을 잃어 아이가 들어서기도 어려우며, 들어서더라도 힘 있게 달라붙어있지 못하고 쉽게 떨어지고 만다.

　이제부터 배울 사타구니 조이기를 꾸준히 하면 질이나 자궁이 튼튼해져 아이가 잘 들어서고 들어선 아이는 잘 떨어지지 않는다. 뿐만 아니라 질의 조이는 힘이 좋아져 성생활에도 큰 도움이 된다. 사타구니가 튼튼해지니까 벌어질 때 벌어지고 닫혀야할 때 닫혀 아이도 잘 낳고 똥도 잘 누고 오줌도 잘 누게 된다.

　내가 아는 사람은 아이가 들어섰는데 유산될 것 같아서 자궁 문을 묶는 수술을 할 것이라 한다. 안타까운 일이다. 그렇게 하여 난 아이라면 튼튼한 아이로 자라기 힘들다. 차라리 아쉽기는 하지만 그런 아이라면 떨어지도록 놔두고 아이를 갖기에 앞서 아래의 사타구니 조이기를 하여 질과 자궁을 튼튼하게 한 다음 아이를 갖는다면 튼튼하고 똑똑한 아이를 낳을 수 있을 것이다.

어릴 때 기저귀를 차는 것은 누구나 하는 일이라 부끄러울 것이 없지만 나이 들어 그런다면 부끄럽지 않을 수 없다. 이런 사람은 남 앞에 나서기를 싫어하고 주눅들 수밖에 없다. 이럴 때 사타구니 조이기를 하면 요실금을 막을 수 있다. 사내라면 오줌줄기가 오강을 뒤엎지는 못할망정 옷에다 오줌을 흘려서는 안 될 일이다. 이럴 때 사타구니 조이기를 꾸준히 하면 전립선과 오줌보, 오줌길이 튼튼해져 오줌발이 좋아지게 된다.

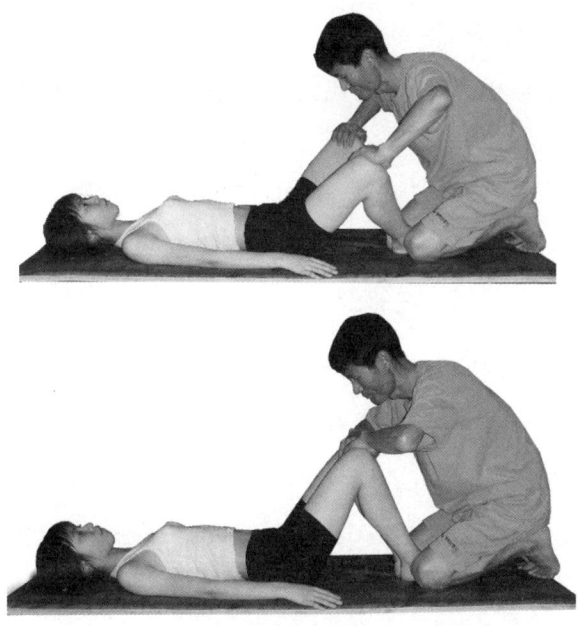

그림 42 사타구니 조이기

(1) 따라 하기

• 그림처럼 바로 누어서 무릎을 구부리고 발을 붙인 다음 무릎을 벌려준다.
• 도우미는 누운 사람의 발쪽으로 무릎을 꿇고 앉아서 누운 사람의 발을 무릎으로 고인다.
• 그런 다음 손으로 누운 사람의 무릎을 감싸며 버텨준다.
• 누운 사람은 힘을 주어 무릎을 밖으로 벌리고 도우미는 버티면서 벌리는 데로 따라간다.
• 이것을 열 번 하고나서 버티다가 갑자기 힘을 빼기를 열 번 한다.
• 이것이 끝나면 이제는 무릎을 벌리게 하고 손으로 무릎을 버티면서 무릎을 오므리도록 한다.
• 이것을 열 번 하고나서 버티다가 갑자기 힘을 빼기를 열 번 한다.

(2) 지켜야 할 것

• 버티는 사람이 너무 세게 버텨서 다리가 떨릴 만큼이 되면 오히려 자궁이 떨리면서 아이가 떨어질 수 있으니 다리가 떨리지 않을 만큼만 버틴다.
• 오므릴 때는 버티다 갑자기 힘을 빼면 무릎이 부딪칠 수 있으므로 손을 빼지 말고 무릎사이에 둔다.

32) 면역력을 높이는 햇빛쪼이기

사람이 살아가는데 있어 없어서는 안 될 세 가지를 들라면 당신은 무엇을 들겠는가? 이 물음에 사람들은 여러 가지를 생각하겠지만 햇빛, 바람(공기), 물이야말로 사람이 살아가는데 없어서는 안 될 으뜸이 되는 세 가지이다.

가진 사람은 그것을 잃었을 때 그것이 얼마나 값진지 알게 된다. 살아가면서 아름다운 꽃을 볼 수 있고, 고운 냄새를 맡을 수 있다는 것이 얼마나 값진지를 알지 못하다가 볼 수 없을 때, 냄새를 맡을 수 없을 때가 되면 그것이 얼마나 값진지 뼈저리게 느끼게 된다.

요즘 길거리를 지나다 보면 얼굴이 탈까봐 햇빛을 받는 것이 싫어 얼굴을 가리고 다니는 사람들을 보게 된다. 낮에는 괜찮지만 해질 무렵이면 보는 것만으로도 섬뜩할 때가있다. 맑은 하늘, 깨끗한 물과 바람이 얼마나 값진지 안다면 이따위 짓을 하는 사람은 거의 없을 것인데 말이다.

북유럽과 같이 햇빛을 쬐기 힘든 나라에서는 해가 나오면 사람들이 모두 옷을 벗고 햇빛을 쪼이느라 모여드는 것을 쉽게 볼 수 있다. 하지만 우리나라는 언제든 마음만 먹으면 햇빛을 쪼일 수가 있는데도 오히려 햇빛을 가리려는 사람들이 너무 많다. 게다가 그것도 모자라 햇빛을 막아준다는 자외선차단제까지 마구잡이로 발라 덴다. 그러니 이 나라에는 뼈에 바람이 든 사람들이 넘쳐나고 아픈 사람은 날이 갈수록 늘어만 간다.

햇빛이 얼마나 우리 몸에 좋은지 안다면 그래도 그럴까?
이제 햇빛이 우리 몸에 얼마나 좋은 일을 하는지 배워보자.

요즘 사람들은 뼈에 바람이 드는(골다공증) 사람들이 참 많다.
못 먹어서 일까, 아니면 칼슘이 모자라서 일까?
아니다.
오히려 먹는 것만 따지면 옛날에는 하루 한 끼라도 배불리 먹는 사람들을 찾기 힘들었다. 그런데도 그때보다는 요즘이 뼈에 바람 든 사람들이 더 많다.

왜일까?
햇빛을 너무 쪼이지 않기 때문이다. '구슬이 서 말이라도 꿰어야 보배다'는 말이 있다. 많이 가지고 있다고 모두 쓸모 있는 것은 아니라는 말이다. 칼슘 또한 그렇다. 못 먹고 못 살던 때와 견주면 요즘 사람들은 옛날 사람들보다 더 많은 칼슘을 먹는다.

그런데도 왜 뼈가 무르고 바람 든 사람들은 더 많은 것일까?
햇볕을 너무 적게 쪼이기 때문이다. 들어온 것은 많으나 그것을 어디에 써야할지 모르고 가지고만 있다가 때가 지나면 쓰지도 못하고 몸밖으로 빠져나가 버리니 많이 들어온들 무엇 하겠는가?

칼슘은 몸에 들어오더라도 혼자서는 아무 일도 하지 못한다. 도우미가 있어야 한다. 그 도우미 구실을 하는 것이 인(P)과 비타민D이다. 인은 먹거리가 넘치는 요즘 사람들에게는 넘치면 넘쳤지 모자라지는 않으니 따로 생각하지 않아도 된다. 비타민D는 먹어서도 모자란 것을 더 할 수는 있겠지만 먹거리 속에 들어있는 것만으로는 모자람을 채우기는 힘이 든다. 이럴 때 좋은 것이 햇빛이다. 햇빛을 쪼이면 살갗기름(피지)에서 비타민D(프로비타민D)가 만들어 진다. 이 좋은 햇빛을 고마워하기는커녕 막느라 아까운 돈까지 퍼들이고 있으니 이를 어이하랴?

암은 누구나 걸리기 싫은 병이다. 하지만 어쩔 수 없이 걸렸다면 가장 먼저 생각해야 할 것이 햇빛이다. 햇빛만 알맞게 쪼여도 암을 비롯한 면역력이 떨어져 생기는 병을 막는데 큰 도움을 얻을 수 있다. '우리 몸이 1℃만 따뜻해져도 면역력은 다섯 배가 오른다'는 말이 있다. 햇빛은 우리 몸을 따뜻하게 하는 으뜸이 되는 도우미다.

몸을 따뜻하게 하는 길은 몸밖에서 뜨거운 것을 쪼여서 몸을 따뜻하게 하는 길과 몸 스스로 열을 내도록 하는 길이 있다. 몸을 뜨겁게 하면 몸이 따뜻해지는 것으로 생각해 방을 뜨겁게 하거나 뜨거운 것을 몸에 올려놓는 사람들이 많다. 하지만 이는 우리 몸의 생리를 모르는 어리석은 짓이다. 방을 뜨겁게 하거나 뜨거운 것을 몸에 올려놓으면 겉은 따뜻해질지 몰라도 몸속은 도리어 차가워진다.

항상성 때문이다. 살갗이 화상을 입을 만큼 살갗을 뜨겁게 하여도 그 열은 살갗 밑으로 몇 mm 뚫고 들어가지 못한다. 다시 말해 겉은 익을 만큼 뜨거워도 살갗 밑으로 조금만 들어가면 차갑다는 것이다. 몸에 뜨거운 것을 쪼이는 온열요법이 그다지 우리 몸에는 도움이 되지 않는다는 뜻이다.

이와는 달리 우리 몸 스스로 열을 내게 하는 발열요법은 몸의 겉은 그다지 따뜻하지 않은데 몸속은 따뜻해지게 한다. 그 가운데 하나가 햇빛쪼이기다. 햇빛을 쪼이면 햇빛 속에 들어있는 적외선과 복사열이 몸속 깊은 곳으로 들어가 몸을 데워준다. 그래서 햇빛을 알맞게 쪼이면 몸이 따뜻해져 면역력이 올라가는 것이다.

뿐만 아니다. 우리 몸에서는 기쁨을 느끼고 마음을 따뜻하게 하는 세로토닌이라는 호르몬을 만들어 내는데, 햇빛을 쪼이면 잠자는 동안 이것이 멜라토닌으로 바뀐다. 멜라토닌은 잠을 잘 잘 수 있게 하며, 면역력을 높이는 호르몬인데, 햇빛을 쪼이지 않으면 이것이 모자라 잠 못 이루는 밤이 길어지게 된다.

햇빛은 우리 몸의 살갗에 달라붙은 세균을 죽이는 일을 하는데, 햇빛을 막아버리니 눈으로 보았을 때는 깨끗해 보여도 속속들이 살펴보면 참 더러운 살갗이 되어 버린다. 우리 눈이 기껏해야 2.0을 벗어나지 못하니 망정이지 우리 눈이 20.0쯤 된다면 햇빛을 쪼이지 않은 사람 곁에는 더러워 머무르기 힘들 것이다.

햇볕쪼이기를 나흘 동안 한 뒤 살펴보니 갑상선 기능과 백혈구 수가 늘어났으며, 혈당이 떨어졌다는 연구도 있으니 햇빛은 돈들이지 않는 건강도우미임이 틀림없다.

아무리 좋은 햇빛이라도 함부로 쪼였다가는 빈대 잡으려다 초가삼단 다 태우는 꼴이 될 수 있다. 겨울에는 따뜻한 낮이 좋으며, 여름에는 뜨거운 낮보다는 아침저녁이 좋다. 한 곳에 많은 햇빛을 쪼이는 것보다는 넓은 곳에 골고루 쪼이는 것이 좋다. 할 수만 있다면 옷을 모두 벗고 온몸을 잠깐 동안이라도 쪼여줄 수 있다면 이보다 좋은 길은 없을 것이다. 햇빛을 쪼이기에 앞서 옷을 벗고 5~10분 동안 바람을 쏘인 뒤에 햇빛을 쪼이면 움츠렸던 살갗이 기지개를 펴고 햇빛을 맞아들일 수 있으니 더욱 좋다.

처음부터 갑자기 많이 쪼이거나 오래 쪼이지 말고 조금씩 늘려가는 것이 좋다. 온 몸을 쪼인다면 10분만 쪼여도 되지만, 그렇지 않다면 30분 남짓은 쪼여주는 것이 좋다. 처음에는 5분에서 시작해 조금씩 늘려간다. 햇볕을 쪼이는 곳도 처음에는 늘 내놓고 다니던 손발에서 시작해 팔뚝, 넓적다리, 허리, 배, 등으로 넓혀간다.

만일 지나쳐서 살갗이 벌겋게 달아올랐다면 토종오이를 붙이거나 토종오이 물 또는 수세미 물을 발라준다. 눈에 햇빛이 너무 많이 들어가면 황반변성을 부르거나 눈이 멀게 될 수 있으므로 눈은 두꺼운 종이나 나무 같은 것으로 가려주어야 한다.

33) 몸을 바꾸는 생각하기

우리 몸은 생각하는 대로 된다. 자연의학으로 고치지 못하는 병은 거의 없다. 그런데도 병을 이기지 못하고 죽거나 병든 몸으로 살아가는 사람들이 많다. 이는 생각이 잘못되었기 때문이다. 돈이 몸보다 앞서면 낫을 수 없으며, '낫을 수 있다'는 생각보다 '낫을 수 없다'거나 '낫기 힘들지도 모른다'는 생각이 들어서면 낫기 힘들게 된다.

이는 내가 하는 말이 아니다. 임상에서도 밝혀졌다. EBS 다큐프라임에서 방영된 '상상에 빠지다'란 프로그램에서도 생각의 힘이 얼마나 사람을 바꿀 수 있는지 보여주었다. 암이 있는 곳에 손을 데고 '넌 죽는다'거나 '넌 없어진다'라는 생각을 늘 하고 있으면 암이 없어지거나, 없어지지는 않더라도 줄어들거나, 줄어들지는 않더라도 더 자라지 않거나, 자라기는 하더라도 그 빠르기가 느려지더라는 것이다. 이는 얼마나 그 생각에 빠져 있는가에 따라 달라진다.

오늘부터라도 생각의 힘을 믿어보자. 난 이 길을 가는 것이 너무 좋다. 그래서 난 늘 생각한다. '난 행복하다' '나의 아내는 내 생애 최고의 선물이다' '오늘이 내가 살아가는 최고의 날이다' '올해가 내 생애 최고의 해가 될 것이다'라고.

생각만으로도 그러할진데 거기에 자연의학의 힘까지 더한다면 못 나을 병이 어디 있겠는가?

34) 천연항염 항생물질의 최고봉 벌침

꿀벌의 벌침을 쓰는 민간요법으로서 류머티즘 관절염에 아주 좋다고 알려져 있으며, 의성 히포크라테스도 벌침을 질병치유에 썼다고 한다. 벌침은 벌독과 침이 만나 여러 가지 병을 다스리는 데 도움을 준다. 침을 놓으려면 경락과 경혈을 잘 알아야 하며, 이를 모르면 자칫 혹 때려다 혹 붙이는 꼴이 될 수 있지만 벌침은 경락이나 경혈을 잘 몰라도 놓을 수 있다.

"독은 독으로서 치료한다"는 말을 따라 여러 가지 독으로 암을 치료하려는 요법들이 많지만, 이러한 요법들은 자칫 목숨을 잃을 수도 있기 때문에 자연의학에서는 가까이 하지 않는다. 다만 독 가운데서도 벌침만큼은 우리 몸에 탈을 그다지 일으키지 않으면서도 암세포에게는 가장 두려운 독 가운데 하나이기 때문에 잘만 쓰면 면역력을 높일 수 있음은 물론 암을 치유하는데도 도움이 될 수 있다.

그래서 연수원의 자연건강캠프 때도 벌침을 쓰게 하고 있다.

꿀벌은 아주 센 독을 몸속에 지니고 있다가 벌침으로 독을 내보내 적을 물리친다. 벌침은 작은 짐승에게는 목숨을 빼앗을 수도 있을만큼 아주 센 독이지만 사람에게는 몸에 큰 탈을 일으킬 만큼 많은 독은 아니기 때문에 "독은 곧 약이요, 약은 곧 독이라"는 말처럼 벌의 독은 오히려 여러 가지 질병을 막거나 고치는데 큰 도움이 될 수 있다.

약도 잘못 쓰면 독이 될 수 있지만, 독도 알맞게 쓰면 약이 될 수 있는 것이다. 이렇듯 바르게 벌침을 몸에 놓게 되면 그 독이 빠르게 살갗으로 퍼지면서 고름을 삭이고, 뭉친 피를 풀어주며, 아픔을 멎게 하고, 혈압을 떨어뜨리며, 신경의 흐름과 피의 흐름을 좋게 하고, 병든 세포를 없애며, 여러 가지 세균을 죽이는 구실을 한다.

벌침이 다른 치료법과 견주어 뛰어난 것은 벌 독이라는 놀라운 것을 지니고 있어서 침과 뜸 및 약물의 세 가지 효과를 한꺼번에 볼 수 있다는 것이다. 더군다나 벌침은 한 번 쓰고 버리기 때문에 소독하지 않아도 되니 슈퍼박테리아에 감염되는 것을 걱정하지 않아도 된다.

사람의 몸에 들어가는 벌 독은 아주 적지만 빠르게 살갗은 물론 몸속 깊은 곳까지 들어가 고름을 녹이고 뭉친 피를 풀어주며, 피와 신경의 흐름을 좋게 하는 것을 비롯하여 여러 가지 도움을 준다. 또한 젖산을 풀어주어 만성피로에서 벗어나 힘찬 삶을 살아갈 수 있게 해 준다.

벌독에는 아미노산이 50% 남짓 들어 있다. 그 가운데 메리틴(Mellitin)은 뭉친 피를 녹이고 균을 이기는 힘이 아주 세기 때문에 피를 깨끗하게 하고 피의 흐름을 좋게 하며, 피 속의 세균을 죽이는 구실을 한다. 또한 포스퍼리파제A2가 12%쯤 들어있는데, 이것은 효소로서 세포막을 이루는 지방산을 다스려 세포를 튼튼하게 한다.

이 밖에도 여러 가지가 들어있는데, 이러한 것들이 벌침으로 살갗 밑에 들어가 고름을 없애고 피떡을 녹이며, 아픔을 멎게 하고 피를 만드는 것을 도우며, 마음을 가라앉히고 혈압을 다스리며, 신경을 되살리고 그 흐름을 좋게 하며, 몸속의 찌꺼기나 독을 없애고 나쁜 균을 죽인다.

누구나 한두 번쯤은 벌에 쏘여보았을 것이다. 더욱이 벌을 치는 사람들은 벌에 자주 쏘인다. 이런 사람들은 신경통이나 관절염 같은 병이 없다고 한다. 더욱이 일본에서는 벌치는 사람들이 가장 오래 산다고 하니 벌침을 가까이 하는 것도 몸을 튼튼히 하는 좋은 버릇 이라 하겠다.

35) 고름을 삭이는 프로폴리스

프로폴리스는 꿀벌이 나무에서 뽑아낸 끈끈한 물 같은 것에 벌의 침과 효소 따위를 섞어서 만든 것이다. 러시안페니실린 또는 천연페 니실린이라고도 한다. 꿀벌은 벌집의 틈이 난 곳에 프로폴리스를 발라 균이나 바이러스로부터 스스로를 지킨다. 여왕벌이 알을 낳을 때에는 알 낳는 곳의 독을 없앨 때 일벌이 프로폴리스를 써서 깨끗하게 한다.

프로폴리스는 기원전 300년쯤에 이집트에서 썼다는 기록이 있을 만큼 오랜 옛날부터 고름을 삭이는데 써왔다. 1965년 프랑스의 의사 레미쇼방이 꿀벌의 몸에 박테리아가 없음을 살피다가 프로폴리스가 천연항생물질임을 알아냈다.

프로폴리스에는 유기물과 미네랄이 가장 많으며 이와 함께 104가 지 영양소가 들어 있다. 프로폴리스에 들어있는 미네랄 · 비타민 · 아미노산 · 지방 · 유기산 · 플라보노이드와 같은 것들은 세포가 일 을 하는데 큰 도움을 주며, 테르펜과 같은 것들은 암을 억누르는 일 을 한다. 더욱이 100가지가 넘는 플라보노이드가 들어 있어 몸을 튼 튼히 하는데 큰 도움을 준다.

고름을 삭이고 산화되는 것을 막으며 면역력을 높인다. 사람의 몸에 고름을 일으키는 프로스타그란딘을 만들어내는 효소를 다스려 고름을 삭인다. 또 플라보노이드가 활성산소를 없애기 때문에 산화를 막는 구실을 하기도 한다. 암을 억누르는 쿼르세틴(quercetin)과 같은 것들이 있어 암세포의 유전자가 복제되기 전에 그 고리를 끊는 일을 하여 암세포가 늘어나는 것을 막는다.

프로폴리스는 물에 녹는 것과 알코올에 녹는 것이 있다. 알코올에 녹는 것은 알코올이 20%가 넘어야 녹는데, 사람의 몸에는 알코올이 1%만 넘어도 죽는다. 따라서 물에 녹는 것을 골라 써야 한다. 물에 녹는 것이라 할지라도 적잖은 독을 지니고 있기 때문에 지나치면 도리어 틸이 날 수 있다. 따라서 반드시 자연의학 전문가의 도움을 받으면서 써야 한다.

36) 뼈마디 굴림(AKA, 관절운동학적 접근법)

무릎과 손가락을 비롯한 모든 뼈마디를 다스릴 수 있지만 다 배우려면 책이 너무 두꺼워지므로 나머지는 자연건강캠프 때 배우기로 하고 여기서는 본보기로 무릎과 손목, 손가락만 배워보기로 하겠다.

류머티즘에 걸리게 되면 작은 뼈마디부터 탈이 난다. 바로 손가락과 발가락이다. 처음에는 아프기만 하다가 다음에는 휘거나 굽는다. 아프기만 한 것은 자연건강캠프에 들어와 몸을 깨끗하게 하고 면역력을 높이면 얼마든지 낫을 수 있지만, 너무 늦어 뼈마디가 휘거나 굽어버리면 몸을 깨끗하게 하고 면역력을 높여 아픔은 사라지더라도 이미 굽거나 휘어버린 뼈마디를 되돌리기는 힘들게 된다.

미리 오늘 배울 뼈마디 굴리기를 해주면 이런 것들을 막을 수 있다. 류머티즘이 아니더라도 나이가 들면서 사람들은 누구나 뼈마디가 굵어지고 주름이 깊어지게 되는데, 이럴 때 뼈마디 굴리기를 해주면 손가락이 예뻐지고 뼈마디가 부드러워진다.

혼자서 할 수도 있지만 다른 사람이 도와주면 더 쉽게 할 수 있고, 더 큰 도움도 얻을 수 있다. 받는 사람은 가만히 눈을 감고 손이나 발에 힘을 뺀다. 하는 사람은 받는 사람 맞은쪽에 앉거나 서서 손가락이나 발가락을 늘려주고 굴려준다.

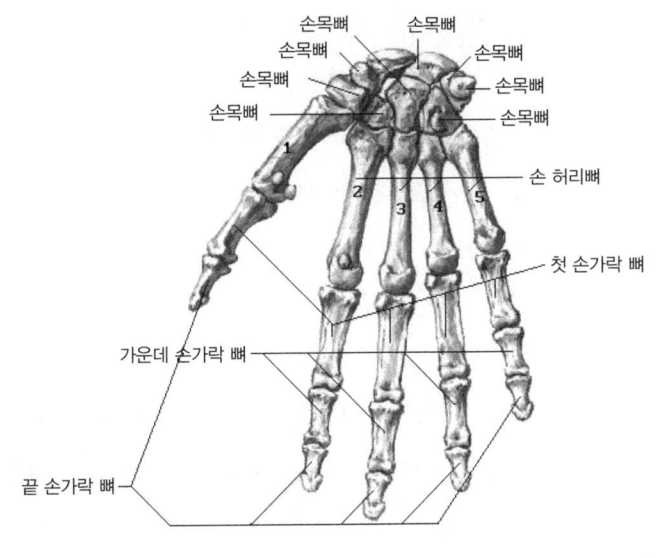

그림 43 손의 뼈

먼저 엄지손가락부터 해보자. 오른손잡이면 왼손으로 안쪽 손가락뼈를 잡고 오른손으로 바깥쪽 손가락뼈를 잡는다. 그런 다음 안쪽 뼈를 잡은 손은 버티고, 바깥쪽 뼈를 잡은 손으로 당겨서 뼈마디가 벌어지도록 한다. 이때 받는 사람에 따라 튼튼한 사람이면 세게 당기도, 어린아이나 뼈마디가 가는 사람은 가볍게 당겨준다.

그런 다음 조금 당기면서 위아래로 굴려주고, 오른쪽왼쪽으로 굴려준다. 검지부터는 뼈가 세 개로 이루어져 있으니 마디마다 해준다. 다 끝났으면 왼손으로 손목이나 손을 잡고, 오른손으로 손가락을 쥔 채로 마디를 위아래로 쥐고 문질러 주고, 옆으로 쥐고 문질러 준다.

발가락도 손가락처럼 해주면 된다.

다음으로 손을 해보자. 왼손으로 손목뼈를 잡고 오른 손으로 손허리뼈를 잡은 다음 손가락뼈를 할 때와 마찬가지로 해주면 된다. 손허리뼈에 손가락뼈가 달려있기 때문에 손가락뼈와 마찬가지로 손허리뼈도 다섯 개로 이루어져 있다. 하나하나 뼈마다 손가락뼈를 늘려주고, 굴려주듯이 하면 된다.

손목을 해보자. 손목은 두 개의 팔뼈와 세 개의 손목뼈가 만나 이루어져 있다. 왼손으로 팔뼈를 잡고 오른 손으로 손을 잡은 뒤 손목을 조금 구부린 채로 손가락뼈를 당기고 굴리듯이 당기고 굴려준다. 이렇게 해주면 손떨림이나 손목저림(손목터널증후군)을 막거나 낫게 한다.

마지막으로 무릎으로 가보자. 무릎은 우리 몸의 모든 뼈마디 가운데 가장 힘든 일을 한다. 그래서 그런지 탈도 많다. 무릎은 우리 몸에서 가장 큰 뼈마디 가운데 하나이기 때문에 손만으로 당겨주고 굴려주기에는 너무 벅차다. 그래서 온 몸을 써야 한다.

먼저 뽑아주는 것부터 해보자. 받는 사람과 마주보고 발은 무릎 오금에 끼우고 받는 사람의 오금에 넣어 손을 깍지 끼어 몸은 뒤로 비스듬히 눕히면서 몸무게를 써서 당겼다 놓기를 되풀이 한다. 그런 다음 받는 사람 무릎의 오금을 무릎 바로 위의 허벅지에 올려놓고서 받는 사람의 발목을 위에서 잡듯이 눌렀다 놓기를 되풀이 한다. 이것만으로도 무릎의 아픔이 가신다.

그런 다음 아래는 그대로 두고 윗몸만 받는 사람 쪽으로 조금 틀어 비스듬히 마주보면서 나의 손을 받는 사람의 무릎을 두 손으로 감싸 쥐고 두 손의 엄지를 무릎뼈(슬개골)에 붙이고 있다가 다리를 받는 사람 쪽으로 밀었다 당기기를 되풀이 하면서 밀 때는 붙이고만 있고, 당길 때는 무릎뼈가 내려오지 못하도록 버티기를 되풀이 한다. 이때 무릎뼈를 밀어서는 안 되며 그냥 버티기만 해야 한다.

이렇게만 해주면 절뚝거리며 온 사람이 돌아갈 때는 걸어서 되돌아갈 수 있으니 참으로 놀라운 일이라 생각될 것이다.

37) 닫힌 가슴 새가슴을 열어주는 가슴 펴기

　가슴 펴기를 바르게 배워 제대로 하면 숨길과 허파는 물론 어깨마디, 팔꿈치, 손 떨림, 손가락마디를 바르게 한다. 이와 함께 자라나는 아이들의 자람을 돕고 손가락이 길어진다. 이것은 혼자서 하는 것과 다른 사람이 해주는 것 두 가지가 있다.

　먼저 혼자서 하는 것을 배워보자. 몸이 앞으로 굽으면서 가슴이 오그라들어 앞뒤로 튀어나오듯이 굽은 것을 새가슴이라 한다. 이런 사람은 숨이 얕고 머리가 늘 무거워서 오래 살지 못한다. 이런 사람은 앞으로 배울 가슴 펴기를 꾸준히 하여 숨을 깊게 하고 머리를 맑게 하여야 한다.

　손을 뒤로하여 허리 언저리에서 깍지를 긴 다음 목을 뒤로 젖히면서 팔을 쭉 펴준다. 이때 숨을 코로 들이마시고 멈춘다. 열을 세고 나서 숨을 입으로 내쉬면서 고개를 세우기를 되풀이 한다.

　둘이서 할 때는 해주는 사람이 받는 사람 뒤로 가서 바짝 다가선 다음, 고개를 숙이고 몸을 굽히고 받는 사람에게 나의 목에 두 손으로 깍지 끼도록 한다. 깍지를 끼었으면 손바닥이 받는 사람 등 쪽으로 가게하면서 손등을 나의 무릎에 댄다. 그런 다음 목을 쭉 빼면서 받는 사람 등을 밀어준다. 등을 밀면서 고개를 쭉 끌어 올렸으면 그대로 열을 세고 놓기를 되풀이 한다.

이때 잊어는 알 될 것이 있다. 받는 사람은 손의 깍지를 끝날 때까지 풀어서는 안 된다. 깍지를 풀어버리면 나를 해주던 사람이 뒤로 자빠질 수 있기 때문이다. 젊은 사람은 뒤로 넘어져도 그다지 큰 탈이 나지 않지만, 나이가 많거나 뼈가 푸석거리는 사람은 잘못하다가는 큰 탈이 날 수 있다.

키가 큰 사람이 키가 작은 사람을 하는 것은 쉽지만 서로 비슷하거나 오히려 해주는 사람의 키가 받는 사람보다 작을 때는 하기 힘이 든다. 이럴 때는 나의 키를 키워주면 된다. 내가 올라설 수 있을 만큼의 넓이가 되는 두꺼운 책을 바닥에 놓고서 그 위에 올라가서 위와 같이하면 그다지 어려움 없이 할 수 있다.

이렇게 꾸준히 하면 닫힌 가슴이 열리고 굽은 등이 펴지며, 얕았던 숨이 깊어지니 오래 살게 된다. 자라나는 아이들에게 해주면 잘 자란다. 손이 뭉툭하고 짧은 것이 싫은 아낙이라면 꾸준히 받으면 손이 길어지고 손마디가 가늘어진다.

38) 굳은 목을 풀어주고 휜 목을 바로잡는 목 다스림

목은 우리 몸을 비추는 거울과 같다. 목이 틀어지거나 망가지면 거의 모든 병이 생길 수 있기 때문이다. 따라서 목이 어떤가에 따라 그 사람의 몸이 달라진다.

목은 무거운 머리를 이고 있기 때문에 틀어지기 쉽다. 게다가 요즘 컴퓨터나 전화기, 운전, 텔레비전을 비롯하여 목을 망가뜨리는 것이 많아도 너무 많다. 앞으로도 늘어났으면 늘어났지 줄어들지는 않을 것 같다. 따라서 앞으로 배울 목을 다스리는 것들은 아프지 않은 사람은 몸을 지켜야 하므로 꾸준히 하여야 하고, 아픈 사람은 나을 수 있으니 더 힘을 쏟아야 한다.

요즘 사람들은 아이를 많이 낳지를 않는다. 그래서 그런지 너무 아이들을 성가시게 한다. 그 가운데 가장 못마땅한 것은 아이의 뼈기둥을 망치는 설레발이다. 아이가 걸을라치면 자랑이라고 하고 싶은지 빨리 걷게 하려고 안달이다. 그러는 사이 아이의 뼈기둥이 망가지는지도 모르고 말이다.

목은 들어가고 등은 나오며, 허리는 들어가고 엉덩이는 나와야 머리를 이고 있는 목이 힘들어하지 않는다. 그런데 이런 것이 미쳐 자리 잡지도 않았는데 걸음마부터 하게 되면 그 아이는 앞뒤로 휘어야 할 뼈기둥이 앞뒤로 휘지 못하니까 옆으로 휘게 된다. 그래서 요즘 아이들을 보면 뼈기둥이 옆으로 휜 아이들이 참 많다. 오히려 휘지 않는 아이들을 찾기가 더 어렵다. 엄마아빠의 설레발이 아이의 앞날까지 망가뜨린 셈이다.

이글을 읽는 젊은이들이 앞으로 아이를 낳게 되면 잊지 말라. 아이의 앞날을 웃음짓게 하고 싶다면 더도 말고 덜도 말고 한 달만 참아보라. 아이가 걸으려할 때 걷지 못하도록 앞에서 엄마아빠가 기어 다니라는 말이다. 그것도 한 달만 해보라. 그러면 아이는 목은 들어가고 등은 나오며, 허리는 들어가고 엉덩이는 나오는 아름다운 몸이 만들어진다. 그러면 목이 튼튼해 머리를 잘 받치게 되니 머리도 맑고 똑똑해진다.

이미 이런 때를 놓쳐서 목이 틀어지거나 망가져있다면 이제부터라도 목을 지키고 바로잡는 것들을 배워 꾸준히 해보자.

목베개를 쓰는 것이 가장 빠르고 으뜸이다. 요즘 팔리고 있는 목베개들은 안타깝게도 거의가 엉터리다. 그런 목을 가진 사람이 있을 리 없는데도 둥그렇게 다듬어 그것을 토막 낸 것들이 팔리고 있다. 쓰는 사람도 마찬가지다. 그것이 몸에 좋은가 나쁜가를 생각하기 보다는 싼가 비싼가부터 따진다. 돈이 몸보다 앞선 것이다. 그런 사람은 하늘이 도울 리 없다.

목베개는 우리 목에 맞아야 도움이 되지 맞지 않는다면 오히려 탈을 일으킬 수 있다. 목에 맞는 것이라 할지라도 바르게 쓰지 않으면 이 또한 몸에 좋을 리 없다. 사랑지기 목베개는 우리 목에 맞도록 만든 보기 드문 목베개이다. 죽으면 썩어질 몸인데 너무 돈만 생각하지 말자. 몸부터 생각하면 몸은 거짓말을 하지 않는다. 더 큰 것을 되돌려 줄 것이다.

바른 목베개를 얻었으면 이제부터 바르게 쓰는 것을 배워보자. 어떤 사람이 배우는 사람들에게 목소리를 높여 가르치고 있었다. 그러다가 누군가 "목베개를 베고 누워 자면 목이 저려온다. 그래도 괜찮은가?"라고 물었다. 그랬더니 우습지도 않는 말이 들려왔다. "물호스 끝을 누르면 멀리까지 가는 것과 같이 목의 핏줄이 눌리면 머리 구석구석까지 피를 뿜어주니 좋은 것이다. 저려오더라도 참고 해보라"는 것이다.

너무 말도 안 되는 말을 하여 바로 뭐라 하고 싶었지만 배우는 사람들 앞에서 그러면 얼굴을 들지 못할까봐 끝날 때까지 기다렸다가 한마디 했다. "목 뒤의 핏줄은 날핏줄이 아니라 들핏줄인데 어찌 머리로 피를 보내준다는 말인가? 뿐만 아니라 물호스 끝을 눌렀을 때 멀리 가는 것이지 끝이 아니라 두 팔 벌린 만큼을 한꺼번에 누르면 물이 한 방울도 떨어지기 어렵다. 목의 들핏줄을 한꺼번에 누르면 어찌되겠는가?" 그때서야 그는 쑥쓰러운지 고개를 떨구었다. 어떤 사람을 스승으로 만나느냐에 따라 이렇듯 앞날이 달라질 수 있는 것이다.

그래서 목베개를 베고 잘 때는 반드시 뒤통수에 고임틀을 고이고 자야 한다. 사랑지기에서 드리는 목베개에는 검은 고임틀이 따라가는데, 그 까닭이 여기에 있다.

잠잘 때는 고임틀은 뒤통수에 고여야하지만 목을 바로잡을 때는 넣어서는 안 된다. 고임틀을 빼고 누워 목을 조금씩 부드럽게 흔들어 준다. 1분 흔들고 1분 쉬기를 열다섯 번 한다. 그러면 틀어진 목이 바로 서고 굳었던 목이 풀린다. 바로 일어서면 다시 틀어지므로 30분 남짓 그대로 있다가 일어서야 한다. 잠들기에 앞서 하면 더욱 좋다.

다음으로 수건을 써서 목을 다스리는 것을 배워보자. 해주는 사람이 받는 사람 머리맡에 쪼그리고 앉아 수건을 받는 사람 목에 넣고 꼬면서 조금 들어 올린다. 들어 올린채로 팔을 쭉 뻗어 뒤꿈치를 들었다 놓기를 되풀이 한다. 뒤꿈치를 들 때는 목을 놓아주고, 놓을 때는 당겨준다. 목이 시원해지면서 머리도 맑아지고 찌뿌등한 목이 풀린다.

39) 마시고 바르고 먹는 수세미

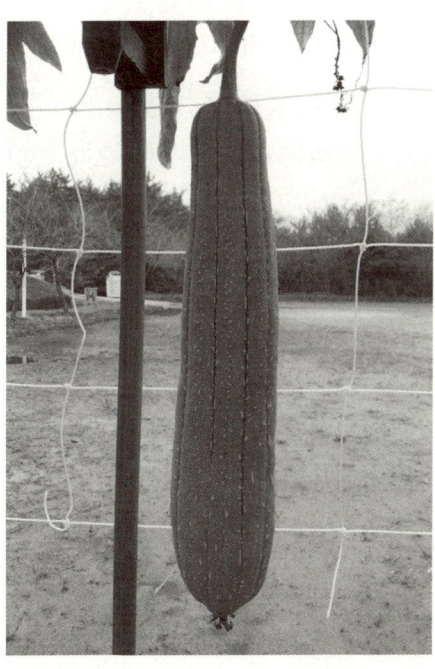

'버릴 것이 없다'는 말이 있다.

수세미를 두고 하는 말이 아닐까 한다.

수세미는 '아낌없이 주는 나무'와 같다. 봄이면 줄이나 나뭇가지를 감고 올라가는 모습이 참 힘차고 아름다우며, 게다가 예쁜 꽃까지 주고, 여름이면 그늘을 만들어 쉼터를 주고, 열매가 주렁주렁 달려 그것으로 효소를 만들어 먹을 수 있게 하며, 가을이면 줄기를 잘라 물을 빼서 마시고, 바르고, 먹게 하니 그야말로 아낌없이 주는 나무이다.

이뿐이 아니다. 겨울이 되면 따다 남은 열매들이 바람에 흔들려 서로 부딪치면서 재미있는 소리를 내는데 가만히 들어보면 속에 무언가 들어있는 것처럼 바스락 거린다. 이럴 때 밑 뚜껑처럼 생긴 꼭지를 따내고 흔들면 씨가 쏟아지는데 어찌 그 속에 그 많은 씨앗이 들어있는지 놀랄 만큼 많은 씨앗들이 나온다. 씨앗들이 하나하나 얇은 옷을 입고 있어 예쁘다.

효소를 만들다보면 어떤 것은 물이 너무 적게 들어있어 설탕만 많이 들고 재미가 없는 것이 있는가하면, 어떤 것은 물은 많은데 보푸라기가 적거나 부드러워 죽처럼 되어 물을 짜내기가 힘든 것들이 있다. 수세미는 보푸라기도 많고 물도 많아 효소를 담그기도 아주 좋다. 몸에 좋은 산야초들은 독을 지니고 있는 것들이 많아 오래 묵힌 뒤에 먹어야 하지만, 수세미는 독을 지니고 있지 않아 담근 지 한 해만 지나면 먹을 수 있어 좋다.

이제부터 효소를 만들어보자.
사랑지기 연수원은 바다와 가까운 곳에 있어, 조개나 해삼과 같은 것들을 잡을 수 있는 해루질을 할 수 있는데, 조개 속의 모래를 빼낼 때 햇빛이 내리쬐면 힘들 수밖에 없다. 그럴 쯤에 고마운 것이 수세미이다. 여기에 수세미를 심어두면 그늘이 참 고마울 수밖에 없다. 게다가 이맘때면 수세미가 주렁주렁 열리는데 이것을 따서 효소를 담근다.

수세미는 다른 열매보다 큰 열매이기 때문에 열 개만 따도 바구니로 하나 가득 된다. 이것을 따서 깨끗한 물에 씻어 물기를 닦거나 뺀 다음에 잘게 잘라 여기에 같은 무게의 거르지 않은 거친 설탕을 넣는다. 거른 설탕은 뼈를 녹이니 쓰지 않아야 하지만 안타깝게도 이를 모르는 사람들은 거의가 거른 설탕을 쓴다. 몸에 좋은 설탕을 써야지, 몸에 나쁜 설탕을 쓴다면 그것이 몸에 좋을 리 없다.

그대로 두면 설탕은 무거워 아래로 내려가기 때문에 아래는 설탕이 너무 많아 발효가 안 되고, 위는 모자라 썩게 되므로 날마다 뒤집어 주어야 한다. 하지만 안타깝게도 팔려고 만든 효소들은 이런 일들이 귀찮아 설탕을 아주 많이 넣는다. 몸에 좋은 설탕이라도 많이 쓰면 나쁠 것인데, 하물며 몸에 나쁜 거른 설탕을 많이 넣어 만드니 이런 것을 돈 주고 사먹는 사람들이 안쓰러울 따름이다.

석 달이 지나면 짜서 그물은 한 해쯤 묵혔다가 먹고, 찌꺼기는 텃밭에 쓰면 푸성귀가 아주 잘 자란다. 텃밭이 따로 없으면 수세미 뿌리 언저리에 뿌리면 더 많은 꽃과 열매로 되돌려 준다. 묵힐 때도 날마다 저어주어야지 그대로두면 제대로 익지 않아 깊은 맛이 나지 않는다.

가을이 되면 꽃도 줄어들고 열매도 볼품없어진다. 한마디로 수세미도 늙어가는 것이다. 이맘때가 되면 줄기를 땅에서 두 뼘 쯤 높이에서 잘라 그 끝을 유리병에 꽂아두면 다음날 아침이면 한 잔쯤의 물이 고인다. 줄기와 잎으로 보낼 물을 가운데서 가로채는 것이다. 며칠을 그러다보면 수세미도 속았다는 것을 알고 더는 물을 올려 보내지 않는다.

이렇게 얻는 물을 살갗에 바르면 살갗이 고와지고, 마시면 허파와 숨길이 고와진다. 그래서 허파가 좋지 않은 사람이나 천식이 있는 사람이 마시면 좋아진다. 하지만 비릿한 풀냄새가 나기 때문에 먹기 그다지 좋지는 않다. 이럴 때는 효소를 만들어 먹으면 좋다. 사랑지기 수세미효소 가운데는 수세미물을 받아 만든 것도 있다.

수세미에는 칼슘, 나트륨, 철, 인, 칼륨을 비롯한 여러 가지 미네랄과 비타민, 플라보노이드 같은 약용성분이 아주 많이 들어있다.

플라보노이드는 움직일 수 없는 풀이나 나무들이 벌레나 세균으로부터 스스로를 지키려고 만들어 내는 것으로서 벌레나 세균을 이겨내는 항균, 고름을 막는 항염, 암과 같은 잘못된 세포들이 생기는 것을 막는 항암 구실을 한다. 이와 함께 알레르기를 일으키는 히스타민을 억누르는 구실도 하기 때문에 플라보노이드가 많은 수세미는 아토피를 비롯한 알레르기를 막거나 낫는데 도움을 준다.

수세미는 사포닌 덩어리라 할 만큼 사포닌이 많이 들어있는데, 수세미 속에 들어있는 트리테르페노이드 사포닌은 도라지에도 들어있는 성분으로서 피를 맑게 하고 숨길이 제구실을 하도록 돕기 때문에 가래를 삭이고, 고름을 없애 기침을 가라앉혀준다.

수세미 속에 들어있는 또 다른 사포닌인 루시오사이드 계열의 사포닌은 살갗이 균을 이겨내는 힘을 길러주며, 살갗을 맑게 해주기 때문에 옛날부터 살갗을 촉촉하게 하려고 수세미물을 바르기도 했는데, 이런 것을 생각할 때 거친 살갗을 지닌 사람들이나 아토피와 건선처럼 살갗이 물을 지켜내기 힘든 사람들에게 참 좋은 도우미가 될 수 있다.

이와 함께 수세미의 진세노사이드(Ginsenoside) 계열의 사포닌은 인삼이나 산삼에도 들어있는 성분으로 기름을 녹이고, 창자가 제 구실을 하도록 도우며, 효소가 제구실을 하도록 도와 신진대사를 좋게 만들고, 피로를 삭이는데도 도움을 준다.

이처럼 수세미는 가래를 삭이고 피를 맑게 하며, 열을 떨어뜨리고 피를 잘 돌게 하며, 고름을 없애주기 때문에, 잘 만든 수세미효소는 아토피나 비염, 천식, 류머티즘, 크론병, 건선, 루프스, 강직성척추염, 궤양성대장염처럼 창자가 좋지 않거나 면역력이 떨어져 있는 사람들에게 좋다.

40) 우리 몸을 두루 이롭게 하는 다섯 색깔의 풀 쇠비름

언젠가 마을에 사는 사람이 오더니 텃밭에 있는 풀들을 뽑느라 땀을 흘리고 있었다. 가만히 보니 쇠비름이었다. 나름 일손이 모자란 우리를 도우려 함이었나보다. 하지만 안타깝게도 그것은 일손이 모자라 그런 것이 아니라 일부러 기른 쇠비름이었다. 기르던 것이라 말하니 쑥스러운 지 다시 심으려 하기에 그냥 그대로 두라고 했다.

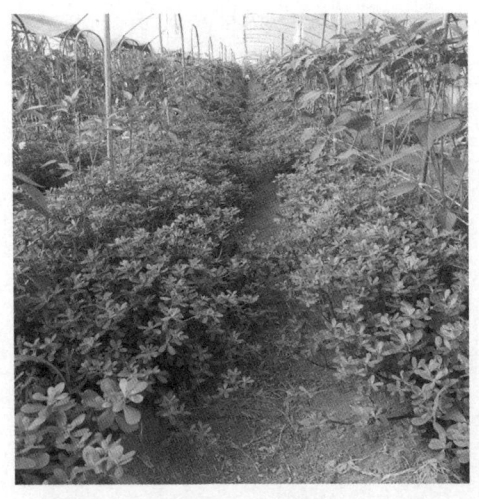
쇠비름은 뿌리를 뽑아 두어도 보름은 견딘다. 그러다가 비라도 올라치면 언제 그랬냐싶게 되살아난다. 그때도 그랬다. 뽑아둔 것이었는데 사나흘 뒤에 비가 왔는데 다시 되살아나 꽃을 피우고 까만 씨앗도 맺었다.

옛날에는 살갗만 보고도 그 사람이 어디가 안 좋은지를 알았다. 살갗이 노라면 간이, 붉으면 염통이, 하야면 허파와 밥통이, 검으면 콩팥이 좋지 않았기에, 그에 따라 노라면 호박을 비롯한 노란 푸성귀를, 붉으면 붉은 고추를 비롯한 붉은 채소를, 희면 무 같은 흰 채소를, 검으면 오디 같은 검은 채소를 먹도록 했다.

쇠비름은 이 모두를 지니고 있다. 잎은 푸르고 줄기는 붉으며, 뿌리는 희고 꽃은 노라며, 씨앗은 검다. 그래서 이를 두고 오행초라 부르기도 한다.

이 좋은 것이 질기기까지 하다. 어지간해서는 죽지도 않는다. 목숨이 질긴 것을 먹어야 몸이 튼튼해진다. 질기기로 치면 쇠비름을 따라올 풀이 드물다.

사랑지기 텃밭은 온통 쇠비름으로 덥혀있다. 처음에는 씨를 뿌렸다. 그러나 요즘은 뿌리지 않아도 잘 자란다. 오히려 너무 촘촘히 난 곳은 뽑아주어야 할 만큼 많이 난다. 그러니 씨 뿌릴 걱정일랑 하지 않아도 된다. 이 흔한 것도 씨를 사려면 아주 비싸다. 자연건강캠프에 오는 사람들에게는 그냥 준다.

다른 풀도 마찬가지지만 쇠비름은 그냥 효소를 만들어서는 안 된다. 워낙 삼투압이 높아서 효소를 담그면 몇 달이 되어도 통통하게 그냥 그대로 있다. 속에서 아무것도 빠져나오지 않기 때문이다. 따라서 쇠비름은 아주 잘게 잘라 담아야 한다.

쇠비름은 워낙 목숨 줄이 질겨서 뿌리를 뽑아서 버려도 잘 죽지 않을 뿐만 아니라 농약을 뿌려도 잘 죽지 않는다. 가끔 길가다보면 밭이 풀 한포기 없이 아주 깨끗해 보이는데 쇠비름만 자라는 곳이 있다. 그런 곳의 쇠비름은 아주 크고 튼튼하게 자란다. 통통하고 싱싱하게 보이니 좋은 줄 알고 뽑아가는 사람들이 많다. 아니 될 말이다. 그런 쇠비름은 농약을 듬뿍 빨아들이고 있기 때문에 그런 것으로 만든 효소는 농약국물을 마시는 것과 다를 바 없다.

언젠가 나를 찾은 아낙이 쇠비름 효소를 찾았다. 천기누설에 나온 사람이 쇠비름효소를 먹고 류머티즘을 나았다고 하여 찾아왔다 한다. 알토당토않은 이야기에 고개를 끄덕일 수는 없기에 어쩌다 그런 것이지 그럴 수는 없음을 알려준 다음 자연건강캠프에 들어와 바른 길을 찾도록 했다. 넉 달쯤 지나 다 나았다며 아주 좋아하였다.

그렇다. 쇠비름이 고름을 삭이고 피를 맑게 하며 면역력을 높이기 때문에 류머티즘을 비롯한 면역력이 떨어져서 생긴 병에 도움이 되는 것은 맞지만 그렇다고 그것만 먹고 낫을 수는 없다. 더군다나 팔려고 만든 것들은 농약을 듬뿍 빨아들인 것으로 만든 것이 많으므로 그런 것을 먹어서는 안 된다. 내가 기른 것으로 만든 효소나 사랑지기 효소가 아니면 쇠비름효소는 사서 먹지 않는 것이 좋다.

쇠비름은 단백질과 탄수화물이 많이 들어있으며, 칼슘, 칼륨, 인, 철분과 같은 미네랄도 많이 들어있다. 이와 함께 피를 맑게 하는 불포화지방인 오메가 3도 아주 많이 들어있다.

쇠비름은 우리 몸에 두루 좋지만 그 가운데서도 창자에 아주 좋다. 그래서 설사나 변비가 있는 사람에게 아주 좋으며, 미네랄을 비롯한 몸에 좋은 것들이 아주 많이 들어있기 때문에 깨끗한 곳에서 자란 쇠비름은 자라나는 아이들에게 아주 좋다.

창자는 우리 몸의 면역을 다스리는 곳이다. 따라서 면역력이 좋지 않아서 생기는 모든 병에 아주 좋다. 암도 면역력이 떨어져서 생기므로 쇠비름이 좋은데, 그 가운데 위암과 대장암에 더욱 좋다. 피를 맑게 하니 치매를 막는데도 도움이 된다.

41) 우리 땅에 자라는 허브 곰보배추

곰보처럼 울퉁불퉁하게 생겨서 이름이 붙은 것으로서 생김새만큼

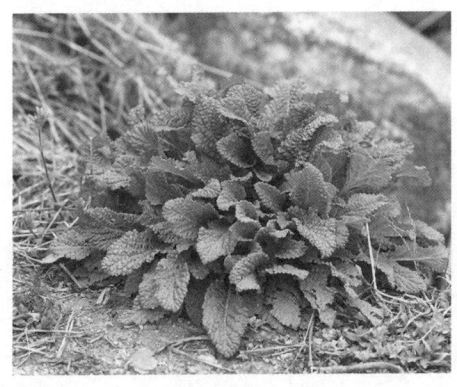
이나 질긴 풀이다.

언젠가 어느 문중의 무덤가 제사지내는 집에 들렀는데, 곰보배추가 많았다. 다른 풀은 보이지 않는데 곰보배추만 자라고 있어 물어보니 "풀약을 뿌리는데도 다른 풀들은 다 죽는데 그녀석만 살아남는다"며 아주 귀찮은 풀로 여기고 있었다. 그래서 곰보배추가 얼마나 좋은지 이야기를 해주었더니, 다음에 가보니 문을 닫아두고 사람들이 들어가지 못하게 하고서 혼자서 뜯어먹고 있었다. 생각하기에 따라 귀찮은 풀이 남들에게 보여주기도 아까운 풀이 될 수도 있는 것이다.

지난 해 곰보배추 열 포기를 뽑아다 텃밭에 심었더니 봄에 꽃이 피고 이어서 씨앗이 떨어졌는지 가을이 되자 셀 수 없을 만큼 많은 곰보배추가 여기저기 돋아나 텃밭 한 쪽을 가득 채웠다. 그것들 가운데 잘 자란 것들만 뽑아 효소를 담았는데, 언제 그랬냐싶게 다시 밭 한가득 돋아나 곰보배추밭이 되었다.

이만큼 질긴 풀도 찾기 힘들다. 게다가 다른 푸성귀들이 시들거나 죽어 자리를 내어줄 무렵부터 자라니 이 또한 더없이 반가운 일이 아닐 수 없다. 겨울에도 죽지 않고 웅크리고 있다가 이른 봄부터 남들보다 빨리 봄을 맞아 자라서 봄이 익을 무렵이면 꽃을 피우고 열매를 맺어 씨를 떨어뜨리고 다른 풀이나 푸성귀에게 자리를 내어준다. 이래저래 고마운 풀이다.

곰보배추를 허브라 하면 고개를 갸우뚱하는 사람들이 많을 것이다. 그도 그럴 것이 잎만 있을 때는 아무리 냄새를 맡아보아도 좋은 냄새가 나지 않기 때문이다. 하지만 꽃대가 올라올 무렵에는 아주 좋은 냄새가 난다. 이때 잘라서 효소를 담그면 향긋하다.

배추는 거름을 주지 않으면 잘 자라지 않지만, 곰보배추는 모래밭이나 돌밭에서도 잘 자란다. 거름을 주면 배추포기만큼 자라기도 한다. 이보다 더 값진 것은 다른 푸성귀들이 자라기 힘든 쌀쌀한 늦가을부터 겨울을 견디고 이른 봄까지도 잘 자란다는 것이다. 봄이 되면 벌써부터 꽃대가 올라와 다른 채소들이 들어서기에 앞서 효소를 만들 수 있도록 다 자라기 때문에 곰보배추를 기르려고 텃밭을 따로 마련하지 않아도 된다.

곰보배추는 그 어떤 푸성귀나 들풀과 견주어도 뒤지지 않을 만큼 우리 몸에 쓰임새가 아주 많다. 잦은 기침이나 숨길이 나빠 생기는 천식에 가장 많이 쓰인다. 이밖에도 폐렴을 비롯해 허파가 좋지 않아 생기는 병에도 쓰이며, 콩팥이 나빠 생기는 붓기나 여러 가지 콩팥병에도 쓰인다.

어느 시골에 기침이나 천식을 비롯한 허파의 병을 잘 고치는 할머니가 계셨는데, 약초로 만든 술로 이러한 병들을 고치고 있었다. 옆

마을에 살던 할아버지가 할머니에게 여쭤 보았으나 알려주지 않아 몰래 뒤따라가 보았더니 곰보배추였다. 몇 해가 지난 뒤 할머니가 돌아가시고 할아버지가 그 곰보배추를 써서 사람들을 고치기에 이르렀는데, 기침이나 천식, 기관지염 같은 것들을 고쳐서 그 이름을 널리 알리게 되었다.

뿐만 아니라 불임이나 생리불순, 자궁염, 자궁근종을 비롯한 부인병과 고혈압, 당뇨, 간염, 머리아픔, 아토피와 같은 병에도 좋았다. 성분을 살펴보니 플라보노이드, 페놀성화합물, 지니그린, 정유, 사포닌, 강심배당체, 불포화지방산을 비롯한 많은 약용성분들이 들어 있었다. 이러한 성분들은 모두 피를 맑게 하는 성분이기도 하므로 곰보배추는 피를 맑게 한다. 피를 맑게 하니 불임이나 생리불순, 자궁염, 자궁근종을 비롯한 부인병은 물론 고혈압, 당뇨, 간염, 머리아픔, 아토피와 같은 피가 더러워져서 생기는 병에 두루 좋을 수밖에 없다.

성분 가운데 눈에 띄는 것은 플라보노이드로서 우리 몸에 고름이 생기는 것을 막고, 암을 비롯한 잘못된 세포들이 들어서는 것을 막아 우리 몸의 조직과 세포들이 제구실을 하도록 돕는다. 곰보배추가 아토피를 비롯한 비염, 천식, 류머티즘, 크론병, 궤양성대장염, 강직성척추염, 루푸스 같은 면역력이 떨어져 생기는 병에 좋은 까닭이 여기에 있다.

이름에 배추라는 이름이 붙으니까 배추처럼 큰 것으로 생각하는 사람이 있을 수 있지만 포기만 크지 잎은 훨씬 작다. 작을 뿐만 아니라 얇기까지 하다. 그러다보니까 효소를 담는 사람들이 거의가 자르지 않고 그냥 담는다. 게다가 설탕까지 몸에 나쁜 거른 설탕을 쓴다. 한 술 더 떠 설탕도 너무 많이 넣는다. 그러니 이러한 것들이 어찌 몸에 좋은 효소가 될 수 있겠는가? 그냥 설탕물일 뿐이다.

쇠비름도 마찬가지지만 곰보배추는 더군다나 잘게 썰거나 으깨서 담아야 그 속에 지니고 있는 성분들이 우러나온다. 설탕도 몸에 나쁜 거른 설탕을 써서는 안 되며, 반드시 원당을 써야 한다. 원당이라도 곰보배추보다 덜 넣는 것은 좋지만 더 많이 넣어서는 안 된다. 이것은 부피로 견주어 하는 말이 아니다 무게로 견줄 때 곰보배추보다 원당이 많아서는 안 된다는 말이다. 그러려면 날마다 뒤집어 주어야 한다. 뒤집지 않으면 밑에는 원당이 가라앉아 미생물이 자랄 수 없어 발효가 안 되고 위는 원당이 적어 썩는다. 그래서 팔려고 만든 것들은 설탕을 몽땅 넣어버린다. 그러면 발효가 될 리 없다. 그런데도 사서 먹는 사람들은 이를 알 리 없기 때문에 설탕물을 비싸게 사먹는다. 바보다.

곰보배추효소를 비롯한 사랑지기 효소가 남다른 까닭이 여기에 있다.

42) 하늘이 내린 보약 산삼

사람이 기른 것을 인삼이라 하고 하늘이 내린 것은 산삼이라 한다. 그만큼 산삼은 우리 몸에 좋다는 것이다.

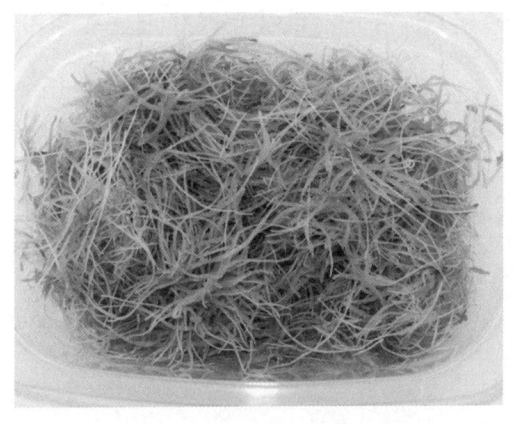
홍삼을 보면 잔뿌리는 잘라버리고 굵은 뿌리만 찌고 말려 판다. 옛날에는 그것이 좋아보여서 그랬었나 보다. 하지만 깊이 있게 살펴보니 굵은 뿌리보다는 잔뿌리에 훨씬 많은 사포닌이 들어있었다. 값진 것은 버리고 보잘 것 없는 것만 챙긴 셈이다.

버섯도 우리가 먹는 곳인 몸(자실체)보다 우리가 버리는 곳인 실뿌리(균사체)에 쉰 배나 되는 약용성분이 들어있다. 이와 마찬가지로 산삼도 굵은 뿌리보다는 잔뿌리, 잔뿌리 보다는 실뿌리에 더 많은 약용성분이 들어있다. 흔히 부르는 산삼 배양근이 그것이다.

나는 경희대학교에서 산삼과 홍삼으로 이학박사학위를 받았다. 그래서 산삼을 어떻게 하면 값싸고 몸에 좋게 먹을 수 있는가를 생각하게 되었다. 내가 살펴본 바로는 언제든 만들 수 있고, 어디서든 먹을 수 있는 것이 산삼 실뿌리였다.

산삼이 좋기는 하지만 값이 비싸서 먹기 힘들었던 사람들에게는 반가운 일이 아닐 수 없다. 사람이 기르는 삼인 인삼도 산삼과 견주어 크게 뒤질 것은 없지만, 농약을 너무나 많이 뿌리기 때문에 먹기엔 꺼림칙할 수밖에 없다.

산삼 실뿌리나 실뿌리로 만든 것들은 몸에만 좋은 것이 아니라 인삼으로 만든 홍삼과 견주어도 그리 비싸지도 않으니 더욱 좋다. 산삼보다는 훨씬 싸지만 몸에 좋은 성분은 오히려 많으니 굳이 산삼을 먹지 않아도 된다.

산삼이 좋은 까닭은 여러 가지가 있지만 그 가운데 으뜸은 사포닌이다. 사포닌 가운데서도 진세노사이드 Rg2와 Rg3가 암세포가 자라는 것을 막는데 큰 힘을 지니는데, 실뿌리에는 이러한 Rg2와 Rg3가 아주 많이 들어있다.

산삼이 얼마나 좋은가를 따질 때 '사포닌'(saponin)이 얼마나 들어있는가, 또 어떤 사포닌이 들어있는가를 따진다. 당과 탄수화물이 만나 만들어진 것이 사포닌이다. 사포닌은 콜레스테롤을 내보내 핏줄이 굳는 것을 막아주며, 혈당과 핏줄 속의 기름을 낮춰주어 당뇨를 막는데도 도움을 준다. 또한 사포닌은 여성 호르몬과 비슷해 여자들의 갱년기장애에도 큰 도움을 준다.

여섯 해 기른 삼에 사포닌이 많다하여 으뜸으로 치는데, 여기에는 말린 것 1g에 10㎎쯤의 사포닌이 들어있다. 산삼은 그보다 4~5배나 많은 사포닌이 들어있으며, 실뿌리(산삼배양근)에는 이보다 많은 6배 남짓 되는 사포닌을 지니고 있다.

양만 많은 것이 아니다. 질도 다르다. 산삼은 인삼에 거의 들어있지 않은 종류의 사포닌을 갖고 있기 때문이다. 산삼실뿌리라고 해서 모두 같을 수는 없다. 산삼이 좋아야 그것으로 만든 실뿌리도 좋을 수 있다.

산삼이 지닌 효능을 간추려 보면 Rb1, Rh1은 간의 해독기능을 도와주고 피로회복에 도움을 주며, Rg1, Re, Rg2는 기억력을 높여주고 치매를 막는데 도움을 준다. 산삼실뿌리에 아주 많이 들어있는 Rh2, Rg3는 암세포가 자라는 것을 막고 면역력 높여주며, Rb2, Rg1 및 Rf는 당뇨와 비만을 막아준다. 더군다나 산삼실뿌리에는 인삼이나 홍삼에는 없는 사포닌이 들어있어 그 값어치가 다르다.

이토록 좋은 산삼실뿌리를 먹을 수 있다는 것만으로도 참 기쁠 일인데, 내가 이제 그것들을 좀 더 깊이 있게 들어다볼 수 있는 자리까지 얻게 되었다. 산삼실뿌리를 만드는 곳은 우리나라만 해도 참 많다. 내가 이곳에 자리 잡은 까닭은 그 많은 곳 가운데 가장 믿을만한 곳이라는 생각이 들어서이다. 이곳에는 우리나라에서 삼에 대한 SCI 논문을 가장 많이 쓰신 교수님이 계시기 때문이다. 그냥 많이만 쓴 것이 아니라 마음까지 담았다. 그 마음이 얼마나 따뜻한지 처음만나 마음을 얻었다.

43) 아토피와 암을 다스리는 꽃송이버섯

꽃송이버섯은 모습은 꽃을 닮고 냄새는 은은한 송이버섯 냄새가

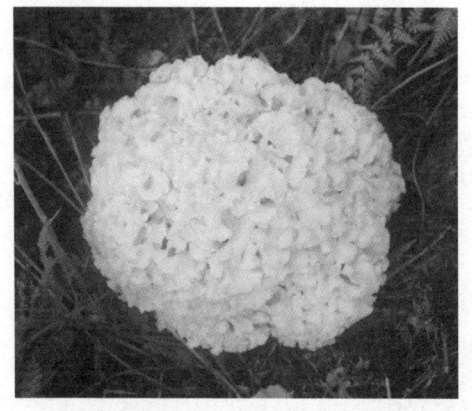
난다. 색깔은 옅은 노란색이나 상아색, 흰색을 띤다. 두께는 1mm쯤 되며 납작하고 몇 개의 가지로 나뉘어져 있다. 그 가지의 끝은 꽃잎처럼 꼬불꼬불하여 꽃처럼 보인다.

저절로 자란 것들은 높이가 한 뼘 안팎으로 자라고, 너비는 크기에 따라 한두 뼘쯤 자라는데, 꽃송이처럼 덩어리가 진다.

여름에서 가을에 걸쳐 바늘잎나무(침엽수)의 그루터기나 마른 줄기의 뿌리 쪽에서 자란다. 드물게는 밤나무나 메밀잣밤나무같은 잎떨기나무의 그루터기에 자라기도 한다.

북미에서는 잎떨기소나무(낙엽송)나 소나무의 어린나무에 생기면 그 나무의 영양분을 모두 빨아들여 마르게 하기 때문에 아주 성가신 버섯으로 미움을 받고 있다. 차가버섯이 시베리아 추운 날씨를 꿋꿋이 이겨낸 그 큰 자작나무를 쓰러뜨리듯이, 꽃송이 버섯도 그와 같이 나무가 지닌 모든 것을 빨아들이니 그 나무는 견딜 수 없어 쓰러지는 것이다. 차가버섯 하나가 자작나무 한그루를 담고 있다면, 꽃송이버섯 하나는 소나무 한그루를 담고 있는 셈이다.

우리나라를 비롯하여 중국이나 대만 같은 곳에서는 드물게 나타나고 있다.

저절로 자라는 꽃송이버섯은 아주 드물어서 그것만 찾아다니는 사람들이라 할지라도 자주 볼 수 없어 아주 비싸다. '신비의 버섯'이라고 불리는 까닭이 여기에 있다.

닮은 모습을 지닌 독버섯이 없기 때문에 모습으로 보아 닮은꼴이면 꽃송이버섯이라는 것을 알 수 있다.

위에서 말한 것처럼 꽃송이버섯은 독이 없기 때문에 산을 오르다 마주치면 날것으로 그대로 먹어도 괜찮으며 맛이 참 좋아 먹기에도 좋다. 삶아서 먹거나 국을 끓일 때 넣어먹는 것이 좋지만, 구워도 맛이 있다.

내가 꽃송이버섯을 가까이한 것은 꽃송이버섯이 아토피와 암을 다스릴 수 있기 때문이다. 내가 암과 아토피에 많은 책을 쓰고 그 책들이 오랫동안 가장 높은 자리를 지키고 있다 보니 아무래도 암과 아토피에 좋은 것들을 반겨할 수밖에 없다.

꽃송이버섯에는 암을 다스리는 베타글루칸이 100g에 43g쯤 들어 있어 버섯 가운데서도 으뜸이다. 천연항암제 가운데 가장 많이 입에 오르내리는 것이 버섯인데, 그 까닭은 버섯에 암을 다스리는 베타글루칸이 많기 때문이다. 이 좋은 버섯 가운데 꽃송이버섯에 가장 많은 베타글루칸이 들어있다 하니 어찌 반갑지 아니하겠는가?

베타글루칸이 40%가 넘는다는 말이 얼마나 많은 것인지 잘 모르겠다면, 버섯 가운데 가장 비싼 버섯으로 알려진 상황버섯과 견주어 보자. 저절로 자란 상황버섯은 1kg에 수백만 원이나 되는데, 거기에 들어있는 베타글루칸은 겨우 15%에 지나지 않는다. 그나마 껍질이 단단하여 끓이더라도 녹아나오는 것은 겨우 0.43%에 지나지 않는다. 꽃송이 버섯은 날것으로도 먹을 수 있을 만큼 부드러워서 잘 우러나온다. 이를 볼 때 꽃송이 버섯은 그야말로 베타글루칸 덩어리인 셈이다.

더군다나 베타글루칸 가운데서도 항암 작용이 가장 높은 '베타(1.3)글루칸'이 어떠한 천연물보다 많으니, 암이나 아토피를 앓고 있는 사람들에게 있어 꽃송이버섯은 아무리 비싸도 비싸다는 생각이 들지 않을 것이다.

이 밖에도 꽃송이버섯은 육각수와 아미노산, 불포화지방, 당질, 철(Fe), 칼슘(Ca), 비타민B_1, 비타민B_2, 비타민D, 미네랄을 비롯한 여러 가지 영영소들을 듬뿍 지니고 있다. 그 가운데서도 미네랄은 칼륨이 1,300mg으로 상황버섯의 3.6배, 인은 105mg으로 상황버섯과 비슷하며, 아미노산은 3,223mg으로 상황버섯의 1.5배, 복령의 40배나 된다. 비타민도 다른 버섯과 견주어 아주 많이 들어있는데, 그 가운데 비타민E(토코페롤)은 89%나 된다.

베타글루칸이 사람들 입에 많이 오르내리는 것은 암이 자라는 것을 막고, 다른 데로 옮겨가는 것을 막는다는 것이 알려지게 되면서부터이다. 킬러(killer)T세포, NK세포 같을 것들을 도와 면역력을 높이고 암을 막아주기 때문이다.

하지만 아무리 좋은 것이라도 너무 비싸서 사먹기 힘들다면 그림의 떡일 수 있다. 그래서 값싸고 누구나 먹을 수 있도록 한 것이 균사체를 길러 여기서 베타글루칸을 뽑아내게 된 것이다. 우리가 먹는 몸통을 자실체라 하고, 버리는 실뿌리는 균사체라 하는데, 실뿌리에는 몸통보다 훨씬 많은 베타글루칸이 들어 있으니 값은 낮출 수 있고, 언제든 만들 수 있게 되었다.

이 좋은 꽃송이버섯이 암과 아토피로 힘들어하는 이들에게 한줄기 빛이 되었으면 하는 바람이다.

Ⅳ. 의사가 필요 없어지는 밥상을 차리는 슬기

1. 참살이 밥상

밥상 앞에서 우리는 무엇을 먹어야 할지 망설인 때가 한 두 번이 아닐 것이다. 때론 먹을 것이 없어서 망설인 때도 있었고, 때론 먹을 것이 너무 많아 무엇부터 먹어야 할지 망설인 때도 있었을 것이다. 그러나 밥상 앞에서 우리가 무엇을 먹고 있는지 생각하며 먹는 사람은 얼마나 될까? 밥은 곧 약이며 먹는 것이 곧 삶이라는데, 우리가 독을 먹고 있는지 약을 먹고 있는지 생각하면서 먹는 사람을 찾기 힘들다. 독이 되는지 약이 되는지 모르고 허겁지겁 먹어대는 사람이 많으니 탈이 날 수밖에 없다.

더군다나 난치병과 싸워야 할 사람들이 병든 밥상으로 하루를 시작하고, 또 하루를 마칠 때까지 병든 밥상을 부여잡고 살아가면서 어떻게 낫고자 하는지, 신기루만 쫓는 그들을 보면 안타까움을 넘어 안쓰럽기까지 하다.

2. 밥상을 더럽히는 것들

　공업화와 함께 삶은 넉넉해졌지만 그와 함께 우리의 삶의 텃밭인 지구를 망가뜨렸다. 지구가 따뜻해지면서 날씨가 종잡을 수 없게 되고, 오존층이 망가져 면역체계가 무너지고 백내장, 지구의 사막화에 따른 굶주림과 황사에 따른 기관지염과 천식, 눈의 병과 같은 우리의 몸과 목숨을 갉아먹는 무서운 일들이 차츰 우리의 목숨 줄을 조여 오고 있다.

　서구문명이 물밀듯이 밀려들어와 시골에도 좀 더 많은 돈을 벌려고 제초제건 살충제건 살균제건 마구잡이로 뿌려댄다. 이런 농약에 죽지 않는 세균이나 나쁜 벌레(해충)가 나타나, 더 세고 더 많은 농약을 뿌리고 있다. 하지만 보다 많은 돈을 벌려고 앞 다투어도 되는 것이 있고 그래서는 안 되는 것도 있다. 먹거리를 기르는 것만은 돈을 벌수만 있다면 무슨 짓이든 해도 된다는 생각을 가져서는 안 된다. 목숨은 그 어떤 것과도 바꿀 수도 견줄 수도 없는 오직 하나 뿐인 것이기 때문이다.

　돈을 벌려고 무슨 짓이든 하다보면 돈은 보다 많이 벌 수 있을지 몰라도 그렇게 뿌려진 농약과 비료 때문에 먹거리는 갈수록 더럽혀지게 된다. 그것도 모자라 이제 유전자까지 손을 대고 있다.

　더럽혀진 먹거리와 같이 들어온 중금속이나, 유전자를 제멋대로 바꾼 먹거리들이 하루가 다르게 달라지고 있지만, 그와는 달리 우리 몸의 세포는 그것들에 맞물려 어울리려면 진화되어야 하는데, 진화라는 것이 하루아침에 일어나는 것이 아니기 때문에 여기서 크나큰 탈이 나게 된다. 그것이 바로 암이요, 아토피요, 크론병이요, 고혈압이나 당뇨 같은 낫기 힘든 병들이다.

  진화를 위해 짧게는 몇 백 년에서 길게는 몇 천 몇 만 년이 걸린다. 어찌 이러한 먹거리를 먹고 살아가는 우리들의 몸에 암이 생기지 않을 수 있겠는가? 새로운 것에 어울리려고 진화하기에는 우리가 사는 나날은 너무나 짧다. 따라서 더렵혀진 먹거리에 어울려 진화하려 하기보다는 더럽혀지지 않은 먹거리를 먹어서, 우리 몸이 자연과 어울려 살아갈 수 있게 하는 것이, 오늘을 사는 우리가 가야 할 길이다.

3. 먹거리를 더럽히는 것들

1) 남는 농약(잔류농약)

먹거리를 더 많이 얻으려고, 벌레 죽이는 약, 균 죽이는 약, 풀 죽이는 약과 같은 것이 뿌려진다. 이러한 약은 햇볕에 의해 조금은 없어지지만, 없어지기에 앞서 다시 뿌려져 남아있는 약은 먹거리를 거두어들일 때까지 쭉 쌓이게 된다. 이때 쌓인 잔류농약은 껍질에만 묻어 있는 것이 아니라, 뚫고 들어가는 힘이 세서 먹거리 속에 깊숙이 파고들기 때문에, 남는 농약을 모두 없애고 먹을 수는 없다.

2) 먹거리에 넣는 것(식품첨가물)

먹거리를 만들 때 넣는 썩지 않게 하는 것(방부제)이나 빛깔을 없애는 것(표백제), 빛깔을 돋우는 것(발색제)과 같은 것들은 소화가 어려워 몸속에 쌓이게 된다. 이러한 것들이 들어오면 좀처럼 빠져나가지 않는다. 들어올 줄만 알았지 나갈 줄을 모르는 식품첨가물이 몸에 쌓이는 것을 막으려면 가공하지 않고 먹는 것이 바람직하다.

3) 포장 용기 속의 환경호르몬

비닐이나 플라스틱에 넣는 '노닐페놀'이나 '비스페놀A'와 같은 것 때문에 환경호르몬이 우리 몸속에 쌓이게 된다. 어린아이의 젖병에서도 거의 다 환경호르몬이 생긴다. 이렇게 쌓인 환경호르몬은 난포호르몬과 비슷한 구실을 하여 무정자증이나 불임, 기형아, 난소암, 정소암과 같은 것들을 부른다. 이 때문에 앞으로 아이를 낳지 못하거나 잘못된 아이를 낳는 사람들이 늘어날 수도 있음을 잊지 말아야 할 것이다.

4) 밥상을 더럽히는 미생물

장염 비브리오나 살모넬라와 같은 것들로 먹거리가 더럽혀져, 해마다 적잖은 사람들이 탈이 나고 있다. 언저리가 많이 깨끗해진 오늘날에도 '집단식중독' 때문에 한바탕 떠들썩해지곤 한다. 너무 깔끔 떨이 면역력을 떨어뜨렸기 때문이다.

4. 낮아지는 성인병

암을 비롯한 당뇨나 고혈압, 염통병 같은 것들이 자라나는 아이들에게도 나타나고 있다. 더욱이 아토피나 당뇨가 놀라울 만큼 빨리 늘어나는 것은, 미국을 비롯한 유럽 사람들이 걸어 온 길을 밟고 있는 것 같아 안타깝기 그지없다. 이러한 것들은 우리의 먹거리가 잘못되어가고 있기 때문이다.

걸핏하면 고뿔에 걸리고 어수선하며, 갖고 싶은 것을 갖지 못하면 사나워지고, 저만 아는 우리의 아이들! 이러한 아이들에게 먹거리만 바꾸어도, 밥상만 삶의 기운을 주는 밥상으로 바꾸어도 튼튼하고 똑똑하며 슬기로운 아이들로 바뀔 수 있다. 따라서 삶의 기운을 주는 밥상을 차리는 것은, 한 사람이 풀어야 할 일이 아니다. 뒤틀린 사회를 바로잡고, 망가져 가는 환경을 되살리는 일이기도 하다.

5. 먹거리의 썩음(부패)과 산화

먹거리를 만들고 여러 곳에 보내는 사이 어쩔 수 없이 따라 다니는 세균은 어쩔 수 없다하더라도, 다른 곳에 보내거나 놓아 둘 때 균이 늘어나는 것을 막고 썩는 것이라도 막아야 한다. 그래서 우리는 냉장고와, 방부제를 쓰고 있다. 냉장고나 방부제로 먹거리의 부패는 막을 수 있을지 몰라도 냉동실에서의 산화는 막을 수 없다. 산화는 공기 중의 산소와 먹거리 속에 들어있는 기름이 만나 일어나는 화학반응이기 때문이다. 기름의 산화로 나타나는 과산화지질은 발암물질로써 암을 만들고 암의 자람을 돕는다.

먹거리는 그것이 고기든 푸성귀나 열매든 썩거나 산화되기 마련이지만, 단백질과 기름이 상하는 것이 더 큰 탈을 부를 때가 많다. 세균이 늘어나면 썩을 뿐만 아니라 단백질과 기름의 변질과 산화도 일어나 몸에 탈이 날 수 있다. 튀긴 먹거리는 비록 식물성 기름으로 튀겼다고 하더라도 빨리 먹는 것이 좋다. 식물성 기름은 불포화지방산으로 우리 몸에 좋다고 하지만 오래두어 산화되면 포화지방산으로 바뀐다.

이 때문에 식물성 지방이나 단백질이라고 할지라도 너무 오래두는 것은 좋지 않다. 잣이나 호두, 땅콩과 같은 몸에 좋은 견과류도 썩는 것을 막으려 냉동실에 오래 넣어두면 산화되어 건강을 돕기보다는 해칠 수도 있다. 더욱이 먹기 좋고 맛있다고 가공된 견과류를 먹는 사람들이 많은데, 가공된 견과류는 고기나 소젖과 함께 우리

밥상에서 멀리해야 할 것 가운데 하나이다. 살아있는 견과류는 제법 오래 두어도 썩지만 않는다면 괜찮다. 그러나 가공하면 산화되어 몸을 해칠 수 있을 뿐만 아니라, 만들 때 넣는 여러 가지 첨가물은 또 다른 말썽을 일으킬 수 있다.

물고기는 단백질과 기름을 지니고 있는데, 신선한 물고기는 괜찮지만 얼린 물고기는 되도록 멀리하는 것이 좋다. 더욱이 고등어나 꽁치와 같은 '등 푸른 물고기'는 불포화기름이 들어있어 몸에 좋으나, 부패와 산화가 빨리 일어나기 때문에 반드시 신선할 때 바로 먹어야 한다.

6. 전자레인지와 전자파

전자파 공해를 벗어나려고 컴퓨터 앞에 선인장을 두는가 하면, 전자파를 막는 것들을 붙이기도 한다. 하지만 전자파가 가장 많이 생기는 전자레인지를 자주 쓰면서도 아무런 걱정을 하지 않으니 알다가도 모를 일이다.

먹거리에 전자파를 쏘이면 영양소가 더럽혀진다. 더욱이 불포화기름이 많이 들어있는 먹거리에 전자파를 쏘이면 '말론디알데히드'라는 발암물질이 수십 배가 늘어난다. 따라서 기름이나 단백질이 들어있는 먹거리는 어떤 일이 있더라도 전자레인지에 넣어서는 안 된다.

7. 잠자리와 땅의 기운(지기)

땅의 기운을 쏘이며 살려면 언저리에서 가장 큰 나무보다는 낮은 곳에서 살아야한다. 땅에 가까울수록 음이온이 많고, 땅과 멀어질수록 양이온이 많아진다. 음이온은 열을 내리고 혈압을 다스리며, 마음을 가라앉히고 진정시킨다.

양이온은 열을 올리고 혈압을 올리며, 마음을 들뜨게 만들어서 작은 일에도 화를 내거나 스트레스가 쌓이게 하여 몸을 해친다. 스트레스는 만병의 뿌리다. 암을 일으키는 뿌리이기도 하다. 따라서 암을 비롯한 난치병을 이겨내려면 3층이 넘는 높은 곳에서 살지 말아야 한다. 사람은 조금씩은 다르지만 대개 3층을 벗어나면 땅의 기운을 느끼지 못한다.

글을 마치면서

이 글은 여기서 끝이 아니다. 이제 겨우 한 걸음이다. 앞으로 나올 다음 책에서는 고혈압, 당뇨, 추간판탈출증(디스크), 관절염, 골다공증, 지방간, 고지혈증을 다룰 것이며, 그 다음 책에서는 간장질환, 비만(다이어트), 심장병, 콩팥병, 위장병, 갑상선질환, 어린이병(소아질환), 키를 잘 자라게 하는 길을 다루고, 그 다음 책에서는 살갗(기미, 주근깨, 여드름 등)을 아름답게 하는 길, 생리통·질염·자궁염·냉대하·요실금·불감증·불임 같은 여성질환, 자연출산법을 비롯한 아낙들을 위한 것들을 다룰 것이다. 그 다음 책에서는 참삶의 슬기, 간장·된장·청국장·고추장·김치·현미김치 만드는 길, 감잎차·산야초효소 만드는 길 같은 것들을 다루고자 한다. 이 밖에도 이글을 읽는 당신이 꼭 다루었으면 하는 것이 있다면 그것도 다룰 수 있다.

이미 다루었던 아토피, 알레르기비염, 천식, 류머티즘관절염, 건선, 크론병을 앓고 있는 사람이라면 이 책과 함께 나의 책 '아토피 완치의 길 35가지'를, 암(간암, 갑상선암, 자궁암, 젖암, 위암, 큰창자암, 뇌종양 등)을 앓고 있는 사람이라면 나의 책 '암 완치의 길'을 보기 바란다.

언젠가 때가 되면 아토피, 알레르기비염, 천식, 류머티즘관절염, 건선, 크론병 같은 알레르기를 앓고 있는 사람들에게 '알레르기 완치의 길 37가지'를 다시 펴낼 것이다. '아토피 완치의 길 35가지'는 아토피뿐만 아니라 알레르기비염, 천식, 류머티즘 관절염, 건선, 크론병을 지닌 사람들도 생각해서 쓴 글이기는 하지만 아무래도 아토피에 더 많은 사랑을 쏟았기 때문이다.

가깝고도 먼 살붙이

암에 걸린 사람들 또한 다르지 않다. 반드시 낫는다는 믿음을 갖고 스스로 올바른 길을 찾아야 한다. 이웃사람들, 더욱이 가족의 생각이나 부추김은 살펴 생각하되 내 갈 길은 내가 찾아야 한다. 그들이 내 삶은 결코 살아주지 않기 때문이다.

어떠한 치우친 생각도 버리고 차분하게 모든 것을 살펴서 가장 바른 길을 가아한나. 가족도 암에 걸린 사람이 바른 길을 갈 수 있도록 곁에서 차분하게 도와줘야 한다. 반드시 이길 수 있다는 믿음을 심어주는 것은 무엇보다도 값지다.

안타깝게도 많은 사람들이 살 수 있는 길이 있는데도 그 길을 두고 다른 길을 가야 했는데, 스스로 잘못된 길로 간 것이 아니라 곁에 있는 살붙이(가족) 때문인 때가 많았다.

그렇다.
암을 이겨내야 하는 사람들에게 있어 살붙이는 가깝고도 먼 사람들이다. 그 누구보다 가까워야 할 살붙이들이, 그 누구보다 큰 힘이 되어주어야 할 살붙이들이, 그 누구보다도 몸과 마음을 다하는 도우미가 되어야 할 살붙이들이, 도우미나 힘이 되기보다는 걸림돌이 되어 넘어지게 하는 것을 너무나 많이 보았다.

왜 그럴까?

모르거나 잘못알고 있기 때문이다. 이 나라에서만 살아온 사람들은 우리나라가 얼마나 잘못된 의료시스템을 가지고 있는지 모른다. 그 어느 나라도 아픈 사람이 살길을 찾는 것(의료선택권)을 막는 나라는 없다. 단 한 곳 이 땅에서만이 아픈 사람에게 갈 길을 정해두고 그 길만 가라고 한다.

그러니 아무리 좋은 길을 갈고 닦아놓아도 그 길을 가려는 사람들이 많지 않은 것이다. 더군다나 나라에서 그 길을 막으면 살붙이들이라도 그 길을 갈 수 있도록 돕고 힘이 되어주어야 하는데, 그 마저도 몸이나 목숨보다는 다른 것들을 먼저 생각하니 더욱 그 길을 가는 사람들이 적을 수밖에 없다.

일곱 해 만에 사랑지기 쉼터를 다시 찾아 비우길(해독캠프)을 마치고 집으로 되돌아간 분은 이 땅에서 아주 찾기 힘든 분이었다. 밥통암(위암)이라는 것을 알자마자 아내와 함께 모든 것을 뒤로하고 살길을 찾았던 분이기 때문이다. 일곱 해가 지났지만 그 누구보다 힘차게 살아가시는 그 분이 다른 사람들과 다름은 바로 돈보다는 지아비의 목숨을 먼저 생각하는 아내라는 살붙이 때문이었다.

나를 찾는 사람들 가운데 비우길에 혼자 오려는 사람들이 많다. "살붙이들이 함께하지 않으면 걸림돌이 될 수 있기 때문에 같이 오라"고 하면, 거의가 "우리 살붙이들은 결코 걸림돌이 되지 않을 것이며, 오히려 몸과 마음을 다해 도우려 할 것이다"는 말을 한다.

그럴까?
아니다. 아픈 이의 몸이나 목숨보다는 다른 것을 먼저 생각하다보니 나오는 말일 뿐이다. 알아야 돕거나 힘이 되어줄 것인데, 살붙이들이 자연의학을 알지 못하니 도우미가 되거나 힘이 되기는커녕 걸림돌이 되어 그 길을 가는 것을 그만두거나 힘들어하는 것이다.

비우길에 살붙이들이 함께하지 않고 아픈 이만 보내는 것은 "혼자 배워 살길을 혼자서 찾아보라"는 것과 다를 바 없다. 함께 찾아도 쉽지 않은 그 길을 혼자서 가라니 어찌 이들이 살붙이들이랴!